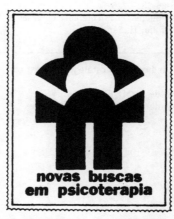

VOL. 61

Dados Internacionais de Catalogação na Publicação (CIP)
(Câmara Brasileira do Livro, SP, Brasil)

Zinker, Joseph C.
A busca da elegância em psicoterapia : uma abordagem gestáltica com casais, famílias e sistemas íntimos / Joseph C. Zinker ; [tradução de Sonia Augusto]. – São Paulo: Summus, 2001. – (Novas buscas em psicoterapia)
Título original: In search of good form : gestalt therapy with couples and families
Bibliografia.
ISBN 978-85-323-0725-5
1. Gestalt-terapia 2. Psicoterapia de casal 3. Psicoterapia de família I. Título. II. Série.

01-3624

CDD-616.89156
NLM-WM 420

Índices para catálogo sistemático:

1. Psicoterapia de casal 616.89156
2. Psicoterapia de família 616.89156

Compre em lugar de fotocopiar.
Cada real que você dá por um livro recompensa seus autores
e os convida a produzir mais sobre o tema;
incentiva seus editores a encomendar, traduzir e publicar
outras obras sobre o assunto;
e paga aos livreiros por estocar e levar até você livros
para a sua informação e o seu entretenimento.
Cada real que você dá pela fotocópia não autorizada de um livro
financia o crime
e ajuda a matar a produção intelectual de seu país.

A busca da elegância em psicoterapia

Uma abordagem gestáltica com casais,
famílias e sistemas íntimos

Joseph C. Zinker

Do original em língua inglesa
IN SEARCH OF GOOD FORM - Gestalt therapy with couples and families
Copyright© 1994, 1997 by GIC Press
Direitos desta tradução adquiridos por Summus Editorial

Tradução: **Sonia Augusto**
Revisão técnica: **Selma Ciornai**
Capa: **Camila Mesquita**
Editoração eletrônica: **Jussara Fino**

Epígrafes - reimpressas com permissão:
Cap. 1 - ext. de *Tales of Hassidim: The Later Masters*, de Martin Buber. Trad. inglês Olga Marx. Publicado por Schochen Books, NY (divisão da Random House, Inc.), 1961. Cap. 3 - ext. de "The Einstein Letter That Started It All", Ralph E. Lapp, no New York Times Magazine, 2/8/1964. Copyright© 1964 TheNew York Times Company. Cap. 4 - ext. de *Field Theory in Social Science*, de Kurt Lewin, edit. por Dorwin Cartwright, HarperCollins, 1951. Cap. 6 - ext. de *Anna Karenina*, de Leo Tolstoy, trad. inglês David Magarschack. Copyright da trad. inglês © 1961, renovada em 1989 por Dvid Magarschak. Usado com premissão da Dutton Signet, uma divisão da Penguin Books USA Inc. Cap. 7 - ext. de *Gestalt Therapy Verbatim*, de Fritz Perls. Copyright © 1969 de Frederick S. Perls. Usado com permissão da editora, The Gestalt Journal Press. Cap. 8 - reimpressa com permissão da Scribner's, um impresso da Simon & Schuster, ext. de *I and Thou*, de Martin Buber, trad. inglês Ronald Gregor Smith. Copyright © 1958 Charles Scribner's Sons. Cap. 9 - ext. de *The Politics of the Family and Other Essays*, de R. D. Laing, Vintage Books, Nova York, 1972, p. 6. Reimpresso com permissão da Random House, Inc. O "Sonho de Samuel" (Cap. 9) é do artigo "Assessing transgenerational themes through dreamwork", de Andrews, J., Clark D. T., e Zinker, J. C. Reimpresso do v. 14, n. 1, do *Journal of Marita and Family Therapy*, Copyright 1988 American Association for Marriage and Family Therapy. Reimpresso com permissão.

Summus Editorial
Departamento editorial:
Rua Itapicuru, 613 – 7º andar
05006-000 – São Paulo – SP
Fone: (11) 3872-3322
Fax: (11) 3872-7476
http://www.summus.com.br
e-mail: summus@summus.com.br

Atendimento ao consumidor:
Summus Editorial
Fone: (11) 3865-9890

Vendas por atacado:
Fone: (11) 3873-8638
Fax: (11) 3873-7085
e-mail: vendas@summus.com.br

Impresso no Brasil

Para
Sonia M. Nevis
e Edwin C. Nevis,
colegas leais e amigos queridos.

Desde o início deste projeto, no começo da década de 1980, Edwin Nevis me persuadiu e me estimulou a escrever e conseguiu fundos que deram sustentação parcial para que esta finalidade fosse alcançada. Antes de adquirir um computador, os comentários editoriais e as revisões dos manuscritos foram pacientemente datilografados e redatilografados por Myrna Freedman e depois por Marlene Eisman, minha secretária. A maior parte da formatação editorial, em sua versão inicial, foi realizada por Shirley Loffer, que também editou *Creative Process in Gestalt Therapy*.

Sonia Nevis sempre ajudou. Ela proporcionou material para a teoria gestáltica de intervenção com casais e famílias, princípios e suposições em terapia familiar, o conceito de "agir com pesar" e idéias sobre o mentir como um grande obstáculo para a intimidade. Esses assuntos foram discutidos em entrevistas com Eleanor Warner, Sonia e eu para nosso *boletim* do Centro para Estudo de Sistemas Íntimos no Instituto Gestalt de Cleveland, durante a década de 1980.

As revisões das primeiras versões do livro e grande parte do apoio moral necessário foram proporcionados por diversos membros dos Institutos Gestalt de Cleveland, Phoenix, Calgary, Chicago, Nova Inglaterra, Richmond e Nova Orleans; de meus grupos de terapia em Bloomington, Indiana e Dallas, Texas; e de colegas na Grã-Bretanha, Canadá, México, França, Alemanha e Israel.

Muitas conversas e anos de trabalho com minha amiga próxima e colega Donna Rumenik enriqueceram minha compreensão a respeito de como ter segredos e uma "vida secreta" moldam profundamente os relacionamentos de casais e de famílias; de que existem vitimizadores solitários em famílias, independentemente do sistema envolvido; de que os valores da Gestalt precisam incluir a responsabilidade do terapeuta pelo cliente; de como a intimidade do casal envolve a curiosidade e o constante fazer e responder perguntas; e que a "presença" do terapeuta é tão importante quanto sua técnica.

Os amigos que constantemente me lembraram que eu *escrevo* bem incluem Gordon Wheeler, Wendell Price, Philip Rosenthal, Thomas Reif, Anne Teachworth, Penny Backman, Joseph e Gloria Melnick, Richard Borofsky, Florence Zinker, Robert Barcus, Janine Corbeil, Barbara Fields, Judith Geer, Ed Harris, Edith Ott, Ira Rosenbaum, Claire Stratford, Robert Weiskopf, Erving e Miriam Polster, e muitos outros.

A ênfase colocada em *valores* neste livro, especialmente a ligação com a estética, vem de Sonia Nevis, de Donna Rumenik e de ensaios que publiquei anteriormente no *Gestalt Journal*, em 1986, e que apresentei na Conferência Britânica de Gestalt em Cambridge, Inglaterra, em 1993. A pessoa que me incentivou a enfatizar esses valores, como únicos e essenciais para este livro, foi Paul Shane. Ele é um escritor brilhante, editor e perpétuo estudante de doutoramento em fenomenologia existencial no Saybrook Institute, e veio ajudar-me quando minhas esperanças para este livro estavam em seu ponto mais baixo. Ele contribuiu com o pensamento arguto necessário e sua jovial energia na produção do manuscrito final, de forma que o livro terminado veio à vida no "espaço dialógico" criado entre eu e Paul.

No final do projeto, Tony Skinner, um talentoso artista gráfico, foi incluído em nossa equipe para transformar meus esboços em desenhos.

Crises pessoais em minha vida repetidamente sabotaram minha energia criativa. Essas crises incluíram meu divórcio e as mortes de meus pais, de meu irmão e de meu tio. A partida dessas pessoas mais velhas da família Zinker me devastou. Não havia mais um muro de sustentação atrás de mim. Eu me tornei o próprio muro. Mas, como descobri, todos os muros tem uma abertura e, assim, finalmente desejo agradecer a duas maravilhosas jovens mulheres que me deram a vontade de criar e de *viver*: minhas filhas Judith e Karen Zinker.

Joseph C. Zinker
Clevelan Heights, Ohio
Julho 1994

Sumário

Apresentação à edição brasileira 9

Prefácio 13

Prólogo 21

PARTE I: TEORIA

1. Nosso terreno comum 29
2. Em busca da boa forma 51
3. Sistemas: casais e famílias como fenômenos holísticos 67
4. O ciclo interativo 87
5. Awareness e mudança 113
6. Resistências ao contato 137
7. Fronteiras e manejo de ronteiras 165

PARTE II: PRÁTICA

8. Intervindo nos sistemas de casais 185
9. Intervindo nos sistemas de famílias 223
10. Mentira e verdade nos sistemas íntimos 257
11. Perda, luto e uso do ritual 271
12. Conclusão: a estética da abordagem gestáltica 285

Apêndice: Perfis das principais escolas de terapia familiar 315

Nota à Edição Brasileira

Não há tradução exata em português para a palavra awareness. *Costuma ser traduzida por consciência, percepção, conscientização, tornar presente e outras.*

Uma tradução mais aproximada e que tem sido utilizada pelos Gestaltterapeutas no Brasil é "consciência organísmica", pois se refere a uma "consciência" que transcende o âmbito estritamente mental.

Outra opção é a manutenção do próprio termo awareness *em inglês, já consagrada pelos terapeutas brasileiros, e também a adotada nesta tradução.*

Apresentação à Edição Brasileira

É com muito prazer que trazemos ao público brasileiro a tradução da obra de Joseph Zinker *A busca da elegância em psicoterapia*. Considerado um dos principais autores da primeira geração de Gestalt-terapeutas, tem sido internacionalmente reconhecido tanto na comunidade gestáltica como entre psicoterapeutas de outras abordagens pelos aportes inovadores ao trabalho psicoterápico trazidos pelo livro *Creative Processes in Gestalt Therapy*, publicado em 1976 e traduzido em várias línguas desde então.

Neste primeiro livro, inspirando-se em seu conhecimento e experiência pessoal do processo artístico, o autor defende a posição de que a relação terapêutica deve ser, sobretudo, um encontro amoroso e criativo, em que terapeuta e cliente possam permitir-se explorar criativamente os temas que emerjam durante as sessões. O autor defende a idéia de que o amor do terapeuta deve ser agapeico, no sentido de desejar o bem do outro de forma não manipulativa, não possessiva, sem exigir nada em troca. Em uma época em que práticas confrontativas nas terapias estavam em voga, revolucionou o cenário gestáltico com o tema "A terapia criativa como um encontro amoroso", parte inicial deste primeiro livro e que se constitui uma das características básicas de seu trabalho, permeando seus escritos e sua prática até os dias de hoje.

A outra característica que igualmente permeia e marca distintamente seu trabalho desde a publicação deste seu primeiro livro é, sem dúvida, a ênfase na importância da criatividade no processo de crescimento humano, em geral, e na relação terapêutica, em particular. "Criatividade é a celebração da nossa própria grandeza, uma celebração da vida – *minha* celebração da vida!" Com esta frase Joseph inicia este livro, que concebe criatividade como um atributo essencial e vital do ser humano, um romper de barreiras, uma afirmação da vida, de nossa integridade, de nossa natureza intrínseca e de nossa própria essência como seres humanos. E, neste sentido, Zinker tornou-se indiscutivelmente uma referência fundamental na arte do experimento criativo em terapia. Porém, mais do que isso, é conhecendo sua história de experiências dolorosas em campos de concentração durante a Segunda Guerra, que ele mesmo cita em vários trechos de seus escritos, que se pode avaliar quão profundamente a opção pela busca do bom e da beleza no outro, a opção por este amor agapeico e a ênfase na criatividade e na arte como vitais à existência humana não só se enraízam profundamente como uma escolha pessoal em sua história, como tornaram-se sua bandeira de vida.

Há alguns anos, mediante convite inicial de Sandra Cardoso (hoje em dia Sandra Cardoso Zinker) e posteriormente por nosso intermédio, Selma Ciornai e Myrian Bove Fernandes, em conjunto com Jean Clark Juliano, temos tido a oportunidade, aqui no Brasil, de estar em contato mais estreito com este autor através de cursos, *workshops* e palestras.

Ao longo destes anos foi crescendo a admiração pelo ser humano e pelo mestre. Como pessoa, pelo artista que se entrega à vida abraçando as múltiplas experiências que esta lhe traz com vivacidade, prosseguindo com espírito sagaz, curioso e inquieto, compondo e transformando sua própria história no contato que estabelece com pessoas provenientes de diferentes culturas. Como mestre, contribuindo para o aprofundamento teórico da Gestalt-terapia, elaborando um corpo conceitual coeso e consistente, integrando lindamente em seu trabalho a teoria e a prática clínica em Gestalt-terapia.

Participar de um trabalho dirigido por Joseph Zinker é acompanhar uma dança e deixar-se surpreender pela criação do movimento, pela agilidade dos dançarinos, pelas sutilezas do terapeuta que, como um bailarino, dá sustentação para que os outros possam evoluir sua performance. É emocionar-se com o clima de aceitação e respeito que estabelece, através de intervenções hábeis, muitas vezes profundamente sábias e poéticas, que subitamente nos enternecem ou nos fazem sorrir. É admirar sua fluência, graça, sua agilidade e qualidade de presença, constantemente se transformando com o processo, em alternâncias sucessivas de configuração de novas formas.

Vê-lo trabalhar é também admirar como a consistência teórica pode integrar-se harmonicamente com a prática. Zinker é um excelente professor, que tem a habilidade de conseguir colocar em palavras aquilo que faz, conceituando no melhor e mais preciso estilo acadêmico quando necessário à fundamentação de seu trabalho. Na verdade, o mesmo prazer pela busca estética que inspira sua prática inspira também suas elaborações teóricas. Joseph consegue com incrível clareza descrever as etapas de seus próprios processos mentais ao trabalhar, descrevendo o passo-a-passo de cada experimento, de cada momento do intervir terapêutico, tantas vezes vistos como simplesmente "mágicos", com incrível habilidade. Tem uma rara e admirável capacidade de integrar processos dos dois hemisférios cerebrais: o lógico, conceitual, racional, linear, com o metafórico, artístico, afetivo, intuitivo. É ao mesmo tempo um típico artista e um intelectual da mais clássica tradição européia.

Este livro é o registro da fundamentação prática e teórica que elaborou sobre o trabalho de atendimento a casais e sistemas íntimos em Gestalt-terapia, entendendo-se por sistemas íntimos todo tipo de relações interpessoais próximas que se caracterizem por uma continuidade. Com capítulos iniciais sobre a história do pensamento sistêmico em terapia familiar, os fundamentos epistemológicos que norteiam seu trabalho e, mais especificamente, o desdobramento do corpo teórico e conceitual da Gestalt-terapia para a compreensão dos processos inter-relacionais descreve com detalhes nos capítulos subseqüentes a metodologia que utiliza em sua prática terapêutica com casais e famílias, dando ao leitor uma idéia clara do seu procedimento e raciocínio clínico durante os atendimentos.

Oferece também uma contribuição teórica valiosa para a Gestalt-terapia contemporânea, ampliando os conceitos de ciclo de contato, inicialmente percebidos como processos "de um indivíduo" em contato com seu ambiente (popularmente conhecido pelos Gestalt-terapeutas como a famosa "curva do Zinker"), para a compreensão de processos inter-relacionais em uma perspectiva sistêmica.

Como seu primeiro livro, *O processo criativo em Gestalt-terapia*, este é um livro básico e fundamental hoje em dia para aqueles que se identificam como Gestalt-terapeutas. É também uma obra de interesse para todos que se interessam por terapia familiar e de casal, constituindo-se em uma contribuição importante no campo das abordagens terapêuticas em terapia de família.

Além disto, pela conceituação de "sistemas íntimos" como todo sistema de inter-relacionamentos que se constrói entre pessoas com relações marcadas pela continuidade, é uma referência importante para aqueles que trabalham com este tipo de grupos, trazendo uma ótica inovadora para a compreensão de processos grupais.

Ao recomendar e apresentar este livro à comunidade brasileira, acreditamos que o leitor poderá, sobretudo, se encantar com a vibrante alternância entre consistência e criatividade, e entre forma e conteúdo, que marca o estilo pessoal deste autor.

Selma Ciornai e Myrian Bove Fernandes
Psicólogas clínicas e Gestalt-terapeutas que vêm se dedicando há mais de vinte anos ao estudo, ensino e divulgação da Gestalt-terapia no Brasil.

Prefácio

O nome de Joseph C. Zinker não precisa de apresentação para as pessoas que têm familiaridade com o modelo da Gestalt e com suas numerosas extensões e aplicações. Como fundador e um dos principais professores do Instituto Gestalt de Cleveland, ele vem atuando ativamente, por mais de três décadas, no treinamento de milhares de psicoterapeutas e de outros profissionais por intermédio de programas de ensino e de treinamento, tanto em Cleveland como ao redor do mundo. Isso certamente o fez um dos professores da abordagem gestáltica em atividade mais conhecido e internacionalmente reverenciado. Nas duas últimas décadas, ele dirige com Sonia Nevis o Centro para o Estudo dos Sistemas Íntimos, que assumiu um papel pioneiro na aplicação do modelo da Gestalt ao trabalho com casais e famílias. Além disso, seu livro inovador, *Creative Processe in Gestalt Therapy*, publicado em 1976, tornou-se popular e continua sendo um *best seller* e um clássico na articulação da abordagem humanista e holística à psicoterapia e ao desenvolvimento humano, tendo um impacto muito além das fronteiras dos terapeutas que já se identificam especificamente com uma abordagem gestáltica.

Num sentido muito real, o livro que você está começando a ler é a esperada continuação desse pioneiro e influente primeiro volume. *A busca da elegância em psicoterapia* foi elaborado sobre os mesmos preceitos básicos gestálticos que dirigiram e sustentaram o trabalho de Zinker ao longo dos anos – experimento e criatividade, confiança no impulso humano natural para o crescimento e a integração, a validação da emoção e do comprometimento apaixonado como chaves para a satisfação, e uma concepção do *self* como o artista da vida. Mas Zinker vai além do indivíduo para explorar e articular a dinâmica e o jogo de todas essas questões nas arenas mais desafiadoras e mais profundas da vida (e do trabalho psicoterápico): nossos relacionamentos íntimos como casais e famílias. Em todo o livro ele enfatiza *ver* e *estar com* como as chaves para uma terapia de casais e de famílias que tenha um espírito verdadeiramente fenomenológico, no sentido de que o terapeuta estabelece com os clientes uma co-criação e uma articulação mútuas de suas próprias experiências e significados. Isso contrasta com a abordagem de muitas escolas, tanto novas quanto antigas, que prefeririam (nas palavras de Erving Polster, outro membro respeitado da geração de professores e terapeutas pioneiros de Gestalt) "reintroduzir o divã" – isto é, interpor alguma técnica ou instrumento analítico fixo para enxergar os clientes "objetivamente", de uma perspectiva externa às suas experiências, para fazer julgamentos sobre essa experiência e, ao mesmo tempo, garantir uma distância segura (para o terapeuta!) entre o "médico" e o "paciente".

Aqui não existe nenhum "divã", nenhuma regra rígida (procrustiana) para avaliação e diagnóstico da construção da experiência do cliente, mas sim um método humano e sábio para descobrir juntos os lugares em que essa experiência possa estar bloqueada, distorcida, empobrecida ou sem paixão, e também de forma concreta para os gestos interpessoais nos casais e nas famílias que possam estar apoiando ou tolhendo o processo de criação da relação eu–outro. A terapia aqui é uma arte, uma disciplina – um *ritual*, nas palavras de Zinker –, um tipo específico de contato pessoal profundo e não um substituto para ele, não uma "objetificação" na qual o sujeito ou a pessoa, na realidade, é suprimida ou esquecida, como fazem muitas outras escolas e abordagens.

Isso não quer dizer que não exista uma metodologia ou um quadro de referência intelectual que embase e informe o trabalho. Existe e muito, e Zinker devota a Parte I do livro à articulação e à construção cuidadosa desse quadro de referência, com uma riqueza teórica que não tem pedantismo e que nunca se afasta das vidas reais e da realidade fenomenológica de clientes e terapeutas. No Capítulo 1, ele começa a estabelecer a base, sob a forma de narrativa, para os instrumentos e conceitos teóricos dos seis capítulos seguintes. Por intermédio de seu olhar e de suas mãos hábeis de pintor (Zinker é um artista plástico

14

bem-sucedido profissionalmente), ele delineia Fritz e Laura Perls como "artistas do improviso", percebidos pela instituição psicanalítica tradicional do período pós-guerra "na melhor hipótese como renegados e, na pior, como charlatães" – mas a seguir leva este esboço vivo um passo além para a teoria, articulando a distinção feita por Perls entre "atuação" e "expressão"*, que é a distinção crucial clínica experiencial entre a ação com e sem uma base de *awareness*. Num certo sentido, este é o ponto crucial sobre o qual se apóia todo o trabalho de Zinker e, certamente, todo o modelo da Gestalt. Essa seqüência é puro Zinker (e um exemplo claro do que o torna um professor e um escritor tão influente e bem-sucedido): primeiro o concreto, o visual, o específico – e só depois a elaboração ou a observação teórica. Sempre o indutivo, o fenomenológico, o real da experiência vem primeiro e tem mais importância; nunca o dedutivo, a situação imposta rigidamente, o abstrato ditando o caso individual.

Zinker então adota uma abordagem semelhante à de outras grandes influências em seu trabalho e ao modelo gestáltico para o trabalho com casais e famílias em geral: Whitaker, Satir, Minuchin, Bowen e outros – assim como diversas outras figuras e escolas das quais ele difere radicalmente. Ao mesmo tempo, começa a esboçar o tema que será o principal motivo e o evidente subtexto do livro, que é o significado da *estética* e da *forma*, quando aplicado ao trabalho clínico com casais e famílias, e a nossa experiência de vida. Tipicamente, nas mãos de Zinker, esses termos não permanecem abstrações e muito menos modos de evitar a realidade clínica; ao contrário, são construídos cuidadosa e eloqüentemente como descritores concretos da experiência e como blocos construtores de um modelo – o Ciclo Interativo da Experiência – para analisar e intervir nos processos e na própria qualidade de vida.

Como no final do Capítulo 1 o autor faz seu próprio *tour* pelos outros capítulos, não preciso repetir aqui essa sinopse. Mas gostaria de discutir brevemente cada um dos outros 11 capítulos, em termos de alguns dos grandes *insights* práticos e das aplicações que eles oferecem ao leitor, sejam ou não da área clínica ou gestáltica.

No Capítulo 2 o leitor é levado a verificar os valores subjacentes e as premissas de trabalho da abordagem gestáltica elaborados por Zinker e Nevis no decorrer dos anos. Em si mesmo isto é admirável: quanto tempo faz que você abriu um livro clínico que começasse com uma exposição dos *valores* dos autores – e depois continuasse construindo vín-

---

* Em inglês, *"acting out"* e *"acting through"*. (N.R.T.)

culos teóricos entre esses valores e o método, postura pessoal e instrumentos clínicos, que são o cerne da abordagem gestáltica? No âmago desses valores e premissas está uma proposição similar à articulada pelo famoso historiador de arte E. H. Gombrich, que baseou uma vida de crítica de arte e teoria estética sobre a idéia que algumas formas visuais, algumas criações formais, são inerentemente mais satisfatórias, mais agradáveis esteticamente do que outras – e que essas distinções processuais manter-se-ão independentemente de diferenças de conteúdo, dos materiais utilizados, e até mesmo da cultura. Do mesmo modo, Zinker começa a discutir aqui uma *estética do processo*, que pode então se transformar num instrumento diagnóstico, sem se apoiar em sistemas incômodos ou arbitrários de regras comportamentais e de interpretações históricas – que sempre são guias insuficientes para a intervenção clínica real, como os terapeutas de casais e de famílias sabem muito bem. (Vale a pena notar aqui que o próprio Gombrich tinha muita familiaridade com o modelo da Gestalt, por intermédio do trabalho de seu amigo, o famoso psicólogo da Gestalt, James J. Gibson.)

O Capítulo 3 aborda as questões envolvidas com sistemas e fronteiras, embasando esses conceitos de uma nova forma, dando atenção particular à teoria de campo da Gestalt de Kurt Lewin. Essa discussão traz para o clínico um novo modo de *ver*, proveniente da fértil união que Zinker faz do sistêmico e do estético. Afinal, a visão é uma atividade construtivista e não meramente uma questão de recepção passiva daquilo que "está lá". Este é o cerne de todo o legado da psicologia da Gestalt, desde as primeiras décadas do século XX que, por sua vez, transformou a psicologia da percepção e da cognição em tal grau que, realmente, não existe hoje uma psicologia que não seja de natureza fundamentalmente gestáltica. O objetivo de toda teoria e método é proporcionar um guia para essa construção – nos dizer como olhar e como procurar. Na conhecida frase de Kurt Lewin, que serve como epígrafe para o Capítulo 4, não existe nada tão prático como uma boa teoria. Zinker nos mostra a validade dessa proposição diretamente, ao incentivar o leitor a assumir uma nova postura e ver o "quadro todo" do processo do casal ou da família, e também as partes que o formam.

Zinker atribui a Nevis o desenvolvimento do Ciclo Interativo da Gestalt, que é focalizado no Capítulo 4. Este instrumento ou "lente" para observar o processo é baseado, por sua vez, no Ciclo de Experiência da Gestalt. O Ciclo de Experiência da Gestalt desenvolveu-se a partir do trabalho de Perls e de Goodman e forma a base de grande parte dos escritos e dos desenvolvimentos alcançados pelos membros da "Escola de Cleveland" de Gestalt-terapia, assim como de suas numerosas extensões e aplicações, que vão da terapia individual e grupal até o desenvolvimento organizacional e a intervenção política. Aqui os conceitos-chave são comumente conhecidos na Gestalt, referentes ao contato e à *awareness*, que assumem nova direção e clareza para o clínico a partir da apresentação de Zinker, ricamente ilustrada com material clínico. O conceito gestáltico de *awareness* é desenvolvido mais extensamente no Capítulo 5, que enfatiza o processo da mudança. Afinal, a psicoterapia tem a ver com mudança, embora muitos modelos de trabalho com casais e famílias não abordem diretamente a questão do que é mudança e de como ela acontece. A relação entre *awareness*, comportamento e mudança comportamental vai direto ao cerne da abordagem fenomenológica advogada por Zinker e constitui o preceito central e organizador do modelo da Gestalt (além de significar uma mudança total de paradigma, a partir da perspectiva dos outros modelos). Nós organizamos nosso próprio comportamento, em termos da organização de nossa própria *awareness* sobre nós mesmos e sobre nossos sentimentos e desejos, sobre nosso mundo e as possibilidades que nele percebemos, e sobre as inter-relações entre essas coisas (que constituem nossos objetivos e metas, e em direção aos quais caminhamos). Portanto, para mudarmos nosso comportamento de modo duradouro e organizado, precisamos mudar nossa *awareness* – a respeito das possibilidades de satisfação existentes no mundo e de quais são os objetivos e sentimentos possíveis e permissíveis para nós mesmos. Trabalhar "comportamentalmente", contra a natureza de nossa própria percepção dos perigos e possibilidades existentes para nós no mundo, é criar "resistência", o que para Zinker significa pedir às pessoas para fazer coisas para as quais elas não têm suporte, em sua própria visão de mundo e em si mesmas. A resposta de Zinker a esse dilema clínico tão frustrante e conhecido é primeiro e sempre *apoiar a resistência*. A perspectiva clínica que ele obtém a partir desta posição, mais uma vez ilustrada com vinhetas clínicas, pode servir como inspiração e modelo para todos nós, que lutamos para ajudar casais e famílias a atravessar os inúmeros desafios e passagens difíceis da vida.

O Capítulo 6 aborda mais detalhadamente o tópico da resistência, a partir do trabalho anterior de Zinker e de outros Gestalt-terapeutas. Mais uma vez, a partir da perspectiva fenomenológica, a resistência é compreendida em termos daquilo que a pessoa está tentando administrar, alcançar ou manter a distância. E, mais uma vez, a fé clínica de Zinker se apóia no poder da *awareness* – não necessariamente para remover a resistência (pois isto não é considerado nem possível nem desejável), mas para elevar o nível da escolha, ou seja, trazer maior integração aos objetivos, ao estilo de contato ou aos processos de vida do casal ou da família.

Com o Capítulo 7, chegamos ao fim da parte teórica do livro – embora na melhor tradição da Gestalt, teoria e aplicação estejam entremeadas por todo o livro, cada uma promovendo o aparecimento da outra, enriquecendo a outra, servindo (na terminologia familiar da Gestalt), de figura contra o fundo da outra. *Fronteira*, obviamente, é um conceito-chave na terapia de casal e de famílias em geral, muito usado, mas raramente definido. O modelo gestáltico oferece uma perspectiva esclarecedora a respeito das implicações da palavra *fronteira* e de seu papel na construção de significados e na sustentação da *energia* (outro termo crucial e normalmente maldefinido). Zinker mostra que a qualidade e a quantidade de energia disponível em um sistema para realizar o trabalho de viver juntos são diretamente dependentes das condições das fronteiras no sistema – fronteiras dentro das pessoas, entre pessoas e entre os diversos subsistemas que se superpõem e que podem ser importantes na família em diversos momentos.

O Capítulo 8 começa com o exame da prática. O que é novo aqui, além do desenvolvimento contínuo de temas de teoria e da aplicação que ocorre por todo o livro, é que Zinker, ao contrário de tantos escritores deste campo, nos diz exatamente como ele conduz uma sessão: como ele a estabelece, o que ele diz, o que procura, segue e apóia – e por quê. Isso desmistifica o processo e deixa o leitor numa posição de autonomia esclarecida, bem colocado para avaliar os meios em relação aos resultados e, portanto, para fazer opções baseadas em *awareness* – novamente na melhor tradição gestáltica.

O Capítulo 9 trata de assuntos semelhantes, mas desta vez no campo mais complexo do sistema familiar mais amplo. Aqui, como em todas as outras partes, Zinker explicita suas "suposições básicas", seus "princípios orientadores" e os valores subjacentes esclarecendo e fundamentando seu trabalho, orientando-nos (e, sem dúvida, também a seus clientes) no sentido de fazer com que o relacionamento entre a teoria e a ação fique acessível ao leitor. Como no Capítulo 8, sobre casais (e, de fato, em todo o livro), sua insistência em considerar dialeticamente a dinâmica, em termos de questões polares da vida (eu e outro, indivíduo e grupo, fusão e autonomia), evita a super-simplificação dos processos orgânicos e das escolhas de vida, e cria um sistema teórico e uma abordagem metodológica com um nível de complexidade comparável ao da própria vida.

O Capítulo 10 aborda uma dessas polaridades relacionais fundamentais – privacidade *versus* o compartilhar – e a explora com uma profundidade filosófica simples e espantosa. Aqui o leitor não irá encontrar respostas fáceis ou prescrições clínicas ou morais, mas sim uma exploração cuidadosa da relação entre verdade e intimidade – e também da relação entre verdade e mágoa, cheias de nuanças. Como em todo o trabalho de Zinker, em vez de julgamentos encontramos uma grande preocupação com a questão do *suporte*. Desta perspectiva, se as pessoas agem destrutiva ou autodestrutivamente, é sempre porque elas não têm suporte para agir melhor – das pessoas a seu redor (inclusive, em primeiro lugar, do terapeuta) – pela visão que têm de si mesmas ou do mundo, tal como o conhecem. Não que Zinker evite identificar um comportamento saudável ou não saudável (embora ele prefira os termos *estético* ou *não-estético*), ou até certo e errado. Mas, como clínico e como pessoa, ele sabe que essas categorias não são úteis – isto é, não levam a mudança, a uma vida melhor. E manter o foco em viver melhor (e manter a identidade de "clínico" e de "pessoa") é um outro modo de dizer do que trata este livro.

Este ponto fica mais claro do que nunca no Capítulo 11. Mais uma vez, Zinker vai direto às questões reais da vida (e da morte) que são cruciais para a qualidade de vida em família, mas que nunca são discutidas adequadamente na literatura clínica. E novamente a ênfase ocorre no contato, na *awareness* e no suporte – num contexto de fé no impulso inerente aos seres humanos e a seus relacionamentos, de coesão, de integração, de criatividade e de significado.

No Capítulo 12, conclusivo, Zinker oferece uma "meditação" sobre o processo estético, ou aquilo que ele chamou de *boa forma* no livro todo. Num certo sentido, ele termina onde começou, com uma articulação dos valores que guiam e dão forma a seu trabalho – valores de graça, movimento, senso de pertencer, relacionamento, "presença"[*], a validade da experiência, totalidade da forma, compromisso, crescimento, especificidade e estética.

E, finalmente, o que ele quer dizer com a palavra *estética*, no contexto de um trabalho com casais e com famílias? Deixe-me tentar responder a esta pergunta ao estilo de Zinker, com uma história, uma memória de alguns anos atrás, de um momento de preparação para o casamento de um amigo em comum. Lembro-me de ter perguntado a Zinker, naquela ocasião, o que o casamento significava. "Casamento?" Ele "olhou" para longe, do mesmo modo em que descreve fazer no Capítulo 1. "Casamento"... (pausa longa para refletir ou talvez para

---

[*] Em inglês, *isness*. (N.R.T.)

obter um efeito) "representa algo de que *você simplesmente não pode fugir"*. Depois, mais uma longa pausa. "Bem", ele acrescentou, "eu suponho que você *poderia...* mas não seria *estético"*.

Ser "estético" tem a ver com integridade, conexão, totalidade, compromisso com a forma. Em sua tocante introdução a este livro, Zinker fala da integridade de sua colega Sonia Nevis, a quem ele credita um papel central na criação das idéias deste livro. Zinker diz que ela tem tanto respeito pela validade e pela integridade da experiência de cada pessoa que, em todos esses anos em que eles trabalharam juntos, ele nunca a ouviu falar mal de um casal ou de uma família na ausência destes. Ele conclui que é difícil encontrar tal integridade neste mundo.

O mesmo pode ser dito do compromisso de Zinker com a forma estética e dos outros compromissos a este relacionados, como acompanhar, "deixar acontecer"[*], ver, apreciar e respeitar, que permeiam as páginas deste livro. Uma intenção tão íntegra é também difícil de ser encontrada neste mundo, nesta época de soluções mágicas e de preocupações com lucros em detrimento da qualidade de atendimento, ou em qualquer outra época. E a ironia, é claro, é que ao optar por *estar com* em vez de *fazer para*, Zinker chega ao cerne da questão e obtém resultados mais efetiva e eficientemente do que outras abordagens mais "científicas" podem esperar obter.

Existe uma maré e um pêndulo nas questões da psicoterapia como em todas as questões humanas. Há duas gerações, Gordon Allport pedia que colocássemos a "pessoa de volta na psicologia". Hoje, com a família sitiada e o casal aparentemente em retirada total, as vozes pedem soluções rápidas e as expectativas rebaixadas de vida são mais clamorosas do que nunca. Entretanto, exatamente quando essa situação chega a seu auge é que devemos ouvir as vozes ocultas e abafadas, as vozes que nos lembram de que cada pessoa, cada família, cada relacionamento é uma criação contínua de importância única, com sua própria forma estética e seu próprio potencial para graça e beleza na vida. Quando o pêndulo voltar – como está começando a fazer – na direção do humanismo e da criatividade humana, Joseph C. Zinker estará lá, como tem estado por uma geração, eloqüente, observador, apaixonado, encantador, sábio e sempre estético: o artista como terapeuta, e a pessoa como o artista da vida.

Gordon Wheeler
Cambridge, Massachusetts

---

* Em inglês, *hanging in, hanging out*. (N.R.T.)

Prólogo

Há mais de dez anos, Sonia Nevis convidou-me para que eu me juntasse a ela como professor do Centro para o Estudo de Sistemas Íntimos no Instituto Gestalt de Cleveland. Nosso querido colega Willian Warner tinha morrido, deixando um vazio em nossos programas. Ele havia sido um excelente Gestalt-terapeuta, especialmente de crianças, de casais e de famílias. Ocupar o lugar de Bill me parecia ser como se um pássaro fosse tomar o lugar de um belo cavalo.

Eu tinha poucas noções sobre terapia com casais ou com famílias. Como refugiado da Segunda Guerra Mundial, eu vinha de uma família minúscula: sem tias, primos, irmãs, sobrinhas, sobrinhos, avós. Meus pais, meu irmão e eu não éramos uma família coesa; hoje diríamos que eu vinha de uma "família disfuncional".

A família que eu e minha mulher havíamos criado era um pouco, mas não muito mais saudável. Embora tivesse escrito sobre casais, conflito e amor, eu não conhecia "em primeira mão" a santidade e a beleza de casais, famílias e como as crianças pertencem e funcionam nas famílias.

Sonia sugeriu que eu lesse uma "pilha" de livros e começou a me ensinar e a me nutrir com os esboços de suas palestras.

Em cada palestra e em cada sessão de supervisão com os estudantes, ela me ensinava os valores fundamentais não só da terapia de casais e de família, mas, de modo geral, a ser um curador.

- Respeite a experiência da pessoa *como ela é*.
- Demonstre consideração por todo "sintoma", como um esforço criativo de a pessoa tornar sua vida melhor.
- Toda discordância ou falta de confluência com o terapeuta é "boa" e representa uma afirmação da força do paciente e de sua capacidade para aprender por si mesmo.
- Dê suporte à resistência de um casal ou de uma família.
- Estabeleça limites claros entre seus sentimentos pessoais e o mundo fenomenológico do paciente.
- Dê suporte à competência.
- Proporcione um ambiente e uma presença em que o pior ofensor possa entrar em contato com sua dor e com sua vulnerabilidade.
- Todos nós somos capazes de ações terríveis. O terapeuta deve ter compaixão tanto pela vítima quanto pelo vitimizador.
- O terapeuta protege ou cria limites protetores entre as pessoas nas famílias. A experiência de cada pessoa é *real* e precisa ser levada em conta.
- A presença do terapeuta e a afirmação de uma família permitem que todos cresçam.
- Tome uma posição clara quanto a não permitir comportamentos abusivos entre os membros da família. Estabeleça limites claros.
- O terapeuta modela um líder e professor que é bom e paciente.
- O terapeuta dá suporte sem ser sentimental, superprotetor ou auto-indulgente.
- Cada família tem suas próprias origens étnicas, sua própria textura cultural. Não imponha seus valores sociais ou étnicos a uma família: eles podem não servir.

Trabalhando juntos durante anos, como co-terapeutas, desenvolvemos um estilo próprio. Primeiro, um de nós apresenta o outro e (supondo que seja a primeira sessão) pede que o casal ou a família nos conte qualquer coisa que desejem que saibamos "de cara". Conversamos com todos os membros da família. Ninguém fala por outra pessoa e ninguém tem permissão para interromper os outros. Sonia pode dizer gentilmente, "Desculpe, mas deixe John terminar, e nós prometemos que você terá uma chance para falar depois". Costumamos cumprir meticulosamente nossas promessas.

O próximo passo é fazer com que as pessoas da família falem umas com as outras, prometendo a elas que podem voltar-se para nós em busca de auxílio, ou que iremos interrompê-las (respeitosamente) para fazer nossas observações sobre o processo. Depois de observar a família por algum tempo, nós as interrompemos e pedimos que nos ouçam falar sobre seu tema naquela sessão. Nós nos voltamos um para o outro, comparamos os temas e, rapidamente, escolhemos um que faça sentido para nós dois. Então, um de nós apresenta o tema para a família, pergunta se faz sentido e se isso também acontece em casa. Em geral, atingimos o alvo com nossas observações mútuas. Por exemplo, poderíamos dizer: "Vocês são ótimos em contar um ao outro seus verdadeiros sentimentos independentemente de quanto isto os fira por dentro". Isto é apresentado como uma competência da família. Enquanto trabalhamos juntos, emerge um segundo passo e a próxima intervenção é feita, freqüentemente por Sonia, explicando o lado fraco da competência da família. Ela pode dizer: "Vocês já repararam que, quando expressam seus verdadeiros sentimentos, alguém da família pode se encolher ou derramar uma lágrima porque o que você disse é muito doloroso? Você pode precisar aprender a checar algo com outro membro antes de contar ao restante da família um assunto pessoal que seja difícil demais de lidar. O que estamos observando está fazendo sentido?". Então, nós dois nos sentamos e deixamos a família conversar sobre como de fato feriram repetidamente uns aos outros enquanto observavam o princípio de falar a verdade e "falar tudo" com a melhor intenção. Os membros da família podem queixar-se uns com os outros sobre estarem sendo abertamente criticados e magoados à medida que dizem verdades e expressam sentimentos verdadeiros.

No momento certo, Sonia e eu nos desculpamos novamente, interrompemos a família e pedimos que todos ouçam nossa próxima conversa. Geralmente acontece o seguinte: Sonia se volta para mim e diz: "Joseph, você poderia propor um experimento que os ajudasse a expressar sentimentos sem ferir tanto uns aos outros?". E eu poderia responder: "Bem, um modo de experimentar seria cada pessoa pensar sobre uma idéia ou um sentimento que quisesse dizer para alguém da família e, então, dizer a esta pessoa como imagina que ela responderia, sem revelar o conteúdo do sentimento. Por exemplo, Joey diria a Marlene: 'Se eu lhe contasse o que estou pensando a respeito de como você age com seu namorado, temo que você venha a chorar'. E então Marlene poderia dizer a Joey: 'Não estou querendo ser criticada por você sobre isto, e não estou disponível para ouvir suas críticas'. Deste modo, o experimento ensinaria à família como expressar gradualmente os sentimentos e, ao mesmo tempo, a proteger cada pessoa de mágoas desnecessárias".

A seguir, posso sugerir um outro experimento, e talvez um terceiro, e Sonia quase sempre escolhe o mais simples e fácil de executar. Então, um de nós se volta para a família e explica lenta e cuidadosamente seu propósito do experimento, assegurando-se de que todos entendam o que estamos buscando.

Se tivermos sorte, a família segue adiante e, com um pouco de apoio e ajuda, experimenta algum grau de sucesso no aprender a regular a expressão de sentimentos de modo que a vulnerabilidade de cada membro seja respeitada. Depois disso, um de nós dá o *feedback* a respeito de como desfizeram o experimento. Nesse momento, a sessão está chegando ao fim e um de nós incentiva a família a praticar sua nova habilidade em casa, uns com os outros. Sonia tem talento para realizar o fechamento da sessão com graça, charme e bom senso. Ela pode dizer: "Veja, lá fora está nevando ainda mais forte do que quando vocês chegaram. Vocês moram longe daqui?" ou "Vocês querem saber sobre um lugar agradável em que podem almoçar?". Então, a sessão termina.

Sonia e eu começamos a observar que, trabalhando juntos, tínhamos desenvolvido e seguíamos meticulosamente um processo estético – um processo que dividimos nos seguintes passos:

1. Conversa leve ("pré-contato" inicial).
2. Apresentação e boas-vindas à família.
3. Pedir a cada indivíduo que nos conte como vivencia o problema da família.
4. Observar cuidadosamente o comportamento dos membros da família uns com os outros.
5. Oferecer uma intervenção que nomeie um tema e uma competência da família.
6. Depois de alguma discussão, propor que a família adquira uma habilidade que ainda não está totalmente desenvolvida.
7. Ensinar como realizar um experimento com o objetivo de aprimorar seu funcionamento na área pouco desenvolvida.
8. "Vender" o experimento à família e assegurar-se de que seu objetivo seja entendido.
9. Observar o trabalho da família durante o experimento e, ocasionalmente, apoiá-la se houver um impasse.
10. Perguntar sobre o que foi aprendido com o experimento e como a família pode praticar sua nova habilidade em casa.

Sonia sempre continua, concluindo cada sessão e oferecendo a todos os membros da família uma oportunidade para expressar o modo como se sentem.

Precisamos de cerca de uma hora e meia para realizar este belo balé acrobático e, depois disso, a família vai embora com uma sensação de ter aprendido algo novo e com a afirmação de suas boas qualidades como seres humanos.

Aprendi com Sonia a não desperdiçar palavras, como conceber intervenções com clareza e plena intencionalidade, e como mostrar uma apreciação genuína dos esforços feitos pela família para melhorar. Em todos esses anos, nunca a ouvi dizer uma palavra crítica a respeito de um casal ou de uma família depois de terem ido embora. Nunca! Uma integridade firme assim é difícil de ser encontrada neste mundo.

PARTE I

TEORIA

1 NOSSO TERRENO COMUM*

Quando o rabino Noah, filho do rabino Mordecai, assumiu a sucessão após a morte de seu pai, seus discípulos notaram que havia diversas maneiras pelas quais ele agia diferente de seu pai e lhe perguntaram sobre isso. Ele respondeu: "Eu só faço como meu pai. Ele não imitava, e eu não imito".

RABBI NACHMAN DE BRATZLAW

Este livro fala sobre enxergar e apreender plenamente os casais e as famílias: uma construção de habilidades, passo-a-passo. A primeira habilidade é estar presente, com plena visão e com capacidade de se relacionar compassivamente: *estar lá*. Só quando nos dermos tempo suficiente para sermos tocados pelos outros e por sua experiência de estar em relação (ou desconectados) é que poderemos ter o privilégio de lhes dizer, do modo mais tocante, aquilo que experienciamos em sua presença. Depois de terem ficado fascinadas consigo mesmas, ao sentirem-se *ouvidas* e *vistas* pelos olhos e pelos ouvidos do outro, as pessoas irão considerar a possibilidade de mudar seu comportamento. A família nos honrou ao permitir que nos sentássemos com ela como testemunhas de suas lutas. O "sentar-se com" e articular o que experienciamos é um ritual estético e espiritual. Além de nos possibilitar experienciar a beleza do desdobrar de interações humanas saudáveis, as intervenções terapêuticas têm também dimensões estéticas e espirituais que nutrem esse

---

* O autor deseja agradecer às seguintes pessoas pela ajuda com este capítulo: Riley Lipman, Donna Rumenik, Roberta Tonti, Ed Harris, Penny Backman, Joe Melnick e Paul Shane.

desdobrar. Uma observação clara e poderosa, emitida pelo coração amoroso de uma pessoa, é magnética, atraente, difícil de colocar de lado, e bela de ser observada.

Este livro ensina aos terapeutas como criar, desenvolver e realizar este ritual. Aprendemos como nos sentar com as pessoas, como "nos inclinar" de modo a podermos observá-las em suas inúmeras formas: como um organismo, um ser vivo, uma metáfora, uma dança agradável ou desajeitada. Aprendemos a fazer a "dança" dentro de nós de modo que, com nossa criatividade, possamos evocar mudanças na "coreografia humana" para possibilitar que um casal ou uma família se mova com os pés firmes sobre a solidez de uma competência ancorada. Um casal ou uma família "doentes" são maus atores, e observá-los é um teatro deplorável: eles não podem elevar-se acima de seus padrões habituais para atingir a empolgação da autenticidade dramática; eles não podem soltar-se na alegria de sua própria comédia, nem podem buscar nas profundezas de suas próprias almas uma tragédia real. Nós os ensinamos a viver de forma autêntica – a espontaneidade verdadeira da improvisação imediata – com seus corações e entranhas, com seus anseios e risos. E, em troca, experimentamos a revelação de sua beleza.

Nós ensinamos as pessoas a viver de modo belo.

As artes criativas do teatro, da dança, da literatura, da poesia, da pintura, da escultura, da arquitetura são mais do que simples metáforas para o testemunho, a participação, e a articulação da interação humana viva. O aspecto criativo de testemunhar a vida e realizar este trabalho é uma posição, uma perspectiva, uma resposta visceral, motora e intuitiva.

Desde que o estudo da alma foi proposto pela primeira vez por Aristóteles e outros, existe o antigo debate de bastidores sobre a definição do verdadeiro papel do psicoterapeuta – *o que realmente fazemos*. O que fazemos é uma ciência, uma disciplina ou uma arte? Essa crise de identidade profissional tornou-se especialmente aguçada depois de a psicologia ter deixado o domínio da filosofia, no século XIX, e ter-se modelado segundo a física para assumir seu lugar independente e de direito entre as ciências. O ponto de vista que temos neste debate parece criar uma profecia auto-realizadora: se você acredita que é uma ciência, você tende a abordá-la como um técnico (alguém que está preocupado com a técnica ou com os números e medidas oferecidos pelos deuses gêmeos da "confiabilidade" e da "validade"); se você pensa que é uma disciplina, você necessariamente se transforma num discípulo (alguém que pratica infinitamente para se tornar um "mestre"); se você experiencia seu trabalho como uma arte, você é um artista (alguém que é criador-testemunha).

30

É provável que não exista um tipo puro, pois, se existisse, isso significaria ser apenas parcialmente humano, pois os três pontos de vista são lados diferentes da mesma investigação da realidade humana. De fato, neste trabalho você verá uma combinação dessas três posições, mas tenho uma tendência para a posição do artista. Isso acontece porque uma premissa essencial deste livro, que flui como um rio subterrâneo por intermédio de nosso ensino de como trabalhar com casais e famílias, na abordagem gestáltica, é comunicar que existe uma validade estética em *todas* as psicoterapias e no momento do contato interpessoal humano.

Tornar-se consciente de ser humano é uma aventura criativa: assistir ao crescimento dessa consciência é uma criação cheia de aventura.

A maior parte de minha atitude vem de minha longa experiência profissional e acadêmica, mas parte dela vem da observação perturbadora de que a psicoterapia, em sua luta histórica para ser reconhecida como a "física da psique", perdeu contato com seu próprio nome: o estudo e a cura da alma. Isso aconteceu, em grande parte, pelo currículo de graduação ter lentamente se afastado da educação clássica, particularmente das humanidades e das artes, e ido na direção da tecnologia empírica.

Mas independentemente das deficiências educacionais e da variedade de argumentos teóricos, argumento que existe um lado estético em todas as interações humanas e em todos os estilos terapêuticos. Cada escola de pensamento está baseada em um conjunto de princípios e de técnicas. A escolha dos princípios e das técnicas por si só implica a direção do curso da terapia e da aparência que o funcionamento humano "saudável" ou "bom" irá assumir. Para haver progressos numa direção específica, durante a hora de terapia, devem ser feitos julgamentos – o que deve ser dito, feito, visto, ouvido, medido, registrado e assim por diante. Isto é, subjacente a cada escola de terapia existe um ideal não-articulado em direção ao qual o trabalho busca levar seus clientes. Esse ideal, por sua vez, implica um conjunto de valores – o que é "bom", o que é "saudável", qual o significado de "crescimento", o que é uma "família", e o que é um "relacionamento".

Portanto, existe uma "estética da psicoterapia" e também uma "estética da interação humana", pois a estética dedica-se ao estudo da expressão dos valores. Nossa busca pela interação humana de boa forma e a prática da psicoterapia que desvele essa boa forma é subjetiva, intuitiva e metafórica.

Este livro refere-se aos valores estéticos – à apreciação criativa da "boa forma" nas relações humanas e em terapia – tanto quanto à apresentação da abordagem Gestalt no trabalho com casais e famílias: de fato, toda minha atitude terapêutica está baseada sobre essa premissa estética. Não cheguei por acaso a meu próprio valor de apreciação estética, nem o enfatizo sem motivo. Minha visão e meus princípios teóricos e técnicos começaram a se desenvolver há muitos anos, quando entrei pela primeira vez num treinamento sério como estudante de graduação. Sou o herdeiro e o inovador em diversas tradições e filosofias. E, assim, antes que você comece a pensar sobre isso e a assimilar este livro, quero lhe apresentar nosso terreno comum.

TERRENO COMUM

Depois da Segunda Guerra Mundial, Fritz Perls, um psicanalista alemão que vivia na África do Sul, interessou-se em concretizar os conceitos psicanalíticos abstratos[1]. Ele estava totalmente envolvido em estudar o indivíduo e percebeu que o processo de aprendizagem é muito semelhante à assimilação da comida. Ao discutir os fenômenos mentais como processos de assimilação psíquica e física, Perls falou de um *metabolismo mental*[2] e descreveu diversos mecanismos de defesa na linguagem da digestão física. Por exemplo: introjeção – uma revisão do termo freudiano – seria uma falha em mastigar adequadamente o alimento mental. Os bebês introjetam prontamente porque não têm dentes; isto é, eles não podem desafiar um palestrante ou fazer perguntas antes de engolir. Os bebês *podem* cuspir, e fazem isto, mas este é um ato grosseiro, não uma análise sutil daquilo que é apresentado. Em termos desenvolvimentais, a introjeção é adequada para um bebê de seis meses, mas menos adequada para um adolescente de dezesseis anos. Portanto, nos adultos a introjeção é uma falha em fazer perguntas, expressar dúvidas, mastigar e saborear. É um modo de engolir inteiro, engolir sem mastigar. (Note que, no contexto de poder interpessoal e político desequilibrado, é provável e muito mais seguro engolir um ambiente rigidamente autoritário, em que o questionamento é visto como uma forma de insubordinação.)

Perls falou sobre outras resistências[3] – totalmente novas – que não haviam sido discutidas na literatura psicanalítica. A retroflexão era um mecanismo pelo qual as pessoas seguravam aquilo que tinham medo de expressar para os outros – como segurar a raiva ou conter uma expressão de amor[4]. A retroflexão não era apenas uma transação cerebral de baixa voltagem, sem *awareness*, mas uma energia que contraía os músculos e que era contida, provocando uma dor física real e diversos sintomas secundários como dores de cabeça.

Embora este fosse claramente um fenômeno interacional, "Eu contenho aquilo que desejo fazer para você", o trabalho real de Perls não estava focado na ameaça interacional que provocava a contenção, mas em aprender como desfazer a retroflexão por meio do movimento e de outras expressões. Ele ajudava seus pacientes e alunos a expressar a raiva diante de uma cadeira vazia (o Outro imaginário, como por exemplo um dos pais), ou uma outra pessoa num treinamento, mas ele próprio não ficou fascinado com a resposta viva da pessoa que recebia a raiva. A pessoa que recebia era um tipo de voluntário-entorpecido, uma tela branca, geralmente usada para ajudar os outros a exprimir o que quer que tivessem contido retroflexivamente em seus corpos, provocando dor ou ansiedade.

Fritz e Laura Perls amavam o teatro, a dança e outras experiências expressivas em geral, e ambos se desenvolveram como "behavioristas da improvisação". Eis um exemplo de um trabalho de improvisação com a raiva retrofletida.

Se me dizem que estou ferindo alguém e não tenho nenhuma *awareness* (talvez apenas uma dor vaga na minha garganta), pode ser útil perguntar a mim mesmo como e onde contenho minha raiva no meu eu-corporal[5]. Se, então, tornar-me consciente de um aperto na minha garganta, e se, com alguma ajuda e incentivo eu conseguir fazer um som – um som raivoso dirigido à minha esposa –, duas coisas tendem a acontecer imediatamente:

1. Minha própria experiência do som saindo de meu corpo me faz saber na hora quão irado estou ("eu soava como algum tipo de animal selvagem!").
2. Minha esposa parece ferida e talvez até assustada e recebo uma dica de como, sem me dar conta, tenho um impacto sobre ela.

Meu *insight* a respeito da minha raiva não é algo que tenho de acreditar pela fé em um terapeuta; é algo que descubro de forma desconcertante em minha voz, em meus pulmões e em meu abdômen e na careta de minha esposa. Este é um momento daquilo que os Gestalt-terapeutas chamam de *contato* – meu contato com meu próprio eu raivoso e, possivelmente, o começo de um ciclo de contato com minha esposa[6]. Um evento social encenado contém possibilidades incríveis para rápidas transformações em mim e naqueles que estão envolvidos comigo.

Uma vez Perls contou uma história de um paciente que era violinista-concertista e que reclamava de tontura e de falta de concentração enquanto tocava[7]. Depois de pedir ao homem que trouxesse seu violino para a sessão de terapia e que tocasse para ele, Perls logo notou que até olhar para o homem era esteticamente desagradável. Observando mais cuidadosamente, ele viu que o homem tinha pouca graça porque ficava de pé, desajeitado, com os pés hesitantes e próximos demais um do outro. Também parecia que iria desmaiar porque não respirava adequadamente. Mais tarde, quando mostrou ao paciente como plantar-se plenamente com todo o seu peso sobre o chão, com as pernas separadas e os joelhos relaxados, e que respirasse plena e profundamente, ele de imediato sentiu alívio da tontura e da ansiedade[8]. Isto lhe possibilitou contatar mais plenamente sua música e a platéia. A aprendizagem da *awareness* e do *insight* que o levou a um contato mais pleno foram acontecimentos organísmicos que ocorrem na fronteira entre a pessoa (organismo) e o meio. A transação nessa fronteira deu-se onde o material de resistência à aprendizagem (ou ao contato) ocorreu e foi também o nexo de conexão e de transformação do *self*. O funcionamento pobre era o impasse de uma pessoa (ou de um sistema)[9] (como na retroflexão) em uma situação inacabada. Envolvia uma *awareness* congelada, tanto no corpo quanto no tempo, que necessitava ser superada completando com sucesso esta situação – o *efeito Zeigarnik*[10].

Encontrei Fritz Perls no que veio a se tornar o Instituto Gestalt de Cleveland, em 1950, quando eu era universitário – e continuei a ter contato com ele até sua morte em Chicago, em 1970. Naqueles primeiros dias do movimento do potencial humano, o cenário de terapia em Cleveland era extremamente conservador, com a psicanálise mantendo um monopólio virtual. Era quase impossível que um estudante, inclinado para a Gestalt, obtivesse uma bolsa nos hospitais e clínicas dominados pela análise. Muitos de nós se tornaram "clandestinos" a respeito da afiliação Gestalt, especialmente com relação à universidade e aos professores. Fritz e Laura Perls eram percebidos, na melhor das hipóteses, como analistas renegados e, na pior, como charlatães que incentivavam a "atuação" indisciplinada em vez de a "elaboração" terapêutica. Fritz respondia a esta acusação apontando que a atuação acontece sem *awareness*, enquanto a expressão é um comportamento apoiado por uma *awareness* plena[11].

Outro professor importante em meus estudos extracurriculares, no início dos anos 1960, foi Carl Whitaker. Whitaker era um psiquiatra não convencional, especializado em casais e famílias e, embora eu freqüentemente ficasse imaginando qual seria a origem de suas intervenções, sentia um tipo de parentesco com ele. Se Perls era meu estranho pai-gênio, Whitaker era um tio amoroso e "suportivo".

Lembro-me de um fato desse período, quando um dos terapeutas trouxe um casal "difícil" para Whitaker trabalhar durante uma demonstração pública. Ali estava ele, sentado diante do casal nervoso, e haviam lhe dito anteriormente que a mulher era esquizofrênica. Whitaker sentou-se, olhou por algum tempo para eles e, depois, perguntou de modo inocente: "Como vocês decidiram quem seria a pessoa doente?".

"Bem", disse o marido, com um rosto perfeitamente calmo, "Mary tinha que ser a doente, porque eu tinha de ir trabalhar para ganhar a vida".

Tanto a pergunta quanto a resposta foram acontecimentos revolucionários. Elas explicitaram a noção de que a doença psicológica era um acordo inconsciente sustentado, "mantido" e perpetuado no casal ou no sistema familiar. Para mim, isso foi um evento surpreendente, porque eu ainda estava apoiado nas teorias intrapsíquicas, no diagnóstico por intermédio da análise da urina e em idéias a respeito de "mães esquizofrenogênicas". O efeito da pesquisa de Palo Alto tinha apenas começado a ser filtrado em minha direção, e li com fascinação a respeito do "comportamento paradoxal" e do "duplo vínculo" nas famílias esquizofrênicas[12]. Alguém me contou uma história sobre uma mãe amorosa que visitava fielmente sua filha no hospital psiquiátrico. A mulher esquizofrênica de 25 anos era vista andando e sorrindo com sua mãe. A mãe até colocava seu braço ao redor dos ombros da filha. Um dia, depois de a mãe ter ido embora, a equipe descobriu diversas marcas pretas e azuis no braço da paciente. Quando lhe perguntaram sobre isto, ela respondeu calmamente que sua mãe desaprovava seu comportamento e, durante essas caminhadas, colocava a mão sorrateiramente dentro da manga do vestido da filha, beliscando-a fortemente. Enquanto isso, os rostos das mulheres mantinham a mesma expressão agradável, como se tudo estivesse bem com elas...

Broderick e Schrader descrevem Carl Whitaker como um dos principais fundadores do movimento da terapia familiar (John Bell é considerado sua figura paterna). Eles o caracterizam do seguinte modo:

Desde o começo, Carl Whitaker foi notado como o mais irreverente e excêntrico dos pais fundadores. Recentemente, desenvolveu sua abordagem até uma terapia do absurdo, fina e afiada – uma terapia em que, com freqüência, ele parece tornar uma família sã ao mostrar-se mais louco do que eles. Ele foi um dos primeiros a se arriscar a violar as convenções da psicoterapia tradicional, e fez isto mantendo este personagem[13].

Para mim, Whitaker parecia assustar as famílias, dirigindo-as a um comportamento sensato a partir da profundidade de sua psique – com freqüência imitando intuitivamente o pensamento primitivo do sistema. Tanto Perls quanto Whitaker tinham personalidades dramáticas (Whitaker ainda tem!) que atraíam meu desejo de romper o molde psicanalítico rígido e experimentar o trabalho clínico que expressasse tanto as forças intrapsíquicas individuais quanto as interpessoais. As pessoas redescobriam a si mesmas ao representar forças internas diferenciadas (dominador *versus* dominado*) e também forças que agiam em seus relacionamentos com outros significados. Aprendi lentamente como os fenômenos intrapsíquicos podiam se manifestar em diálogos com uma cadeira vazia e como as fronteiras se comportavam interpessoalmente – como, por exemplo, as pessoas podem "obrigar-se" umas às outras a entrar numa dança bem coreografada, embora inconscientes, de projetar e introjetar.

A noção do paradoxo estava começando a me fascinar: Por que a mãe e a filha sorriam enquanto uma feria a outra? Será que a filha era a figura crística oferecendo-se voluntariamente para salvar a família? Será que a mãe estava se agarrando desesperadamente a uma jovem mulher que não era mais uma criança, cuja presença havia mantido o casamento dos pais? Como Whitaker conseguiu que o casal lhe contasse seu "acordo" inconsciente? Como ele estimulava as famílias a agirem de modo mais são quando ele imitava seu processo inconsciente "insano"?

Tanto Perls quanto Whitaker nos ensinaram a ser mais corajosos na exploração de nossas intuições terapêuticas por meio de um processo interacional vivo. A noção de *experimento* tinha nascido. A prática do experimento terapêutico – a "emergência segura" – é apoiada pela noção de que a Gestalt-terapia é uma forma integrada de fenomenologia e de behaviorismo. Compartilhamos com o fenomenologista o respeito pela perspectiva do indivíduo (ou do sistema). A terapia é baseada apenas na experiência e no comportamento concreto do cliente. Usamos este material comportamental e experiencial – graduando-o e modulando-o – com um "timing" cui-

---

* Em inglês, *top dog versus underdog*. (N.R.T.)

dadoso. Isto dá à Gestalt-terapia a característica única de modificar o comportamento consciente do cliente na situação da terapia. Um experimento em Gestalt-terapia é um tipo de modificação de comportamento sistemática, que se desenvolve a partir da experiência, da necessidade e da cooperação do cliente[14].

O experimento é a pedra fundamental da aprendizagem experiencial. Ele transforma o "falar sobre" em fazer, e lembranças antigas e teorizar em um "estar plenamente aqui" com toda a imaginação, energia e excitação[15]. O experimento permite que os terapeutas modifiquem tanto conflitos intrapsíquicos do cliente quanto interpessoais em casais e grupos. Podemos jogar com a exploração e dar forma à *awareness* em diversos níveis com sistemas diferentes. O trabalho cuidadoso envolve estabelecer claramente limites – de modo que o sistema-cliente entenda quais são nossas intenções e onde está o foco. Cuidado também significa que, ao contrário de Perls, nós aqui em Cleveland não rompemos resistências, mas ensinamos os clientes a descobrirem algo de modo gradual, no momento certo e com suporte. O respeito pela *awareness* que se desenvolvia no sistema-cliente era importante para nós; isto logo se transformou num valor profissional chave que dá base e guia nosso trabalho.

Também conheci Virginia Satir, uma assistente social com uma presença poderosa. Ela também especializou-se em sistemas de casais e de famílias. Foi a única professora que encontrei que podia transformar uma audiência de várias centenas de terapeutas num animado acontecimento de "família" ou "reunião de família", onde quase todos podiam sentir-se como um primo distante, se não uma irmã ou um irmão. Satir era um dos cinco maiores intelectos do grupo de Gregory Bateson, em Palo Alto. Os outros eram Jay Haley, John Weakland, e Don Jackson. Essa era uma mistura de pessoas brilhantes com *backgrounds* intelectuais distintos e que, inicialmente, estudavam as famílias dos pacientes esquizofrênicos. Eles começaram com áreas amplas de comunicação e depois descobriram a natureza dos paradoxos e dos duplos vínculos. Essas idéias eram baseadas na teoria de sistemas, e, anos mais tarde, o movimento desenvolveu uma orientação epistemológica. A epistemologia é o estudo da natureza e das bases do conhecimento e das limitações das diversas teorias do conhecimento; o interesse do grupo de Bateson neste assunto surgiu a partir de preocupações com "O que está realmente acontecendo na família?" e "O que podemos dizer é 'verdadeiro' a respeito de seu modo de ser-no-mundo?"[16].

Nossa epistemologia está fundamentada no existencialismo (qual é nossa existência?) e na fenomenologia (qual é a linguagem de determinada existência?). Esta teoria do conhecimento nos traz ao modo em que o sistema fala conosco, com seus temas variados e contraditórios. Está apoiada no processo de desenvolvimento da *awareness* e no contato. O conhecimento não é estático; é um processo na fronteira de um sistema ou subsistema em uma unidade de espaço e tempo. O significado do comportamento de um casal ou de uma família não pertence a nenhum membro individual nem se origina em nenhum membro. Ele se desenvolve espontaneamente (teoria de sistemas) no campo total circunscrito desse sistema no processo de momento a momento. O significado (ou uma pequena parte dele) é articulado numa intervenção de um terapeuta e, se parecer plausível ou útil, é substanciado pela *awareness* crescente dos membros do sistema. Os significados são "confirmados" pelo crescer do contato e, mais tarde, pela perda de interesse nessa mesma experiência. O significado é assimilado pelo sistema, e o sistema mais tarde está pronto para a exploração do próximo significado, e assim por diante[17]. Os significados não são apenas cognitivos; eles são eventos vivos, contínuos, mutáveis que talvez se pareçam mais com danças coreografadas, trabalhos de arte vivos, movendo-se no tempo e no espaço.

Satir, como uma das fundadoras da terapia familiar, criou uma ênfase no processo para os sistemas[18]. Mais tarde, ela escreveu: "Trabalhei numa abordagem sistêmica muito antes de entender a respeito disto e antes de ter ouvido este nome"[19]. Ela disse que havia descoberto o que são sistemas ao ler o trabalho de Jackson sobre a comunicação em famílias esquizofrênicas[20].

O período posterior à Segunda Guerra foi um tempo de enorme criatividade no campo clínico; de inventividade, de questionamento teórico, de inspiração mútua e de sobreposição de interesses entre diferentes profissões de saúde mental. Filosoficamente, fui influenciado por diversos pensadores existenciais e pela fenomenologia naquilo que ela se relaciona com a patologia. Fui atraído pela teoria de campo de Lewin[21], pela teoria de sistemas de Von Bertalanffy[22], e até mesmo pelo zen-budismo[23].

Foi uma época paradoxal para o movimento psicanalítico. Como já observei, a análise era a abordagem dominante, especialmente em Nova York, mas ela começou a dar origem a novos e empolgantes ramos que, com o tempo, subverteram radicalmente sua posição petrificada: logoterapia, ontoanálise e análise do caráter, e sua prima, a Gestalt-terapia. Os analistas humanísticos – em especial Victor Frankl,

Wilhelm Reich, Frieda Fromm-Reichmann, Erich Fromm, Fritz Perls e Eilhard Van Domarus – recebiam atenção crescente.

A ênfase parecia estar mudando da análise intrapsíquica do paciente individual para a noção de *encontro*: o processo de encontro entre o paciente e o terapeuta bem como a natureza e o significado do encontro ou contato do casal, da família e dos sistemas grupais[24]. Entretanto, a maioria dos analistas ainda acreditava nas palavras de Freud a respeito da necessidade de separar a análise de cada membro da família. Freud disse: "Quando a resistência do marido é acrescentada à da esposa, os esforços são infrutíferos e a terapia é rompida prematuramente"[25]. A noção das resistências como fenômenos criados por sistemas de pessoas era geralmente desconhecida ou pelo menos ainda não se tinha escrito extensamente sobre ela. Embora esforços iniciais tenham sido feitos para descrever tais fenômenos em famílias, poucos profissionais se interessaram pela psicoterapia com famílias inteiras antes da década de 1960.

Nós, os chamados Gestalt-terapeutas, fomos fruto de alguns desses analistas revisionistas. A Segunda Grande Guerra nos ensinou a duvidar de qualquer afirmação absoluta a respeito do ser humano – os seres humanos não nasciam como essências a serem desenvolvidas durante o curso de uma vida. Ao contrário, a existência precedia a essência: tomamos nossas vidas em nossas próprias mãos e assumimos a responsabilidade por nós mesmos[26]. Portanto, o processo da terapia era existencial no sentido em que acontecia no aqui-e-agora, numa atmosfera de responsabilidade pelo próprio processo. Era também fenomenológico, centrado na experiência do indivíduo, à medida que ocorria diante de nós.

Entre os analistas importantes do pós-guerra, é claro, estava Wilhelm Reich. Ele analisou a estrutura do caráter do modo como ela se manifesta no corpo da pessoa. Fritz Perls foi paciente dele durante um curto período de tempo, na Europa. Fortemente influenciado por Reich, Perls começou a integrar a noção existencial do aqui-e-agora com o modelo de resistências de caráter no corpo. E assim o que nos alcançou, quando éramos terapeutas iniciantes em Cleveland, foi a noção de caráter como expressão de corpo, postura, respiração, retroflexões, e a coreografia natural do corpo sob diferentes condições de interação. Observávamos os corpos dos clientes conforme eles se revelavam nas sessões de terapia.

Em um nível, nossa árvore familiar parecia-se com o diagrama apresentado na Figura 1.1.

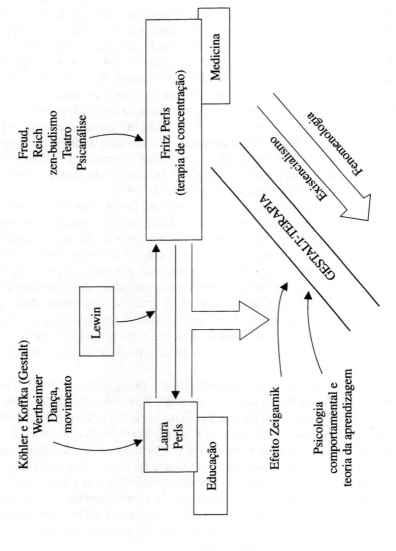

Este diagrama descreve parcialmente nossa evolução na década de 1960 e nosso pensamento e metodologia com relação à *individuação*, no trabalho com uma única pessoa. Se formos incluir nossa preocupação com os pequenos *sistemas* como casais, famílias e grupos, poderemos pagar um tributo aos já mencionados mentores e teóricos como Whitaker e Satir, e também a mestres inspirados e escritores como Gregory Bateson, Paul Watzlawick, Harry Stack Sullivan e Margaret Mead. Terapeutas criativos como Murray Bowen, Milton Erickson, Jay Haley, Cloe Madanes, Salvador Minuchin, Nathan Ackerman, e muitos outros também devem fazer parte desta lista.

Quando combinamos a árvore familiar da Gestalt com o pensamento sistêmico, forma-se a imagem que apresento na Figura 1.2. Se a estudarmos de perto, ficará claro que as suposições terapêuticas resultantes são abrangentes em alcance e poder:

1. Por intermédio do processo de desenvolvimento, a criança aprende "quem" ela é na relação com os outros, na saúde e também na aquisição da disfunção.

2. Pelo processo de desenvolvimento, os estilos de caráter e as resistências ao contato, ou os estilos de contato[27] são aprendidos e mantidos por esses relacionamentos.

3. É mais fácil desaprender algumas resistências ou estilos de contato num contexto social, seja com um outro significativo seja na transferência com um terapeuta.

4. A causalidade linear dos acontecimentos psicológicos é questionável. O pensamento reducionista a respeito do que causa a patologia do indivíduo e da família também.

5. Os estudos históricos de uma família ou de outros grupos, na melhor das hipóteses, são arbitrários porque tendem a seguir um padrão narrativo ou linear. Portanto, é profundamente satisfatório identificar *padrões* de interação num casal ou numa família à medida que são observados diante de nós no aqui-e-agora, especialmente quando são facilmente validados pelos membros da família.

6. A combinação metodológica mais potente da teoria de sistemas e do estudo gestáltico do corpo humano e da *awareness* é um *experimento* conduzido com o casal ou com a família inteira. Refletindo uma avaliação da competência do sistema e de seu lado pouco desenvolvido, o experimento é uma sessão prática, especialmente planejada, na qual os membros do sistema praticam o fortalecimento do lado pouco desenvolvido do sistema total.

FIGURA 1.2. GESTALT-TERAPIA DE FAMÍLIA

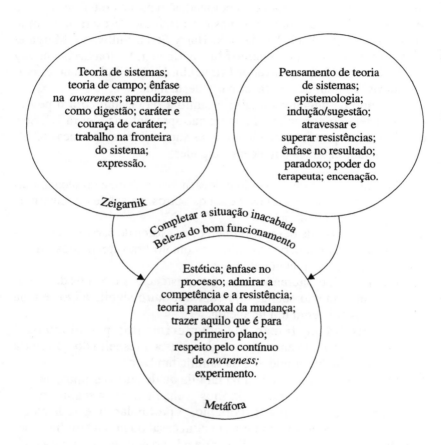

Certa vez observei Minuchin fazendo aquilo que ele chamava de *encenação* com a família de um menino de cinco anos que dominava o sistema. Minuchin pediu ao pai que colocasse o filho sobre seus próprios ombros e o carregasse enquanto o menininho dava as ordens. A família aprendeu rapidamente que os pais precisam assumir o caos resultante. Embora Minuchin chame a isto de *encenação*, isto se assemelha claramente a um experimento de Gestalt.

Vamos falar agora a respeito de *paradoxo*[28]. Essencialmente, na maioria das escolas de terapia familiar, o paradoxo é a indicação estratégica do sintoma para a família por meio de uma intervenção. No exemplo de Minuchin, seria dito à família que passasse um dia junto com o menino de cinco anos, deixando-o encarregado das atividades. O paradoxo aqui não é um convite para que a família mude, mas para que aprenda o que já está lá, uma forma explicitamente exagerada. Na Gestalt-terapia, nossa *teoria paradoxal da mudança*[29] é semelhante: ela pede aos membros da família que observem a si mesmos e relatem aquilo que experimentaram. Conseqüentemente, quanto mais eles sabem o que são, mais se transformam. Embora eu possa, à vezes, me inclinar na direção de um método mais dramático, de exagerar os sintomas, prefiro o processo mais sutil de enfatizar o que é e como esta "existência" muda a *awareness* e o funcionamento do sistema. Depois, comportamentos alternativos são mais equilibrados e esteticamente belos[30].

Usuários estratégicos do paradoxo, como Haley e Madanes, não estão especialmente interessados na mudança da *awareness*. Eles querem ver a mudança comportamental nas famílias. Foley faz um resumo bem mais claro desse ponto de vista:

> A terapia é uma luta de poder na qual o terapeuta precisa estar no controle para que uma mudança seja produzida. Outro fator diferente na abordagem de Haley é o papel da *awareness*. Não é necessário que a família se conscientize de seu comportamento para que ocorra uma mudança efetiva. Este também é um afastamento do ponto de vista tradicional dos terapeutas.
>
> O *insight*, a *awareness* ou o conhecimento de como o sistema opera são todos desnecessários. O que produz mudança é a intervenção do terapeuta no sistema familiar. O motivo da mudança não é importante porque apenas o fato de mudar importa. Isto é consistente com a visão de Haley a respeito da terapia como uma luta de poder[31].

O mesmo é verdadeiro com relação ao uso da indução por Erickson e seus seguidores. Aqui, uma nova *awareness* pode seguir uma mudança comportamental. A ênfase em um processo de curto prazo no qual as resistências são superadas e a mudança comportamental ocorre rapidamente.

Este é o ponto em que nós, Gestalt-terapeutas, ficamos em marcante contraste com aqueles que trabalham de modo estratégico e talvez com os outros terapeutas familiares. Como este livro irá demonstrar, *trabalhamos com a awareness o tempo todo*, e conforme ajudamos os sistemas-pacientes a *articular* sua *awareness*, eles lentamente se experienciam mudando. Num sentido, pode ser dito que ainda temos um pé no campo psicanalítico; valorizamos a emergência da consciência à medida que ela vem à tona a partir da escuridão da inconsciência.

Nesse sentido, somos lembrados da questão do *poder* do terapeuta em nosso sistema. Em oposição a Haley, aqui o cliente dá poder ao terapeuta como autoridade, e o terapeuta respeitosamente dá poder ao sistema-cliente como o motor primário da mudança. Os terapeutas "criam mudança" apenas porque conquistam essa capacidade por intermédio de sua presença e habilidade. Valorizamos as experiências resultantes de contato nas quais a família participa plenamente e assim toma posse de seu próprio sucesso.

Mais ainda, não superamos ou atravessamos resistências ao contato, como no behaviorismo ou na hipnoterapia. Ao contrário, apontamos na linguagem da família como as resistências são formas de sobrevivência criativa. Costumamos elogiar o sistema por dizer não, por exemplo. Apenas quando o "não" é visto, reconhecido e apreciado, o "sim" torna-se acessível para toda a família.

Nós nos identificamos muito com o trabalho da abordagem de sistemas familiares de Murray Bowen, que examina os relacionamentos estruturados e entrelaçados dentro das famílias[32]. Como Bowen, damos atenção ao equilíbrio do poder, à criação cooperativa da patologia individual e às intrincadas conexões de triângulos dos casais e das famílias. Como Bowen, reconhecemos que uma família pode mudar, mas as mudanças drásticas podem levar várias gerações. Gostamos de trabalhar com várias gerações simultaneamente: mães e filhos, avós e netos, tias e parentes idosos, e assim por diante.

Enfatizamos o conhecimento do desenvolvimento de um casal e de uma família e a importância da diferenciação em relação à família. A definição do eu começa com uma família e continua numa luta por equilíbrio entre autonomia e diferenciação.

Muito do que fazemos não parecerá estranho aos terapeutas familiares. O que chamará a atenção é que as pessoas falam umas com as outras e não conosco, e que nossas intervenções são baseadas nos dados vistos na sessão à nossa frente. A lista a seguir enfatiza os aspectos-chave da abordagem gestáltica em terapia familiar (também vistos no Apêndice).

Terapia Familiar Gestalt

Pioneiros	Freud, Reich, Rank, Husserl, Koffka, Goldstein, Köhler, Lewin, Buber.
Modelo filosófico	Existencialismo e fenomenologia Sistêmica; fronteira de contato organismo-meio ambiente processual.
Principais influências	Perls; Whitaker; Minuchin; Bowen; Satir; teoria de sistemas.
Visão da função	Fluxo gracioso de formação de *gestalten* juntamente com o Ciclo Interativo de Experiência; fronteiras de contato flexíveis; distribuição sensata dos recursos de poder, cuidado, preocupação e conexão da família.
Visão da disfunção	Interrupções crônicas ("empacamento") juntamente com o Ciclo Interativo da Experiência; extrema permeabilidade/impermeabilidade das fronteiras de contato; distribuição desequilibrada de poder, cuidado, preocupação e conexão; subsistemas congelados – nenhum fluxo de trocas.
Visão da *awareness*	Primária; base para mudança; teoria da *awareness* baseada no contínuo da *awareness* e no Ciclo Interativo de Experiência.
Visão da mudança	Dependente de mudança subjacente na *awareness*.

VISÃO GERAL DO LIVRO

Os comentários precedentes estabeleceram o quadro de referência deste livro. Agora é o momento de tratar de seu propósito. Minha intenção foi destilar os muitos anos de aprendizado e experiência num guia simples e prático, semelhante a uma bússola. Com freqüência, a dinâmica do trabalho com sistemas de casal e de família pode ser quase opressiva para os terapeutas; este livro tem a intenção de ser um instrumento que, se usado adequadamente, irá ajudar os leitores a encontrar seu caminho para casa. E, assim como o projeto de uma bússola, este livro, embora projetado para ser informativo e útil, pode parecer simples à primeira vista. O estilo de escrita é intencionalmente não técnico, com o tom mais coloquial que pude lhe dar, considerando-se que estamos lidando com fenômenos e princípios complicados. Embora isto possa parecer estranho à primeira vista, espero e acredito que o leitor o aprecie.

De modo geral, este livro é fruto de minha "busca pela boa forma", conforme discutido no Capítulo 2. O processo gestáltico de formação de figura e também o funcionamento de um sistema de casal ou de família pode ser apreciado esteticamente, de modo similar a uma pintura ou escultura ou outro trabalho artístico. Existe uma "qualidade própria" a esta arte viva que, quando considerada sob o olhar crítico do terapeuta, proporciona um foco para a estratégia e a intervenção terapêuticas.

O Capítulo 3 traz uma visão geral dos sistemas de casal e de família como fenômenos holísticos. O ponto mais importante indicado é que um sistema é uma unidade em si e é maior do que seus membros individuais. As contribuições da teoria de campo, da psicologia Gestalt e do pensamento sistêmico são exploradas mais profundamente neste capítulo. Abordo também o conceito de fronteira, preparando o contexto para uma explicação mais profunda no Capítulo 7.

O Ciclo Interativo da Experiência desenvolvido por Nevis é uma das lentes fenomenológicas primárias para se olhar o comportamento do sistema. Ele é abordado no Capítulo 4. Também olhamos para o conceito de *awareness* e como ela é interrompida nos sistemas. Além disso, este capítulo delineia o papel do terapeuta como um observador-participante.

A *awareness* e sua relação com mudanças é desenvolvida mais extensamente no Capítulo 5. Examinamos os diversos modelos de *awareness* e sua conexão com energia, ação, contato e resistência. A teoria paradoxal da mudança e o modo como ela é usada para dar suporte "àquilo que é" é descrita, bem como o perigo de interpretar em vez de intervir. O capítulo termina com uma revisão das ações que guiam os terapeutas numa sessão típica com um casal ou uma família.

No Capítulo 6, são examinadas as resistências, tanto como estilos de contato quanto como modulações inconscientes da *awareness*. Discuto diversos tipos de resistências e exemplifico como elas se tornam características habituais de diferentes sistemas de casal e de família.

Fronteiras e seu manejo são o foco primário do Capítulo 7. Mostro como as fronteiras criam significados e como os terapeutas podem aprender a discernir e a dar atenção a elas, influenciá-las e dar-lhes suporte. O capítulo termina com uma discussão das fronteiras dos terapeutas – mais especificamente, da criação e do manejo dessas fronteiras durante os encontros terapêuticos e sua relação com o sistema presente. Esses sete capítulos formam a parte do livro intitulada "Teoria". Embora todos incluam tanto material teórico quanto prático, os demais capítulos têm o objetivo de ser mais orientados para a aplicação e misturam discussão e exemplos de caso com a teoria e a técnica dadas anteriormente. Começo com casais no Capítulo 8 e apresento minuciosamente o "passo-a-passo" do intervir em sistemas de duas pessoas. Utilizo a *awareness* como um ponto focal, mostro como configurar uma situação de terapia, como escolher uma intervenção, como avaliar as competências e fraquezas do sistema, como trabalhar com questões de conteúdo, com polaridades distorcidas, com resistências e a importância da complementaridade e do terreno comum.

Baseando-me nos princípios e práticas do trabalho com casais, passo ao trabalho com famílias no Capítulo 9. A discussão está baseada numa série de suposições básicas e princípios orientadores que guiam as intervenções terapêuticas. Estes incluem a celebração do bom funcionamento, a definição de família, subsistemas familiares e dinâmicas pais-filhos. O capítulo termina com outro estudo de caso. (O material básico nos Capítulos 8 e 9 foi escrito originalmente por Nevis e, depois, elaborado pelo autor.)

Os dois capítulos seguintes – Capítulos 10 e 11 – são dedicados a dois assuntos especiais que, com freqüência, surgem em sistemas de casais e de famílias: mentira e verdade, por um lado, e mágoa e perda, por outro. Essas idéias, do mesmo modo que o restante do livro, foram desenvolvidas por meio de diálogos freqüentes que mantive com Nevis.

No capítulo final, retorno ao conceito da boa forma e à estética da abordagem gestáltica examinando detalhadamente os valores centrais da Gestalt-terapia. Esboço o desenvolvimento dos valores no amadurecimento da Gestalt-terapia, resumo seus valores essenciais e seus princípios orientadores. Dado que valores possibilitam ações escolhidas conscientes, consideramos o "pesar ético" com que precisamos freqüentemente fazer nossas escolhas.

CONCLUSÃO

Este livro vem de muitos anos de trabalho, de muitas noites sentado refletindo sobre os problemas da vida com colegas queridos, e de amizades universitárias construídas sobre respeito e devoção mútuos que contribuíram para uma vida mais rica e melhor. E espero que também vocês sejam enriquecidos por estes esforços. Estou feliz por lhe oferecer este livro – o terapeuta que segue nossos passos, como eu segui os de meus mestres – para ajudá-lo em seu percurso, para tornar mais leve o seu fardo e iluminar o seu caminho.

NOTAS DO CAPÍTULO 1

1. F. S. Perls (1947). *Ego, hunger and agression.* Londres, Allen & Unwin. (*Ego, fome e agressão.* São Paulo, Summus, 2000.)
2. *Idem, ibidem,* p. 107. É interessante que a idéia de um "metabolismo mental" originária de um ensaio escrito por Fritz Perls sobre as resistências orais seja uma expansão da pesquisa de Laura Perls sobre agressão dental. Veja E. M. Stern (1992). "A trialogue between Laura Perls, Richard Kitzler e E. Mark Stern", *in*: E. W. L. Smith (ed.). *Gestalt voices.* Norwood, NJ, Ablex, p. 22.
3. F. S. Perls, R. Hefferline e P. Goodman (1951). *Gestalt therapy: excitement and growth in the human personality.* Nova York, Julian Press. (No Brasil, traduzido sob o título: *Gestalt-terapia.* São Paulo, Summus, 1997.)
4. Enquanto na primeira posição, faço a mim mesmo aquilo que desejo a você; no segundo caso, dou a mim mesmo aquilo que desejo que você me dê (como afagar meu cabelo, segurar minha mão, e assim por diante).
5. J. Kepner (1987). *Body process: A Gestalt approach to working with the body in psychotherapy.* Nova York, Gardener Press. Veja também M. Schiffman (1971). *Gestalt self therapy and further techniques for personal growth.* Berkeley, CA, Wingbow Press.
6. J. Zinker & S. Nevis (1981). *The gestalt theory of couple and family interactions.* Instituto Gestalt de Cleveland, ensaio de trabalho, Cleveland, OH. Veja também o Capítulo 4 deste livro.
7. Comunicação pessoal.
8. Apenas uma nota para lembrá-lo de que esta história foi contada na década de 1960 e que na época não se sabia da utilidade dos betabloqueadores com relação a este fenômeno cardiovascular.
9. J. Zinker & J. Leon (1976). "The gestalt perspective: a marriage enrichment program", *in*: O. Herbert (ed.). *Marriage and family enrichment.* Nashville, TN, Abingdon Press, pp. 144-57. Veja também J. Zinker (1980). *Complementarity and the middle ground: two forces for couples' binding.* Instituto Gestalt de Cleveland, ensaio de trabalho, Cleveland, OH.
10. B. Zeigarnik (1927). "Über das Behalten von erledigten und unerledigten Handlungen (Sobre a persistência das tarefas terminadas e inacabadas).

Psychologische Forschung, 9, 1-85. Veja M. R. Ovsiankina (1976). "The resumption of interrupted activities", *in:* J. Rivera (ed.). *Field theory as human science.* Nova York, Gardner Press. Tanto Zeigarnik quanto Ovsiankina provaram experimentalmente que a persistência da memória para tarefas inacabadas é de duas a três vezes maior do que a memória para tarefas concluídas.

11. C. C. Clements (1992). "Acting out vs. acting through: an interview with Frederick Perls, M. D., Ph. D.", *in:* E. W. L. Smith (ed.). *Gestalt voices* Norwood, NJ, Ablex, pp. 10-7.

12. G. Bateson, J. Jackson e J. Weakland (1968). "Toward a theory of schizophrenia", *in:* D. Jackson (ed.). *Communication, family and marriage.* Palo Alto, CA, Science and Behavior Books.

13. C. B. Broderick & S. Schrader (1991). "The history of professional marriage and family therapy", *in:* A. S. Gurman & D. P. Kniskern (eds.). *Handbook of family therapy.* Vol. 2. Nova York, Brunner/Mazel, p. 26.

14. J. Zinker (1977). *Creative process in Gestalt therapy.* Nova York, Brunner/ Mazel, p. 126. Veja também E. Kepner & L. Brien (1970). "Gestalt therapy and behaviorism phenomenology", *in:* J. Fagan & I. Shepherd (eds.). *Gestalt therapy now.* Nova York, Science and Behavior Books.

15. J. Zinker (1992). "Gestalt therapy is permission to be creative: a sermon in praise of the use of experiment in Gestalt therapy", *in:* E. W. L. Smith (ed.). *Gestalt voices.* Norwood, NJ, Ablex, pp. 51-3.

16. H.A. Guttman (1991). "Systems theory, cybernetics, and epistemology", *in:* A. S. Gurman & D. P. Kniskern (eds.). *Handbook of family therapy.* Vol. 2. NovaYork, Brunner/Mazel, p. 56.

17. Veja o ciclo interativo como é descrito no Capítulo 4 deste livro.

18. Veja V. Satir, J. Stachoviac e H. Taschman (1977). *Helping families to change.* Nova York, Aronson, e V. Satir (1964). *Conjoint family therapy.* Palo Alto, CA, Science and Behavior Books.

19. C. B. Broderick & S. S. Schrader (1991). "The history of professional marriage and family therapy", *in:* A. S. Gurman & D. P. Kniskern (eds.). *Handbook of family therapy.* Vol. 2. Nova York, Brunner/Mazel, p. 29.

20. V. Satir, J. Stachoviac e H. Taschman (1977). *Helping families to change.* Nova York, Aronson.

21. K. Lewin (1951). *Field theory in social science.* NovaYork, Harper-Collins.

22. L. Von Bertalanffy (1950). "The theory of open systems in physics and biology". *Science, 3,* 23-9.

23. Para uma descrição eloqüente do zen, veja E. Herrigel (1971). *Zen in the art of archery.* Nova York, Vintage Books.

24. B. Feder & R. Ronall (1980). *Beyond the hot seat: gestalt approaches to group therapy.* Nova York, Brunner/Mazel. Veja também E. Polster (1969). "Encounter in community", *in*: A. Burton (ed.). *Encounter.* São Francisco, Jossey-Bass.

25. S. Freud (1915). *General introduction to psychoanalysi.* Nova York, Liveright.

26. Para uma discussão aprofundada das noções de responsabilidade, liberdade e criação de si mesmo, veja J. P. Sartre (1956). *Being and nothingness: an essay on phenomenological ontology* (H. E. Barnes, trad.). Nova York, Philosophical Library.

27. G. Wheeler (1991). *Gestalt reconsidered: a new approach to resistance and contact.* Nova York, Gardener Press.

28. L. Selzer (1984). "The role of paradoxical theory of change and technique". *Gestalt Journal, 7*(2), 31-42.

29. A. R. Beisser (1970). "The paradoxical theory of change", *in*: J. Fagan & E. L. Shepherd (eds.). *Gestalt therapy now.* Nova York, HarperCollins. Veja o Capítulo 5 deste livro para uma discussão mais detalhada da teoria paradoxal da mudança.

30. Veja os Capítulos 2 e 5 deste livro para uma maior discussão do que chamo de "estética da boa forma".

31. V. D. Foley (1979). *An introduction to family therapy.* Philadelphia, Grune & Stratton, p. 85.

32. M. Bowen & M. E. Kerr (1988). *Family evaluation and approach based on Bowen theory.* Nova York, Norton.

2   EM BUSCA DA BOA FORMA

Não sei se é arte, mas sei que gosto.

Anônimo

Desde os primeiros dias de minha experiência pessoal com a Gestalt-terapia percebi esta verdade: não importava qual o sintoma que eu apresentasse a meus terapeutas, eu saía do consultório me sentindo "mais amigo" da própria fonte da experiência incômoda e dolorosa que tinha trazido para a terapia. Eu saía da sessão de terapia reconhecendo que minha ansiedade, obsessão ou imagem difícil era um esforço criativo. Com o tempo e com a experiência, aprendi que minha "queixa" não era ruim, mas simplesmente a melhor criação que eu podia evocar no momento para resolver um problema de minha vida; que meus sintomas tinham bondade, validade estética e um significado especial; e que meu "problema" era uma busca de um novo equilíbrio, uma boa forma. Assim, saía da sessão sentindo que meu eu havia sido afirmado como sendo bom.

EM BUSCA DA BOA FORMA

A Gestalt-terapia é um sistema e um método para compreender e possivelmente mudar a nós mesmos como seres criativos. Uma de suas fundadoras, Laura Perls, explicou que "os conceitos básicos da Gestalt-terapia são filosóficos e estéticos em vez de técnicos. A Gestalt-terapia é uma abordagem existencial-fenomenológica e, como tal, é experiencial e experimental. (...) Por que nós chamamos nossa abordagem de Gestalt-terapia? 'Gestalt' é um conceito holístico (*ein Ganzheitsbegriff*). Uma gestalt é uma entidade estruturada que é mais do que ou diferente de suas partes. É a figura em primeiro plano que sobressai de seu fundo, ela 'existe'"[1].

A formação e a destruição de gestalten[2] é um processo estético e não simplesmente utilitário. Isso acontece com o indivíduo e também com sistemas multipessoais. Quando um casal ou uma família são bem-sucedidos na luta com um dilema, a experiência é sentida como inteira, completa, correta, boa e bela. Gestalten completas – experiências totalmente maduras das quais nos tornamos conscientes, experienciamos, assimilamos e finalmente deixamos ir – são graciosas, fluidas, esteticamente agradáveis, e afirmam nosso próprio valor como seres humanos. Elas têm "boa forma". Gestalten incompletas[3], problemas não resolvidos que atormentam repetidamente um casal ou uma família, trazem uma sensação de tristeza, de feiúra e de frustração. São esteticamente desagradáveis.

O conceito da boa forma é baseado no fluxo suave de estruturação e desestruturação de gestalten pelo processo de *awareness*, mobilização de energia, ação, contato na fronteira interpessoal, fechamento (nova aprendizagem) e retraimento (restabelecimento da separação de fronteiras). A partir deste processo organísmico simples estou propondo uma estética da interação humana na situação terapêutica assim como uma boa forma para a intervenção do terapeuta.

A vida é um processo constante de solução de problemas, desde a inspiração de ar que nos sustenta até o lamento pela perda de alguém amado. Enxergar esse processo apenas como um sintoma, uma patologia, ou meramente como uma resposta mecânica é ser reducionista. A Gestalt-terapia visualiza a "patologia" como interrupções no processo natural que levam a esforços repetidos, e muitas vezes corajosos, para resolver o problema. A patologia é conceituada como uma interrupção do processo – um impasse – que, por sua vez, é apenas parcialmente bem-sucedido na solução do problema. Desse modo, todo "sintoma", toda "doença", todo "conflito" é um esforço para tornar a vida mais tolerável, mais possível de ser vivida, embora nós e as pessoas que amamos paguemos um alto preço por essas interrupções patológicas. Quando um casal ou uma família ficam empacados na solução de problemas, repetindo seus fracassos indefinidamente, isto está interrompendo seu ritmo de afastamento e de aproximação. No momento em que olhamos para o casal ou para a família como uma única figura presa numa tentativa unificada de sair de um impasse, temos uma oportunidade para ver aquilo que é bom no comportamento do sistema e para observar sua tentativa de resolver um problema como um organismo total. Quando obtêm sucesso, suas ações são sincronizadas, equilibradas e complementares. Por exemplo, um sistema familiar preso num padrão específico não está em "má forma", mas simplesmente manifestando a melhor forma de que é capaz nesse ponto de seu ciclo de vida; é inútil culpar um ou outro de seus membros. Existe um tipo de beleza quando uma família encontra um bom modo de explorar junto e resolver um dilema sem nomear quem é o doente, a criança-problema, o egoísta ou aquele que "perde a cabeça".

A estética da "boa forma" das relações humanas é muito semelhante à comparação dos méritos de uma pintura em relação a outra; não estamos falando aqui de crítica de estilo, conteúdo e função, mas de uma resposta empática de apreciação àquilo que é. A qualidade de bom que procuramos é um senso de satisfação ao testemunhar uma família passando de:

- Pessimismo para esperança.
- Impotência para competência crescente.
- Confusão e caos para clareza.
- Andar em círculos para desenvolver um senso de direção para o futuro.
- Culpa e projeção mútuas para o assumir de uma experiência e a consideração dos dilemas de cada um.

Embora seja difícil descrever a boa forma, ela pode ser vista e experienciada; tem qualidades e características que podem ser exploradas. Para perceber este ponto de vista estético, você precisa primeiro perceber a interação humana com uma "abertura de ser" para permitir que os aspectos-chave do processo do sistema emerjam em sua *awareness*. Isso significa "estar presente" para o que está acontecendo, de modo similar ao de alguém na platéia, assistindo a um trabalho vivo de arte – teatro, dança, pintura, escultura, execução musical, e assim por diante. Algo pode acontecer, mas se não houver ninguém para testemunhar, isso terá algum significado? Nossa presença e nossas intervenções ajudam a criar a mudança por meio da ampliação da *awareness* e da articulação de significado ao sustentar o contato por intermédio do diálogo e do encontro imediato.

Em segundo lugar, você precisa contextualizar suas intervenções em resposta àquilo que está sendo testemunhado e evocado em você.

Isto é baseado no próprio processo de formação de gestalten no terapeuta, surgindo a partir da "massa aperceptiva" – o campo experiencial de toda sua história de vida.

Olhar de modo estético para algo, na abordagem Gestalt, significa realizar julgamentos sobre a sua forma. Por *forma* estou falando basicamente sobre processo, embora num grau muito menor inclua conteúdo, qualidades, características, quantidades, e assim por diante. Fazer julgamento implica a presença de valores – por exemplo, algo é belo porque é percebido e valorizado como tal. Os valores, por sua vez, implicam algo que é preferível ou mais importante do que uma outra coisa[4].

Como foi dito no capítulo anterior, estou fazendo a afirmação fundamental e óbvia de que todas as psicoterapias, independentemente de sua abordagem filosófica, estão baseadas num conjunto de valores. A definição da boa forma – em termos de comportamento interpessoal humano, de estratégia e intervenção terapêuticas – varia de terapia para terapia. A linguagem usada para definir o que é "saudável" ou "funcional" nos dá pistas daquilo que é valorizado: bom funcionamento, distribuição igualitária de poder, solução eficiente de problemas, autoregulação, auto-realização, maturidade, autovalidação, clima de confiança, fronteiras flexíveis, contato, autenticidade, adaptação, estabilidade, competência, ser ouvido, ganhar poder pessoal, maior conexão, consecução de metas, igualdade, flexibilidade de papéis, intimidade, crescimento nutridor, tolerância aos conflitos, diferenciação, apego e separação, equilíbrio, homeostase, e assim por diante. Cada termo citado implica um valor subjacente que, com a aplicação judiciosa das intervenções, leva a uma aproximação, a um ideal intrapsíquico, interpessoal e sistêmico: o que escolho denominar como "boa forma".

MARCOS ESTÉTICOS

Também reconheço, depois de muitos anos de trabalho na abordagem gestáltica, que os terapeutas, para serem agentes de mudança bemsucedidos, precisam intervir com sua própria "boa forma". Isto é realizado por meio de quatro modalidades investigativas diferentes mas relacionadas: o Ciclo Interativo de Experiência[5], presença pessoal e manejo de fronteiras, apreensão fenomenológica e intuição, e "massa aperceptiva" do terapeuta. Apesar de todas essas modalidades serem discutidas e demonstradas detalhadamente nos capítulos a seguir, eu as apresentarei aqui como parte da visão geral de minha abordagem e para explicar como elas são usadas como passos ao longo de um percurso essencial e integrado em "busca da boa forma".

Ciclo Interativo de Experiência

Olhamos para os problemas dos casais e das famílias a partir de uma perspectiva holística e ecológica, usando o modelo de Ciclo Interativo de Experiência (apresentado detalhadamente no Capítulo 4). Os pontos no ciclo de experiência que escolhemos focalizar dependem de onde estabelecemos os limites para o sistema que estamos examinando. Quando criamos um limite em torno de uma família, podemos estudar como os membros da família se relacionam conosco nessa fronteira, como se relacionam uns com os outros dentro dela, e como nos relacionamos com ela[6].

O foco primário da Gestalt-terapia de casais e de família está nas interações entre o casal e os membros da família. Focamos as habilidades desses sistemas para organizar e completar uma unidade de trabalho dentro de um período de tempo consensual.

Como o Gestalt-terapeuta de casais e de família está interessado nas interações presentes, a questão da causalidade é imaterial. As causas do comportamento disfuncional no presente são as respostas que representaram as melhores soluções possíveis às situações difíceis do passado; portanto, elas foram funcionais naquele momento. Quando tal comportamento se torna habitual e inconsciente, quando é usado em vão para resolver problemas presentes, torna-se disruptivo e não responsivo às necessidades presentes. Ele impede que comportamentos mais novos e mais funcionais sejam aprendidos.

Deste modo, o ciclo de experiência é um modelo teórico usado como um tipo de "molde externo" que superpomos sobre o processo interacional do sistema do casal ou da família. O nascimento de gestalten energizadas que fluem suave e graciosamente da *awareness*, pela mobilização de energia, ação, contato, assimilação e retraimento, é nosso padrão estético para a boa forma e a base para a interação humana saudável e de crescimento. Nossa estética valoriza as interações que emergem espontaneamente, alcançam o contato e resultam na solução satisfatória de uma unidade completa de trabalho (isto é, começo, meio e fim) dentro de um contexto de tempo determinado.

A Gestalt-terapia de casais e de famílias focaliza a ampliação da consciência das pessoas em relação ao que fazem bem, enquanto lhes mostra os modos pelos quais interrompem e bloqueiam seus processos durante o ciclo interativo. Os bloqueios ou interrupções a este movimento rítmico – que chamamos de *resistência*[7] à *awareness* e ao contato – são abordados com respeito e apreciação pela sua natureza paradoxal. Por um lado, resistências são lacunas ou pontos cegos na *awareness*; elas são consideradas conceitualmente como o lado sombrio da boa forma. Entretanto, por outro lado, são manifestações do melhor funcionamento que o sistema pode criar no momento para chegar à resolução de seu problema interativo. Nesse sentido, resistências são tentativas "estáticas" de contato e, por isso, são consideradas saudáveis em princípio, mas, na verdade, não são funcionais em promover movimento dentro do sistema. Trabalhar com as resistências no processo do sistema é um outro modo de ampliar a *awareness*, a escolha de comportamentos e experiencialmente contrastar (por meio dos experimentos) os diversos lados da existência interativa do sistema.

Ao considerar o processo interpessoal do sistema damos atenção à nossa própria experiência interna à medida que vivenciamos nosso próprio ciclo pessoal. Monitoramos tanto o movimento do sistema em seu caminho de *awareness*-contato quanto nossa própria experiência, de nossa posição separada, mas correspondente. A partir dessa base interna de experiência, recebemos pistas fenomenológicas não só a respeito de nossa realidade pessoal interna, mas sobre aquilo que pode estar acontecendo "lá fora". Gestalt-terapeutas de casais e de família focalizam suas respostas interpessoais nos aspectos mutáveis da situação terapêutica. Damos atenção à nossa experiência visceral, motora, metafórica e estética do sistema, e também àquilo que vemos e ouvimos. Examinamos aquilo que é atraente e o que é monótono; aquilo que é rígido e o que é fluente; aquilo que é energético e o que é letárgico.

Por exemplo, se você está observando os membros da família interagindo e a energia deles parece estar subindo enquanto o seu próprio nível de energia ainda está se aquecendo, isto pode indicar que a família, como um sistema, está se movendo rapidamente em seu ciclo; isto pode indicar uma incapacidade para tolerar o crescendo lento e consciente da energia; um esforço para "apressar" o contato; apenas uma impaciência ou frustração no processo dos indivíduos para se relacionarem uns com os outros. Deste modo, o ciclo de experiência do próprio terapeuta se torna um instrumento para desenvolver intervenções potenciais. O conceito de *presença* está relacionado a esta noção de estar consciente das próprias sensações e ao uso de "si mesmo-como-um-instrumento".

Administração Pessoal e de Limites

A liberdade de sentar-se com um casal ou com uma família enquanto se está fora de suas fronteiras nos dá oportunidades criativas para entender o que está acontecendo, reconhecer e nomear os temas principais e inventar experimentos que enriqueçam a *awareness* que o sistema tem de si mesmo[8]. Como resultado, a nova curiosidade do sistema sobre si mesmo, junto com a nova *awareness* de seu processo, contribuem para a mudança, ao permitir que os membros se movam com o que estiver à mão sem sofrer interrupções importantes. Os fenômenos presentes, experienciados contra o fundo do ciclo interativo, evocam um fluxo de material figural para os terapeutas. Nós nos transformamos em "eus-como-espelho" para devolver ao sistema aquilo que é evocado em nós mesmos e, como um espelho, quando é virado numa direção diferente, a imagem muda – ela não "permanece".

Alcançar esta presença que espelha significa ter uma fronteira claramente definida em relação ao sistema presente; caso contrário, os terapeutas são meramente espectadores que fazem comentários. Mas a presença real, *verdadeira*, significa mais do que uma fronteira fortemente diferenciada. Presença significa "estar presente" como si mesmo, sem acrescentar ou deixar nada de lado. A presença autêntica não deve ser confundida com carisma, estilo ou força. Estar presente significa estar totalmente centrado para permitir que o sistema-cliente emerja, brilhe, se envolva, e seja assimilado. Embora seja fácil apontar a presença no momento em que acontece, é difícil descrevê-la em palavras; ela é ao mesmo tempo um estado psicológico e uma abertura espiritual; é a abertura dos olhos e ouvidos, mas também uma abertura do coração. Nós nos transformamos em "eu-como-testemunha".

Apreensão Fenomenológica e Intuição

Ex-sist vem do latim e significa *ressaltar*. Ao olhar para um sistema de casal ou de família olhamos para aquilo que se salienta para nós em nossa própria percepção de seu processo imediato. Sempre que possível, evitando o conteúdo, buscamos a apreensão perceptual direta "daquilo que é". À medida que os diversos aspectos comportamentais do sistema se tornam evidentes para nós, fazemos intervenções-observações baseadas apenas nesses dados fenomenológicos. Embora não seja uma "redução fenomenológica" pura no sentido husserliano do termo, ela é uma metodologia de intervenção baseada na análise descritiva dos fenômenos holísticos.

Em seu *estágio pré-filosófico* esta "redução fenomenológica" é uma *análise descritiva* dos fenômenos sob consideração. Contudo, esta análise descritiva deveria ser agudamente contrastada com a análise redutiva das ciências naturais que tentam dissecar seus dados em partes elementares e reduzir essas partes a seus aspectos meramente quantitativos. A análise descritiva da redução fenomenológica, por outro lado, é realizada precisamente *dentro* do ato de intuir o todo do fenômeno e seus múltiplos relacionamentos. Esta análise descritiva tem o objetivo de revelar o fenômeno em sua "auto-apresentação" original ou na unicidade irredutível da totalidade de suas características estruturais. Embora a princípio isto possa soar surpreendentemente simples, a verdade é que isto é surpreendentemente difícil[9].

A apreensão fenomenológica está baseada na percepção, especificamente sobre a visão humana. A visão é um componente central da estética (*estética* vem da palavra grega *aisthanesthai, perceber*). De fato, ver – literal ou figurativamente – tem sido considerado a medida final de qualquer teoria de conhecimento.

Para Husserl, a "medida final" de toda teoria é aquilo que é "originalmente" dado pela simples visão. O termo "original" aplica-se àquilo que pode ser experienciado pela observação direta; o "originalmente dado" é algo "ingenuamente" pretendido e dado como existente. Aquilo que pode ser "percebido" simplesmente olhando é anterior a toda teoria, inclusive a "teoria do conhecimento". O fenomenólogo não é perturbado por dúvidas quanto à realidade dos objetos da experiência ou por teorias epistemológicas que tentam provar que estamos restritos aos conteúdos imanentes da consciência. O fenomenólogo está interessado *naquilo que tem significado em si*, e que pode ser "percebido de modo absoluto". Aquilo que é visto não pode ser explicado, e este é o padrão final de todo pensamento verdadeiramente filosófico[10].

A abordagem fenomenológica está baseada na "síntese" e não na análise. Usamos os dados fenomenológicos para apreender o comportamento do sistema como um todo e, no processo, por intermédio de nossa presença, permitimos que esta experiência do sistema evoque figuras, imagens e metáforas em nós mesmos. É isto que significa intuir o sistema como um todo e, certamente, uma criação do "lado direito do cérebro" baseada na coleta de dados do "lado esquerdo do cérebro". Mas de onde vêm essas metáforas ou imagens? Elas emergem daquilo que chamamos de nossa *massa aperceptiva*.

Massa aperceptiva

A massa aperceptiva é a base pessoal da história de vida de cada um – a totalidade de experiências que nos tornaram quem somos. É nossa essência, nossa facticidade[11] e nossa base pessoal estruturada. A massa aperceptiva, como base, consiste de memórias, imaginação, sonhos, inspiração inconsciente, sensações corporais espontâneas, e assim por diante. Os *insights* espontâneos, imagens, sentimentos e metáforas que o terapeuta pode desenvolver em intervenções para ampliar a *awareness* surgem a partir desta base, em resposta ao que é evocado ao estar presente com o sistema-cliente. Esse material proveniente da massa aperceptiva emerge como uma criação imediata e, ao ser desenvolvido pelo terapeuta, em metáforas que trazem significados transcendentes ou em experimentos criativos que ampliam a *awareness* e o contato, se constitui na arte da abordagem Gestalt. Todos estes conceitos que foram apresentados – o ciclo de experiência, a presença, a observação fenomenológica e a intuição aperceptiva – ajudam a criar a própria boa forma dos terapeutas em sua busca pela boa forma do sistema-cliente.

A idéia de boa forma será demonstrada de forma implícita nos capítulos que se seguem, embora só volte a ser discutida diretamente no último capítulo. Faço isto com a intenção de permitir que o leitor se absorva nos princípios, técnicas e exemplos de caso. Então, na conclusão, retorno ao conceito da boa forma e o exploro detalhadamente. Enquanto isso, para orientar o leitor e ilustrar aquilo que quero dizer com busca da boa forma, apresentarei uma sessão com a "família Houghton".

A FAMÍLIA HOUGHTON: A BUSCA DA BOA FORMA

Nadine e Jerry Houghton têm cerca de 40 anos de idade. O rosto de Nadine parece contraído e tenso, e seus olhos estão sempre piscando. Jerry parece desconfortável, senta-se separado de sua esposa e de seu filho Reggie. Reggie é um garoto magro de 14 anos. Ele segura uma bola de futebol nova e, de vez em quando, joga-a e pega-a. Ele está tamborilando os dedos e olha para fora da janela de modo absorto.

Nas sessões anteriores, os Houghton apresentaram os seguintes problemas como suas razões para buscar terapia: o ciúme de Jerry pelo "excesso de atenção" que Nadine dá a Reggie. A ausência de sentimentos de Nadine por seu marido e a distância cada vez maior do casal, a preocupação de Nadine e Jerry, abalados com seu casamento, e o amor que Reggie tem pelos esportes e que o faz negligenciar os estudos. Nesta sessão, Nadine e Jerry estão falando e, sem causa visível, ela se volta para seu filho. Jerry responde acusando Nadine de "egoísta". Em resposta a isto, Nadine acusa seu marido de "perder a cabeça". Em vez de focalizar a dinâmica subjacente, o terapeuta presta atenção aos dados visíveis, aos fenômenos que se desenvolvem no momento da sessão. O objetivo é dar suporte às três pessoas com compaixão por seu impasse repetitivo e pelo comportamento estereotipado de atribuição de culpa que agora está sendo atuado na sua frente.

TERAPEUTA: *Estou curioso: vocês parecem conhecer-se tão facilmente – tanto em "ser egoísta" quanto "perder a cabeça". Mas suspeito que, no calor do momento, sua curiosidade e senso de indagação falhem. Vocês simplesmente dizem o que pensam e terminam sentindo-se mal um em relação ao outro. E você, Reggie, provavelmente também não está curioso.*

Aqui o terapeuta diagnostica como a interação da família é um fracasso estético, ao relatar algumas questões de curiosidade juntamente com as impressões fenomenológicas "daquilo que é".

JERRY: *Sim, mas ela sempre se volta para Reggie. Ela sempre é egoísta dando mais atenção a ele do que a mim.*
NADINE: *Ele sempre perde a cabeça e não se importa com o que realmente sinto... e não pergunta.*
REGGIE: *Às vezes eu preferiria que vocês me deixassem fora disso.*

Você notará que eles estão tentando sair do impasse falando uns com os outros sobre suas frustrações. Eles supõem que o comportamento do outro irá mudar quando nomeiam este comportamento – isto é, supõem que o outro irá, milagrosamente, deixar de ser "egoísta" ou manterá a "cabeça fria". Mas no geral esta é uma forma pobre, pois pede que duas ou três pessoas aceitem caracterizações autodepreciativas de si mesmas. Isso mobiliza a *resistência* para afastar a caracterização em vez de incentivar um interesse pelo que está acontecendo com os outros. O terapeuta procura um caminho que alivie a pressão, evite a culpa e proporcione um modo simples de ser criativo.

TERAPEUTA: *Você realmente não sabe o que se passa na mente da outra pessoa. Vocês estariam dispostos a perguntar uns aos outros sobre o que aconteceu naquele momento em que tudo ficou mal? Jerry, você gostaria de começar?*
JERRY: *Tudo bem. Nadine, o que você estava pensando quando se voltou para o Reggie? Por que você se afastou de mim?*
NADINE: *Ele estava tamborilando os dedos e eu simplesmente me distraí! Fiquei imaginando se ele realmente queria estar aqui.*
JERRY: *É mesmo?*
NADINE: *Sim, é mesmo. Pensei: "Não sei por que arrastamos o Reggie para cá". Se você e eu estivéssemos bem juntos ele não estaria tendo problemas na escola...*
JERRY: *Sinto muito. Talvez eu realmente tenha sido impulsivo quando lhe disse que você é egoísta...*
REGGIE: *Eu não estava fazendo nada!*
TERAPEUTA: *Você estava bem, Reggie. Agora, Nadine, você perguntaria a Jerry o que ele estava sentindo no momento em que você se voltou para o Reggie?*

O terapeuta busca a boa forma ao pedir a *todos* que sejam curiosos, que abram o campo, que busquem o equilíbrio, procurando dados factuais do acontecimento. Perguntar a Nadine – e depois a Jerry – ensina que querer saber e questionar valem a pena e legitimizam a experiência de todos os membros da família sem ficarem fixados em denominações e em interpretações.

NADINE: (seu rosto se suaviza pela primeira vez, especialmente em volta dos olhos) *Jerry, o que aconteceu com você quando me virei para o Reggie? Como você se sentiu por dentro?*
JERRY: *Eu pensei: "Olha ela de novo, esperando algo dele e não de mim – como minha mãe fazia com meu irmão". Meu pai sentava-se em sua cadeira de balanço lendo o jornal e ela ia atrás de Jack por alguma coisa.*
NADINE: *Eu não tive intenção de desencadear isto. É muito importante para mim que você venha aqui. É sobre o nosso casamento que precisamos trabalhar. Amo você, Jerry.*
REGGIE: *Estou agitado porque tenho treino de futebol daqui a meia*

hora, e gostaria que vocês me deixassem fora disto. (Ele fica silencioso por um momento e depois diz tranqüilamente): *Eu não queria distrair você, mamãe.*

TERAPEUTA: *Ao ficarem curiosos uns em relação aos outros, vocês conseguiram descobrir algo novo – e expressaram sentimentos que são importantes para cada um. Continuem.*

NADINE: *Jerry, como você se sentiria se pedíssemos a Reggie para não vir da próxima vez?*

JERRY: *Acho que seria uma boa idéia se você e eu tivéssemos algumas sessões para trabalhar alguns dos nossos assuntos particulares. Depois eu gostaria que Reggie voltasse para falar sobre o relacionamento dele* (virando-se para Reggie) *– seu relacionamento comigo e seus problemas na escola.*

REGGIE: *Por mim tudo bem, papai.*

JERRY: *Está bem para o senhor, doutor?*

TERAPEUTA: *Sim, está. Nossa! Vocês estão ficando curiosos a respeito de tudo! Fico muito contente. E esses últimos comentários mostram, de certa forma, determinação e direção. Vocês estão tendo mais clareza a respeito do que precisa acontecer.*

NADINE: *Sim. Quando captamos a idéia correta, a levamos em frente!*

JERRY: *Com um pouco de ajuda a gente se sai bem.*

TERAPEUTA: *Sinto que vocês têm uma opção nova em vez de adivinhar o que se passa na cabeça do outro. Quais são suas opções?*

REGGIE: (virando-se para Jerry) *Continuar descobrindo o que está acontecendo, certo?*

JERRY: *Certo, filho.*

A sessão termina com uma resolução clara de como os Houghton podem passar de padrões de interação habituais e insatisfatórios para um senso de "boa forma" e equilíbrio. Todos participam, ninguém foi o bode expiatório, o herói ou o "paciente identificado". Como resultado, todos receberam o que queriam – o contato e o fechamento satisfatórios – que é aquilo que buscamos como terapeutas.

CONCLUSÃO

A boa forma, tanto nas intervenções do terapeuta quanto na interação da família, pode ser visualizada como uma nova forma na "escultura viva" do processo do casal ou da família. No caso da família Houghton, vemos uma mulher movendo-se de seu filho em direção a seu marido sem ferir o filho. Vemos um pai movendo-se de um contato potencialmente abusivo com seu filho para uma proximidade paternal, preocupada com ele. Vemos um pai que é capaz de manter seu senso de si mesmo como marido e pai para seu filho. E vemos uma diminuição geral da ansiedade no sistema como um todo. O pequeno experimento mostrou aos Houghton que eles não se conheciam tão bem quanto pensavam, e que iniciar a aventura do questionamento pôde aproximá-los.

Os modelos para as interações de casal e de família são aprendidos no início da vida e geralmente são reproduzidos, na verdade muitas vezes são atuados, sem *awareness*. Portanto, focalizamos no vivenciar desses padrões disruptivos no presente sem, no entanto, negar um interesse pelo passado. Todas as pessoas pensantes desejam examinar suas vidas, rever e conhecer seu passado, falar com os outros sobre ele, contar suas histórias e conhecer seu lugar na família e na árvore familiar. As famílias anseiam por saber sobre sua história, seus ancestrais, suas raízes.

Experienciar a si mesmo com passado e futuro é sinal de boa saúde psicológica. O passado e o futuro são melhor explorados na fase de resolução e fechamento de uma experiência presente. Refletir sobre aquilo que foi aprendido ou vivenciado no presente pode muitas vezes trazer *insights* quanto aos possíveis "por quês" do passado. A exploração linear de causa e efeito continua a nos fascinar e, algumas vezes, até a nos assombrar, embora existam miríades de "por quês"; todo comportamento tem causas múltiplas. Apesar de nossa tendência de nos agarrarmos à idéia da causalidade linear, o mundo tem sido fundamentalmente transformado pelo impacto da relatividade, do holismo e do pensamento de sistemas em psicoterapia. O próximo capítulo abordará o modo como nós e nosso mundo têm mudado.

Notas do Capítulo 2

1. L. Perls (1992). "Concepts and misconceptions of gestalt therapy", *in*: E. W. L. Smith (ed.). *Gestalt voices*. Norwood, NJ, Ablex, p. 5, ênfase original.
2. Uma Gestalt ou imagem é formada para acomodar determinada situação. Pode ser um conceito que a define e lhe dá significado. Quando a situação muda, a adaptação criativa exige a "destruição" da Gestalt antiga e a redefinição daquilo que está sendo criado, com o surgimento de uma nova Gestalt, que reorganiza a antiga.

3. O sistema de valores subjacente à Gestalt-terapia será discutido mais extensamente no Capítulo 12.
4. B. Zeigarnik (1927). "Über das Behalten von erledigten und unerledigten Handlungen. (On the persistence of finished and unfinished tasks.) *Psychologische Forschung*, 9, 1-85.
5. Veja o Capítulo 4.
6. Veja o Capítulo 7.
7. Veja o Capítulo 6.
8. Veja, no Capítulo 7, a seção intitulada "Limites dos terapeutas: criando uma presença e administrando os limites" e, no Capítulo 11, a seção sobre "Testemunhar".
9. B. J. Boelen (1971). *Existential thinking: a philosophical orientation.* Nova York, Herder e Herder, pp. 112-13, ênfase original.
10. M. Farber (1943). *The foundation of phenomenology: Edmund Husserl and the quest for a rigorous science of philosophy.* Albany, State University of New York Press, p. 203, ênfase original. O próprio Perls teria discordado, porque como ele dizia freqüentemente, se tivesse de escolher entre seus olhos e seus ouvidos enquanto fazia terapia, ele preferiria desistir de seus olhos – para ele ouvir era indispensável. Experimento a apreensão fenomenológica com todos os meus sentidos. Mas sinto que o treinamento na visão fenomenológica é essencial para o treinamento em psicoterapia. Existe um programa de treinamento simples nesse sentido em R. L. Harman (1990). *Gestalt therapy: discussions with the masters.* Springfield, IL, Thomas. Eis um trecho:

[Joseph]: *Bem, eu estava pensando que dividiria um grupo de pessoas em trios; você sabe como fazemos isso. Eu focaria no observador, não no terapeuta. Consideraria a observação como sendo a habilidade mais importante. Eu elogiaria o observador. Avaliaria a observação e a habilidade básica de prestar atenção aos dados fenomenológicos. E só então, depois que os terapeutas tivessem aprendido como observar bem, ensinaria a respeito da intervenção além da intervenção de ver "o que é". Eu elevaria "o que é" à posição mais elevada, ao nível mais elevado de competência no treinamento de psicoterapeutas. Levaria as pessoas a fazerem isso durante semanas, apenas para que me dissessem o que é, o que vêem, o que eles ouvem e como me experimentam, e nenhuma palavra sobre tentar algo ou realizar um experimento. Assim, acho que fechamos o círculo. Há dez anos, eu adorava o experimento e enfatizava-o. Agora estou enfatizando a fenomenologia da* awareness. *Acho que eu simplesmente supunha que todos tivessem o meu tipo de agudeza fenomenológica e eu podia realizar o experimento. É claro que devia haver alguma base e as pessoas realmente não a enxergavam nem a ouviam. Essa é uma das coisas que tenho pensado sobre treinamento. Basicamente, a pessoa em treinamento responderia com uma afirmação sobre "o que é": "Você está franzindo a testa, sua boca parece relaxada, seus olhos estão sobre mim, e assim por diante". Acho que é por isso que Fritz diz que a Gestalt-terapia é uma percepção do aqui-e-agora. Você pode ver como ele pensava deste modo.*

H[arman]: O que mais você teria no programa de treinamento de Joseph?

J[oseph]: Eu teria passeios de campo. Durante o primeiro segmento do Intensivo... eu teria passeios de campo ao Museu de História Natural, ao Museu de Arte de Cleveland, ao Instituto de Arte de Cleveland, à Orquestra de Cleveland, com tarefas temáticas específicas. Eu sentaria dois alunos diante de uma pintura e diria: "Escrevam cinco ou seis páginas a respeito daquilo que vocês vêem nessa pintura". Eu me obriguei a fazer isso. Fiz isso há seis meses, e... eu não conseguia parar de escrever. Era um quadro do século XVII com uma mãe, um pai, e um filho com um cachorro. Foi incrível o que eu me fiz ver. Assim, uma parte do processo era simplesmente ver; a outra, era encontrar uma linguagem para isso [pp. 52-53].

11. *Facticidade*, conforme usado neste livro, é similar mas não idêntica ao verdadeiro termo existencial. Uma definição excelente é dada em J. Macquarrie (1972). *Existencialism*. Harmondsworth, Inglaterra, Penguin Books, p. 190, ênfase original:

Os existencialistas usam a palavra *facticidade* para designar o fator limitador na existência. *Facticidade* (foi criada para traduzir o termo alemão *Faktizität* e o francês *facticité*) não significa o mesmo que *factualidade*. Quando dizemos que algo é factual estamos indicando um estado de coisas objetivo, observável no mundo. Por outro lado, facticidade poderia ser considerado o lado interior desta factualidade. Não é um estado de coisas observado, mas a percepção interior, existencial do próprio ser como um fato a ser aceito. Ninguém escolheu ser. Ele simplesmente se descobre existindo... O factível é um dado e, acima de tudo, a apresentação de nossa existência. O fato de *estarmos aqui*, se você quiser, é um fato bruto inexplicável... Entretanto, não é apenas a existência humana, em geral, que é um dado factível. Minha existência, a sua existência, a dele, a dela são em cada caso caracterizadas pela facticidade. Podemos retomar a discussão introdutória do conceito de existência e lembrar que uma característica básica é assumir o que é seu "mineness"... Descubro não só que existo, mas que existo como este "eu" específico. Não posso trocar minha existência pela existência de outra pessoa. Eu sou eu. Esta frase é sem dúvida uma tautologia, entretanto ela expressa um mistério – o fato inexplicável de que sou esta pessoa específica e não uma outra. Tenho este corpo específico; eu sou desta raça e cor específicas; tenho esta hereditariedade específica, este quociente de inteligência específico; estas características emocionais específicas, e assim por diante. Além disso, nasci nesta situação histórica, nesta sociedade específica, e todos os tipos de forças estão operando na situação e na sociedade para dar forma à minha vida e limitar aquilo que posso me tornar.

Heidegger usa *throwness (Geworfenheit)* como termo equivalente. Eu uso *facticidade* como sinônimo descritivo para massa aperceptiva, por causa de sua ênfase nas características essenciais, estruturas de vida e experiências que uma pessoa se descobre tendo sem ter escolha.

3 SISTEMAS: CASAIS E FAMÍLIAS COMO FENÔMENOS HOLÍSTICOS

O poder desencadeante do átomo mudou tudo menos nossos modos de pensar, e assim nós nos dirigimos para catástrofes sem paralelo.

ALBERT EINSTEIN

O mundo era ordenado antes dos dias de Einstein. As coisas eram simples. Depois de Einstein descobrimos desvios no espaço, buracos negros, velocidades que fazem com que o tempo pare, uma nova geometria para calcular cristais organizados e a estrutura das nuvens. O mundo linear está se desfazendo; a linha reta está se tornando indeterminada. Os números não implicam necessariamente espaços iguais entre si. O espaço entre dois e três pode ser diferente daquele entre 22 e 23. Existem livros sobre o Zen na matemática e o Zen na física nuclear; títulos como *Zen e a arte de manutenção de motocicletas*[1] se tornaram lugar-comum. Deus não está mais lá em cima, nas nuvens (se é que algum dia esteve); Freud pôde justapor idéias aparentemente diferentes num livro como *Moisés e o monoteísmo*[2], e a Terra não é o centro de nada.

Vejamos, por exemplo, o problema dos relacionamentos. Se Mary é uma e Paul é um, temos duas pessoas. Se Mary pensa apenas em si mesma (um) e Paul pensa apenas em si mesmo (um), e não existe uma "força magnética entre eles, sem dúvida eles são dois – uma simples adição (Figura 3.1). Mas num relacionamento, segundo a teoria dos sistemas, existe a entidade de Mary e a de Paul, e existe uma terceira entidade, do relacionamento. No momento em que olhamos para um relacionamento num nível mais complexo, dizemos coisas como "o todo é maior que a soma das partes".

FIGURA 3.1. RELACIONAMENTOS "SEM SIGNIFICADO"

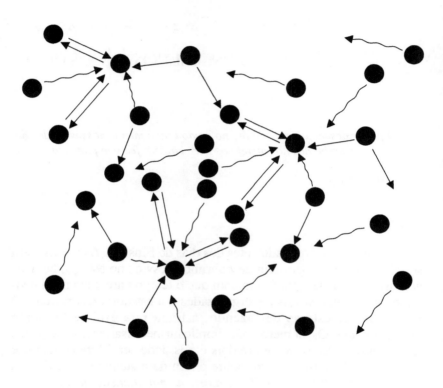

Assim, para que tudo isto? Os relacionamentos não são arbitrários. Para perceber o sentido dos relacionamentos complexos, temos de designar limites ao redor das coisas, dos fenômenos ou dos eventos. Quando olhamos para o céu escuro numa noite clara, ele está cheio de estrelas. É um panorama ilimitado. Mas ele não permanece ilimitado porque logo você organiza sua visão, seu assombro, com conceitos (Figura 3.2). Você diz: "Lá está a Estrela do Norte" ou "Lá está a Ursa Maior". Esse processo de organizar o céu envolve o desenho de contornos imaginários para extrair sentido da experiência. Desenhamos uma linha em volta de um certo padrão denso e brilhante de estrelas e o chamamos de Via Láctea. Esse contorno, juntamente com seu conteúdo interior, é um sistema. O limite* do sistema denota seu relacionamento com o que o rodeia. Obtemos um limite ao nomearmos alguma coisa: Ursa Maior, célula ou família. Atribuir significado a algo é dar-lhe um limite (ou talvez um conjunto de limites) para diferenciá-lo de outras coisas ou de outros fenômenos. A teoria de sistemas não nos permite mais pensar que o alcoólico A ou o esquizofrênico Z vieram dos pais Z e R ou de uma substância chamada vodca. O alcoólico A é o produto de muitos fatores inter-relacionados:

FIGURA 3.2. UM LIMITE DÁ SIGNIFICADO

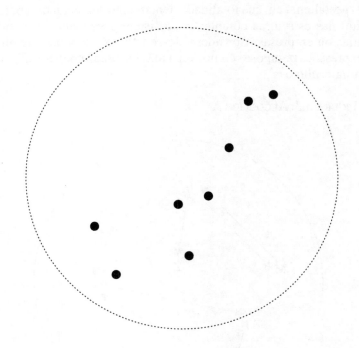

---

* Em inglês, *boundary*. Apesar de que, para a teoria de sistemas, usa-se a palavra "limite" em português. Em Gestalt-terapia usa-se o termo "fronteira", com a conotação de diferencial, mas também a de possibilidade de trocar, de intercâmbio. (N. R. T.)

1. Predisposição genética — L
2. Circunstâncias de vida — M, J, B
3. *Zeitgeist* — B
4. Alcoolismo dos pais — K
5. Outros fatores — Y
6. Adictos — Z

Esses relacionamentos não são necessariamente ordinais, de valor igual, seqüenciais ou mesmo aditivos. A Figura 3.3 mostra como sua interação dinâmica pode ser frouxamente arranjada. As circunstâncias da vida humana e o desenvolvimento dos eventos não se alinham como números, figuras ou linhas retas indo da origem A para o destino B. Agora reconhecemos padrões de eventos e, ao estudar os padrões gerais – gestalten – em sua totalidade, lentamente começamos a perceber sentido nas estruturas complexas de sistemas pequenos e grandes – famílias ou empresas. Considerando-se isto, existe pouco significado em expressões pomposas como "uma mãe esquizofrenogênica" ou uma "família criminosa".

FIGURA 3.3. ALCOÓLICO A

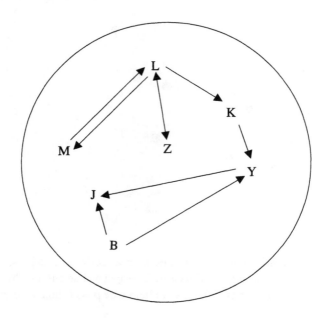

Nos casamentos disfuncionais, é ingênuo concluir que um dos parceiros é o culpado, o causador de problemas (embora possamos precisar rotular e proibir um comportamento específico como abusivo e inaceitável). Ver apenas este parceiro não ajuda o terapeuta a entender a disfunção, porque a outra parte do relacionamento problemático está sentada em casa ou no trabalho sem ser vista. Assim, estudamos um parceiro, depois o outro, e depois o "espaço relacional" entre eles. Então, descobrimos a influência dos respectivos pais, tios, tias e filhos. Para investigar clinicamente o sistema, *definimos a família em termos de pelo menos duas gerações*, mas para administrá-la em nosso consultório dizemos a nós mesmos: "Neste momento irei traçar um limite para esta situação ao redor dos pais e de seus filhos; este será o *sistema* que irei estudar e tentar influenciar hoje".

TEORIA DE SISTEMAS, TEORIA DE CAMPO E PSICOLOGIA GESTALT

Antes de prosseguir, o leitor deve estar consciente da interconexão entre a teoria de sistemas, a teoria de campo e a psicologia Gestalt. As noções de sistemas e de campos vêm das ciências físicas. O conceito de campo na física foi iniciado pelos trabalhos de Faraday, Maxwell e Hertz. Em suas teorias descreviam campos eletromagnéticos no século XIX, e foram seguidas pela revolucionária teoria da relatividade de Einstein, no século XX. Mas a teoria de campo finalmente saiu do reino das ciências físicas e foi adaptada pelos cientistas sociais, especificamente pelos psicólogos da Gestalt. Três psicólogos alemães iniciaram o movimento da Gestalt[3]. São eles: Kurt Koffka[4], Max Wertheimer[5] e Wolfgang Köhler[6]. Eles começaram seu trabalho logo após a Primeira Guerra Mundial, que foi publicado em inglês em 1930 e 1940. Demonstraram que o modo como um objeto é percebido *está relacionado à configuração total na qual se insere*. A percepção não é determinada por características fixas dos componentes individuais, mas sim pelas relações entre esses componentes.

Kurt Lewin trabalhou com Wertheimer e Köhler na Universidade de Berlim depois da Primeira Guerra Mundial. Lewin, que tinha criado uma teoria psicológica baseada nos conceitos de campo, é considerado por muitos como uma das figuras mais inovadoras e originais da psicologia contemporânea[7]. Lewin foi quem aplicou pela primeira vez a noção de fronteiras psicológicas aos processos intrapsíquicos, ao relacionamento entre as pessoas, a seus ambientes psicológicos e físicos, e também aos relacionamentos entre diversas pessoas. Na verdade, seu primeiro ensaio importante foi sobre o modo como ele, enquanto era soldado, tinha organizado suas percepções do campo de batalha[8]. E foi Lewin quem descreveu as diversas características das fronteiras, inclusive firmeza/maciez e fluidez/rigidez.

No período intelectualmente fértil entre as guerras mundiais, o biólogo alemão Ludwig Von Bertalanffy também produziu seu trabalho. Entre 1929 e 1941, ele escreveu diversos ensaios relativos à teoria de sistemas na física e na biologia. Em seu ensaio mais importante (para nossos propósitos), ele afirma que "um sistema é fechado se nenhum material entrar ou sair dele; é aberto se houver entrada e saída e, portanto, mudança dos componentes"[9]. As idéias de Von Bertalanffy sobre sistemas são congruentes com os conceitos de Lewin sobre campos psicológicos. Aqui, também, encontramos a idéia de fronteira e seu papel de diferenciar o organismo de seu ambiente. A natureza da fronteira determina, por exemplo, a diferença entre sistemas abertos e fechados. Na linguagem de Lewin, sistemas fechados têm fronteiras rígidas e firmes, enquanto os sistemas abertos têm fronteiras mais fluidas e mais fracas. Von Bertalanffy disse que "os sistemas vivos são sistemas abertos, que mantêm uma troca de materiais com o ambiente, e que continuamente constroem e destroem seus componentes"[10]. Os cientistas sociais e os psicoterapeutas ampliaram a noção de sistemas abertos e fechados para as situações sociais, inclusive para a família. Von Bertalanffy talvez argumentasse que todos os sistemas sociais são essencialmente abertos, pois precisam interagir com o ambiente para sobreviver. Entretanto, os terapeutas têm usado de forma livre a noção de sistemas fechados para conotar a impermeabilidade relativa das fronteiras que contêm alguns grupos e processos sociais.

Voltando novamente aos psicólogos da Gestalt, Koffka e Köhler determinaram alguns princípios de percepção. Eles descobriram que quando olhamos para determinados padrões de pontos, nós os completamos. Enquanto olhamos para ∴ não dizemos que estamos vendo três pontos. O que provavelmente vemos é uma Gestalt completa – uma figura fechada que chamamos de triângulo. Os seres humanos criam padrões em suas mentes; nós tendemos a procurar a completude perceptual. De fato, esta pode ser uma das características primárias que dão forma ao *homo sapiens*, tão importante quanto um córtex maior, polegares em oposição, motilidade bípede, linguagem e uma gestação de quase um ano.

O campo da física transformou-se num campo de experiência humana. Organizamos o mundo dentro de nós e tendemos a sintetizar a experiência em termos de totalidades. Quando conseguimos fazer isto, experienciamos uma sensação de fechamento, satisfação, completude ou *insight*. Sentimos desconforto ou mal-estar quando é difícil organizar e completar uma experiência. Laura e Fritz Perls conheceram-se na Universidade de Berlim, onde foram influenciados por Lewin, Koffka e Köhler. Os Perls fizeram a ponte entre a psicologia da Gestalt e a Gestalt-terapia[11]. Do mesmo modo que Wertheimer, Lewin e Goldstein, antes deles, os Perls estavam interessados em estender os princípios da percepção à saúde psicológica e a seus distúrbios. Eles teorizaram que a saúde é representada por experiências repetidas de completude, enquanto a "doença" é um estado de falta crônica de completude. Adaptaram a noção de gestalten de padrões perceptuais e todos organizados para gestalten como experiências psicológicas-emocionais-cognitivas dentro de um modelo oral digestivo. Se as pessoas não conseguem organizar plenamente uma experiência da infância em suas vidas – mastigá-la e assimilá-la – elas serão eternamente perturbadas por esta experiência. Ela será uma "perturbação" em seu campo – as chamadas "situações inacabadas" do efeito *Zeigarnik*[12]. De modo mais simples, podemos dizer que os Perls criaram uma terapia para completar as experiências inacabadas – torná-las inteiras dentro de nós – de modo a podermos seguir com a vida.

No plano individual, isso significa ser capaz de trazer para o presente o acontecimento inacabado ou confuso, com nossos sentidos, *awareness*, energia e expressividade. O senso de completude é coroado com o contato pleno com aquilo que importa; e o contato nos permite celebrar a totalidade, nos soltar e passar para o próximo contato vivo. Segundo Perls, Hefferline e Goodman:

> Contato é a *awareness* do campo ou a resposta motora no campo. É por isso que o contatar, o funcionamento da mera fronteira do organismo pode, não obstante, aspirar, conhecer a realidade, algo mais do que o impulso ou a passividade do organismo. Entendamos contatar, *awareness* e resposta motora em um sentido mais amplo, que inclua apetite e rejeição, aproximação e afastamento, perceber, sentir, manipular, avaliar, comunicar, lutar etc. – todo tipo de relação viva que ocorre na fronteira da interação entre o organismo e o ambiente. Todos esses processos de contato constituem o tema da psicologia[13].

Perls falou sobre tudo que envolvia o processo de nosso desenvolvimento e sua interrupção. Ele estava fascinado com aquilo que acontece na fronteira entre as pessoas: o contato acontece na fronteira; o crescimento se dá na fronteira; a formação e a destruição de figura ocorrem na fronteira; a saúde está na cor, no brilho, no dinamismo e na graça da interação – o grau de resposta espontânea – na fronteira. Para Perls, os relacionamentos na fronteira incluem contato, organismo/meio, novidade, excitação, *self*, *awareness*, situações de emergência, possibilidades neuróticas, resistência e "natureza humana".

O estado natural do organismo normal é passar de modo fluido de um estado de surgimento da necessidade para um estado de satisfação da necessidade; da tensão para o relaxamento, da atenção para figura, para o desinteresse homogeneizado. As pessoas que funcionam bem estão num processo contínuo e não vivenciam a si mesmas como objetos estáticos. Sob circunstâncias perturbadoras, de inibição condicionada, de patologia, elas interrompem seu fluxo, fragmentam seu comportamento, congelam sua fluidez. Sua vida psíquica está num estado de incongruência em que existe considerável discrepância entre o comportamento e a *awareness*.

No ciclo de experiência, começamos com sensações vagas, tomamos consciência de necessidades, ficamos mobilizados, buscamos aquilo de que necessitamos e, finalmente, nos movimentamos para obter o que queremos. Este é um exemplo de resolução individual ou intrapsíquica, se o fluxo ocorrer sem impedimentos. O mesmo fenômeno ocorre com casais e famílias; necessidades mútuas são descobertas, ações são realizadas, e o contato é estabelecido para satisfação mútua dos membros da família. Os casais e as famílias sofrem quando esses ciclos interpessoais não são completados e são constantemente interrompidos[14]. Portanto, aquilo que começou como uma descoberta de campos físicos na natureza foi incorporado como campos perceptuais nos humanos, expandido para um modelo de campo da satisfação de necessidades individuais e, finalmente, ampliado para os fenômenos relativos a casais e famílias.

Minha filosofia de intervenção em pequenos sistemas, portanto, é baseada tanto nos princípios relativos a completar com sucesso as situações, quanto nos princípios de operação dos sistemas. Descreverei agora mais detalhadamente esses últimos princípios.

CASAIS OU FAMÍLIAS COMO SISTEMAS

Um casal ou uma família é um sistema de indivíduos comprometidos a permanecer juntos por um extenso período de tempo, mantendo assim uma continuidade. Essa continuidade pode satisfazer o desejo de ampliar o período da própria vida individual e a própria *awareness* individual para as futuras gerações. Essa extensão para as futuras gerações ajuda a transmitir valores da cultura existente.

Além de meramente ficar juntos, um casal ou uma família estão comprometidos com tarefas conjuntas. Eles criam um lar juntos, criam filhos e interagem com sistemas maiores. Formam um subsistema dentro dos sistemas mais amplos da vizinhança, da cidade, do país e do mundo. O casal – ou a família – é uma unidade social, cultural e econômica da comunidade.

Nos tempos modernos, as unidades assumem muitas faces. Existem adultos vivendo juntos, algumas vezes com combinações de filhos de um ou de mais casamentos. Existem famílias combinadas de adultos que vêm de casamentos divorciados para criar um único lar; existem casais homossexuais que vivem juntos; existem diversos tipos de vida comunitária. Em sua maioria, as famílias consistem de um ou mais adultos que vivem em diversos arranjos com uma ou mais crianças. Essas configurações têm fronteiras ao seu redor, e estas as distinguem e as separam de outras famílias e grupos na vizinhança.

Nas fronteiras da família existem subsistemas que incluem indivíduos, adultos, crianças e combinações de adultos e de crianças. Cada subsistema tem sua própria fronteira. Sob circunstâncias ideais, os indivíduos tratam uns aos outros com respeito, permitindo que cada um tenha privacidade e, ao mesmo tempo, mostrando preocupação e interesse uns pelos outros (Figura 3.4).

As fronteiras estão em constante mudança: algumas vezes um sistema é aberto à socialização e sua fronteira é semipermeável; em outras ocasiões, ele encontra conforto na separação e, nesses momentos, tem um limite firme. Os indivíduos em famílias funcionais conhecem uns aos outros o suficiente para sentir quando se reunir e quando permanecer separados. Quando surgem questões a respeito desse assunto, as pessoas se sentem suficientemente à vontade para perguntar: "Você está disponível para falar sobre os problemas que tive no escritório esta tarde?". Os adultos se reúnem facilmente em subsistemas. Eles são os cérebros, os administradores da família. Esperamos que eles tomem decisões sensatas sobre a vida cotidiana da família. As crianças se reúnem para brincar, aprender e crescer. As interações administradoras entre adultos e crianças são determinadas pelo nível de desenvolvimento; uma criança de cinco anos procura mais orientação diária dos pais do que um adolescente de 15 anos.

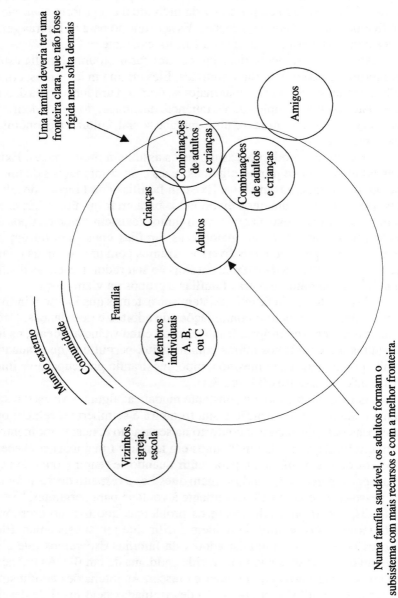

FIGURA 3.4. UMA FAMÍLIA FUNCIONAL

As famílias funcionais são caracterizadas por fronteiras de subsistemas fluidos e flexíveis entre os indivíduos e os grupos de adultos e crianças. As pessoas se reúnem para brincar ou trabalhar. O pai faz uma caminhada com sua filha adolescente para falar a respeito da transferência do namorado dela para outra escola. Os filhos vão ao cinema no sábado à noite enquanto os pais vão a uma festa. Existe um propósito comum, solidariedade, coesão e responsividade, além de respeito pela separação e "unicidade" de cada pessoa. Um ritmo gracioso predomina – da união e intimidade para a autonomia individual. Nos períodos estáveis, as pessoas podem deixar as outras ficarem sozinhas. Por outro lado, elas dão atenção umas às outras nos períodos de dificuldade, estresse, doença, ou apenas de simples interesse. Existe um fluxo gracioso similar em relação ao início, ao desenvolvimento e à execução das tarefas comuns. Os membros da família se aproximam uns dos outros, negociam o que precisa ser feito, fazem isto, terminam suas tarefas, gostam do contato, e saem sem se agarrar uns aos outros ou sem continuar discutindo infindavelmente o que foi ou não feito. Uma família saudável é geralmente uma equipe que trabalha bem.

Todas as famílias vão desde o extremo da proteção mútua até a falta de atenção e senso de alienação no outro extremo. Nenhuma família está sempre em equilíbrio perfeito. As famílias funcionam com mais ou menos apego ou soltura, e o terapeuta sensível irá dar atenção àquilo que funciona para determinada família em vez de dar atenção a algum princípio absoluto, monolítico, como "enredamento" ou "desorganização".

Famílias com fronteiras impermeáveis se superprotegem como uma unidade. A fronteira ao redor desses grupos é dura e rígida (Figura 3.5). Não há um intercâmbio fácil ou atividade com vizinhos ou amigos fora do sistema. Elas não se reúnem com outras pessoas para ir a palestras, ao cinema, viajar ou trabalhar nos projetos da vizinhança. É freqüente que encontremos fronteiras individuais fracas nessas famílias. Os pais invadem as vidas de seus filhos adultos ou adolescentes e os filhos podem ter a permissão para invadir os negócios dos adultos. Em um caso, uma mulher ligava diariamente para sua nora para perguntar a respeito dos hábitos de alimentação e de excreção de seu filho. Os adultos podem não ter privacidade ou segredos entre si. Em outra família, os adultos haviam tirado as portas de todos os quartos e banheiros da casa. Em casos menos extremos, as pessoas podem entrar nos quartos das outras sem bater. O mesmo acontece em suas vidas psicológicas: elas podem entrar na vida dos outros sem pedir permissão. Embora esse tipo de família tenha fronteiras externas incomumente rígidas, com freqüência, as fronteiras ao redor dos subsistemas são frouxas demais, flexíveis demais, não permitindo ao indivíduo ou ao subgrupo um senso de autonomia e independência, uns se preocupando com os outros o tempo todo.

FIGURA 3.5. O SISTEMA CONFLUENTE

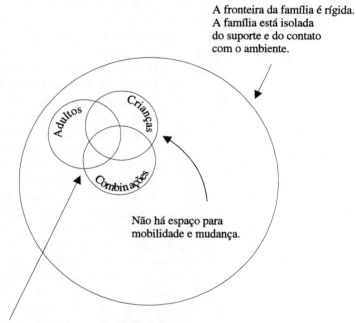

Essas famílias podem ser denominadas *famílias retrofletidas*. Retrofletir significa "inverter radicalmente a direção de um fluxo". Assim, retroflexão é uma resistência que retém a energia e impede sua expressão. Os membros da família podem sofrer de sintomas psicossomáticos relacionados à contenção de energia e expressar inadequadamente seus sentimentos. Costumamos ver indivíduos sofrendo com uma sensação de ser psiquicamente sufocado; asma, dores no pescoço, constipação, dores no peito, cãibras, alergias, problemas de pele, dores de cabeça e anorexia nervosa podem ser algumas das manifestações desses sistemas fechados. Mães e pais ficam ansiosos quando seus filhos estão para entrar na escola, e as fobias escolares não são incomuns nas crianças dessas famílias. Os filhos podem ter dificuldade para sair de casa, casar-se ou entrar na faculdade. Os pais e os filhos são vigilantes demais em relação às vidas uns dos outros. Há demasiada concentração dentro da família – muito pouco é dirigido para o mundo mais amplo.

No outro extremo do contínuo estão as famílias desorganizadas, cujas fronteiras externas são frouxas demais (veja a Figura 3.6). Aqui, as pessoas vêm e vão sem dar muita atenção umas às outras. Suas casas podem parecer um centro recreativo comunitário, com adultos e crianças da vizinhança entrando e saindo sem muita formalidade ou alvoroço. Na hora das refeições podem surgir convidados; quando e se a refeição for organizada como uma atividade regular. Ninguém dedica tempo para perguntar sobre a vida, o trabalho, o desempenho escolar ou os relacionamentos importantes do outro. Os adultos ficam separados uns dos outros e das crianças. As crianças podem ser negligenciadas psicológica e fisicamente.

FIGURA 3.6. SISTEMAS FAMILIARES FROUXOS

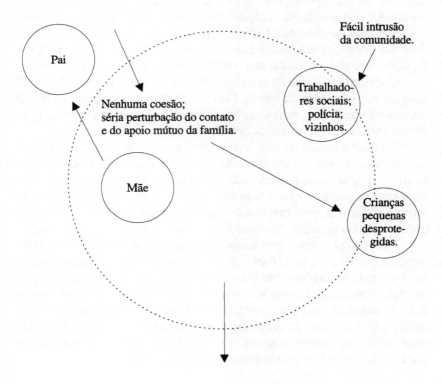

Quando existe falta de intimidade e de união, quando os membros da família não podem se voltar uns para os outros para conseguir aquilo de que precisam, os indivíduos podem até recorrer ao álcool ou drogas para fugir do caos e tentar alcançar um senso de unidade interior, organização ou paz. As crianças ficam famintas de atenção dos amigos, dos professores e dos vizinhos. Em alguns casos, tentam chamar a atenção roubando ou, de algum outro modo, pegando aquilo que não lhes pertence. Elas podem receber atenção por intermédio de ações disciplinadoras na escola ou de policiais. Seus sentimentos estão profundamente enterrados e suas fronteiras individuais não são facilmente acessíveis. Elas são bem defendidas contra o desrespeito e a dor potencial.

Entre esses dois extremos situa-se a maioria das famílias, que funciona com fronteiras externas e internas mais ou menos adequadas. Os membros dessas famílias podem sentir uma sensação de pertencimento e de amor, além de respeito pela privacidade individual e liberdade para voltar ao lar ou para sair para o mundo. As crianças não são superprotegidas nem negligenciadas: a proteção dada às crianças é concebida em relação a seus estágios de desenvolvimento.

A noção de sistemas é atraente para os terapeutas de casais e de famílias porque aprendemos que nenhum membro (molécula, partícula, parte, estrela) é o único responsável pela luta da família. A trajetória do desenvolvimento da família tem uma determinação múltipla. O todo, como gostamos de dizer, é diferente da soma de suas partes. O conceito de sistemas, portanto, nos permite respeitar a complexa qualidade estética do casal ou da família.

Ao usar a noção de fronteiras, obtemos um quadro diagnóstico do funcionamento do casal ou da família no mundo. Podemos investigar o grau em que a unidade do casal ou da família se expande no mundo e permite que o mundo entre. As fronteiras também existem ao redor dos membros individuais de cada unidade, e nós também podemos analisar deste modo os relacionamentos entre eles.

Todos os sistemas, quer sejam colônias circunscritas de bactérias ou sistemas solares, têm fronteiras e têm uma totalidade. Seus processos incluem troca de informação e mudança. Uma forma de mudança é entropia – a tendência para a desordem. A entropia negativa, por outro lado, é uma tendência para a ordem. Os sistemas "lutam" pela estabilidade ou homeostase, um equilíbrio entre ordem e desordem. Os sistemas podem ser mais ou menos abertos ou fechados dependendo de onde estão naquele momento de sua luta contínua.

Em seu livro *Super-mind: the ultimate energy*, Barbara Brown fala deste assunto em termos de percepção de padrões:

Existe ainda outra área de *awareness* "inconsciente" que não é reconhecida nem utilizada. Nós não temos descrições convenientes deste tipo de *awareness*, mas ela parece ser, como nos conceitos de Gestalt, *uma percepção de padrões de eventos, coisas ou situações como todos em vez de a percepção de elementos específicos dentro dos todos*. De algum modo, a percepção de padrões leva a uma direção inconsciente de atividade e de comportamento que é apropriada à situação ou evento total. O fenômeno sugere que a mente aprecia, extrai, julga, toma decisões, e depois age com considerável relevância e especificidade em relação aos elementos dentro do padrão[15].

Dentro da delineação de cada sistema ou padrão existe vida e movimento; entidades separadas trocam energia umas com as outras (têm um relacionamento). Nenhum subsistema "causa" nada. Os eventos dentro e entre os sistemas são multideterminados. Não há duas coisas que tenham um relacionamento causal direto. Os processos não são só lineares; são complexos e existem simultaneamente em vários níveis diferentes. O sistema-mundo é como um arranjo de eventos de hierarquia galáctica. O passado, o presente e o futuro são eventos simultâneos. As ações acontecem de modo não seqüencial, talvez no mesmo momento, e nenhum evento é totalmente dependente ou independente de outro.

E assim, na família humana, nenhum personagem causa o problema ou é responsável por uma situação determinada. Todos os membros agem conjuntamente para organizar ou desorganizar suas vidas de modo que contribua para sua felicidade e seu bem-estar ou para sua insatisfação e seu sofrimento.

PASSANDO DA TERAPIA INDIVIDUAL PARA A TERAPIA DE CASAIS OU DE FAMÍLIA

Terapeutas gestálticos ou de outras abordagens acostumados a trabalhar individualmente terão de dar um salto cognitivo e perceptual, deixando de olhar para a fronteira de uma pessoa, passando a experienciar as fronteiras do casal ou da família[16]. O organismo se torna muito maior e, para não se afogar nele, terapeutas sensíveis movem sua cadeira mais para trás para ver a família como uma configuração total. Pelo fato de estarmos lidando com fenômenos complexos e multideterminados, vendo configurações totais em vez de partes separadas, a linguagem reducionista não nos ajuda e, assim, precisamos pensar em termos de metáforas, analogias e outras imagens. O senso de metáfora e de imagens criativas do terapeuta irá ajudar a tornar possível encontrar os padrões do organismo mais amplos[17]. O terapeuta precisa passar da análise para a síntese, optando por criar todos em vez de separar as partes em unidades menores.

O terapeuta de casais e de famílias dá atenção a temas mais amplos dos quais a família ou o casal não tem consciência. Portanto, enquanto uma família discute onde passar as férias, o terapeuta presta atenção à posição de seus corpos; e quando outro membro da família quiser saber qual é a melhor babá para o Joãozinho, o terapeuta prestará atenção à firmeza ou à hesitação em suas vozes ou opiniões. Enquanto um casal tenta expressar a raiva, o terapeuta observará que eles continuam de mãos dadas. Enquanto a família focaliza os hábitos alimentares de Mary, o terapeuta irá observar como Mary, John e seus pais falam ou deixam de falar uns com os outros, olham ou deixam de olhar uns para os outros, fazem perguntas, se tocam ou ficam separados, respondem ou permanecem silenciosos, expressam apreciação ou não, criticam uns aos outros ou reprimem as críticas. O leitor irá observar que neste modo de abordar pequenos sistemas estamos focalizando o *processo* do sistema em vez de o *conteúdo* daquilo que as pessoas processam[18].

CONCLUSÃO

O terapeuta orientado sistemicamente irá sintetizar, não analisar; ver as forças complementares em vez dos conflitos; evitar direções polêmicas e usar metáforas e imagens criativas para encontrar imagens integradoras e todos; procurar formas estéticas nos espaços entre e ao redor das pessoas, em vez de focar-se em circunstâncias individuais ou em questões de conteúdo. Como os sistemas não se comportam de modo linear, independentemente de quais fenômenos forem perseguidos pelo terapeuta, o fato de o terapeuta acompanhar o processo irá trazer resultados esclarecedores para o casal ou para a família. Esta afirmação está ligada ao princípio da eqüifinalidade, que afirma "a equivalência de uma forma de comportamento com outra ao alcançar determinado objetivo"[19]. É inútil perseguir causas e efeitos; isto seria como tentar encontrar o pote de ouro no fim de um arco-íris ou perseguir sua própria sombra. Os terapeutas agirão bem ao permanecer no presente e perguntar: "O que eles estão fazendo? Como eles estão se impedindo de chegar à satisfação? Quais os processos que estão sendo repetidos, independentemente de sua utilidade? O que está faltando?". As respostas a estas perguntas formam a base das intervenções.

Finalmente, como um guia para orientar o leitor na abordagem gestáltica no trabalho com casais e famílias como sistemas vivos, desenvolvi uma lista de treze princípios, que provêm de minha assimilação da teoria de sistemas e de sua aplicação à terapia de casais e de famílias.

1. Não existe progresso linear nos relacionamentos humanos. Não existem causas e efeitos simples – apenas interações complexas.
2. Todos os eventos, inclusive os relacionamentos humanos, estão em processo constante.
3. Os relacionamentos tendem à triangulação.
4. Nenhum "paciente identificado" existe sem que haja um padrão de "pacientes não identificados".
5. A história, quer da família ou da cultura, não é um relato, mas muitos eventos explodindo ao mesmo tempo – um padrão.
6. O conteúdo é sedutor e o processo precisa de observação cuidadosa e de *feedback*.
7. O indivíduo, mesmo em isolamento, existe em relação com o outro.
8. Qualquer evento, em qualquer ponto de um sistema, pequeno ou grande, afeta todos os outros. Nenhum evento pode ser visto isolado.
9. Casais e famílias são complementares: mude o estado de espírito de uma pessoa e o estado de espírito dos outros também mudará[20].
10. O reducionismo é perigoso porque tende a abrigar ou a estimular a polarização e o desejo de destruir o Outro.
11. Precisamos confrontar o problema do paradoxo aparente entre autonomia e relacionamento. Apenas pessoas verdadeiramente autônomas podem ter relacionamentos "quentes". (Relacionamentos confluentes destroem o espírito.)
12. O mundo é tanto uno (um padrão) como pluralista. Os eventos no mundo precisam ser examinados como interação entre totalidade e política. O mundo é feito por vozes diversificadas que gritam "Nós somos todos Um".
13. Casais e famílias são "estruturas dissipativas", pois tendem a ficar sem energia em determinados estágios de desenvolvimento. A

reestruturação ideal desses estágios envolve o movimento, para níveis de funcionamento mais elevados (imagine uma estrutura espiral como a hélice do DNA).

Nossa tarefa como terapeutas é ajudar o casal ou a família a perceber como e onde o sistema entra num impasse e como usar sua *awareness* e sua energia coletiva para ultrapassar esses impasses em suas interações. Nosso trabalho está basicamente completo quando um casal ou uma família pode iniciar, desenvolver e completar interações bem-sucedidas, por diversas vezes.

Tendo estabelecido este ponto fundamental, vamos continuar na mesma direção no próximo capítulo, que trata do Ciclo Interativo de Experiência.

NOTAS DO CAPÍTULO 3

1. R. M. Pirsig (1974). *Zen and the art of motorcycle maintenance.* Nova York, Bantam Books.
2. S. Freud (1964). *Moses and monotheism: an outline of psychoanalysis and other works.* Londres, Hogarth Press and Institute of Psycho-Analysis.
3. C. Hall & G. Lindsey (1957). *Theories of personality.* 2ª ed. Nova York, Wiley, p. 207.
4. K. Koffka (1935). *Principles of Gestalt psychology.* Nova York, Harcourt Brace.
5. M. Wertheimer (1944). "Gestalt theory". *Social Research, 11,* 78-99.
6. W. Köhler (1947). *Gestalt psychology.* Nova York, Liveright.
7. K. Lewin, (1936). *Principles of topological psychology.* Nova York, McGraw-Hill; K. Lewin (1951). *Field theory in social science.* Nova York, HarperCollins.
8. K. Lewin (1917). "Krieglandschaft" (Paisagem de guerra). *Zeitschrift Angewandter Psychologie, 12,* 440-7.
9. L. Von Bertalanffy (1950). "The theory of open systems in physics and biology". *Science, 3,* 23.
10. *Idem, ibidem.*
11. F. S. Perls (1947). *Ego, hunger, and agression.* Nova York, Vintage Books. (*Ego, fome e agressão*, São Paulo, Summus, 2001.)
12. B. Zeigarnik (1927). "Über das Behalten von erledigten und unerledigten Handlungen" (Sobre a persistência de tarefas acabadas e inacabadas), *Psychologische Forschung, 9,* 1-85.

13. F. S. Perls, R. F. Hefferline e P. Goodman (1951). *Gestalt therapy: excitement and growth in the human personality*. Nova York, Julian Press, p. 229. (*Gestalt-terapia*. São Paulo, Summus, 1997.)

14. O ciclo interativo de experiência é descrito mais detalhadamente no Capítulo 4 deste livro. Veja também J. Zinker (1977). *Creative process in Gestalt therapy*. Nova York, Vintage Books.

15. B. Brown (1980). *Super-mind: the ultimate energy*. Nova York, HarperCollins, p. 274, grifo meu.

16. O Capítulo 7 discute o cuidado e o manejo de fronteiras com casais e famílias.

17. Para uma discussão mais detalhada do uso da metáfora e das imagens criativas, veja J. Zinker (1977). *Creative process in Gestalt therapy*. Nova York, Vintage Books.

18. O trabalho do terapeuta ao dar atenção ao processo é descrito mais detalhadamente nos Capítulos 8 e 9 deste livro.

19. H. B. English & A. C. English (1958). *A comprehensive dictionary of psychological and psychoanalytical terms*. Nova York, McKay, p. 184.

20. Veja também M. Ferguson (1980). *The aquarian conspiracy*. Nova York, St. Martin's Press.

4 O CICLO INTERATIVO*

Não há nada tão prático quanto uma boa teoria.

KURT LEWIN

Os terapeutas de casais e de famílias ficam maravilhados com a complexidade das interações que acontecem à sua frente, e com a extensa gama de intervenções possíveis que poderiam melhorar a existência das pessoas que os procuram. A complexidade e a variedade de escolhas pode, muitas vezes, parecer tão opressivas que os terapeutas se arriscam a ficar imobilizados pela confusão. Felizmente, essas complexidades podem ser vistas, organizadas e entendidas com o uso de uma teoria de interações humanas que identifique e explique quais interações são funcionais e quais criam dificuldades.

Como os dados observáveis das interações são os mesmos para todos, a posição teórica do terapeuta determina a quais dados ele dará atenção e quais serão ignorados. Uma teoria é boa se capacitar o terapeuta a ver aquilo que está acontecendo e se ajudar na decisão de onde intervir. A força de uma teoria está no quão útil ela é para a observação e também para as intervenções.

---

* Este capítulo foi escrito originalmente por Sonia Nevis; uma versão revisada, que escrevi com ela, apareceu pela primeira vez como um ensaio de trabalho produzido pelo Instituto Gestalt de Cleveland, em 1981.

A teoria gestáltica do funcionamento psicológico tem sido refinada e elaborada durante os últimos trinta e poucos anos, entre outros, pela equipe do Instituto Gestalt de Cleveland. Nossa descrição fenomenológica do processo intrapsíquico é denominada de *Ciclo Gestáltico de Experiência*[1] (Figura 4.1).

FIGURA 4.1. CICLO GESTÁLTICO DE EXPERIÊNCIA

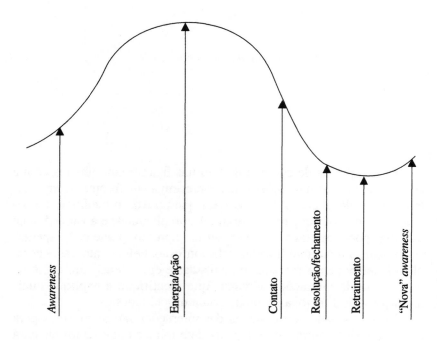

Este é o ciclo "normal" – com a *awareness* "gorda", de modo que o movimento para a ação tenha uma boa base... o retraimento está no ponto mais baixo (onde a energia é relativamente baixa e a pessoa pode relaxar sozinha).

No plano intrapsíquico, enraizamo-nos na *awareness* do que é relevante no momento, do que chama nossa atenção e se destaca motora ou intelectualmente. Esse interesse é investido de energia, sem a qual seríamos incapazes de agir. Nossa *awareness* é clara e rica. Quando está suficientemente energizada, podemos nos mover de modo decisivo em direção àquilo que desejamos. As ações levam ao contato com o ambiente e são seguidas por um senso de satisfação, resolução e fechamento. Somos capazes de nos afastar da situação, relaxar e deixá-la ir. O retraimento, quando limpo e completo, permite que nos voltemos para uma nova experiência sem sentir o "peso" de algo inacabado. Uma nova *awareness*, então, surge no primeiro plano, e o ciclo recomeça.

O trabalho com casais e famílias, seguindo este modelo, é uma extensão do ciclo de experiência intrapsíquico. Esta extensão é usada para descrever as interações íntimas nos pequenos sistemas. Os princípios são os mesmos: *awareness* plena leva a um contato claro na fronteira entre o eu e o meio ambiente. Entretanto, o ciclo gestáltico focaliza a atenção nas interações entre duas ou mais pessoas (Figura 4.2).

FASES DO CICLO

As fases deste ciclo são contínuas e às vezes se superpõem, à medida que um ciclo se segue a outro e, às vezes, com este se entrelaça. Para mostrar o fluxo dentro de uma única unidade de experiência, o ciclo é artificialmente dividido nas cinco fases, descritas a seguir. Essas fases estão organizadas numa ordem seqüencial que faz sentido tanto lógico quanto intuitivo. Ao mesmo tempo, sabemos que cada fase contém em si os elementos de todas as outras[2].

A observação das interações entre os dois indivíduos que formam um casal, ou entre os membros de uma família, dá ao terapeuta uma visão clara do sistema. Além disso, a observação torna evidentes as habilidades do sistema que constituem bom funcionamento. A competência nas habilidades necessárias para passar pelas fases desse processo enfatiza a satisfação. Um ciclo completo – cada uma das fases bem articulada – resulta em uma sensação de bem-estar. Um ciclo incompleto resulta em insatisfação e em "mal-estar". A observação do funcionamento cíclico faz com que fiquem visíveis as resistências no sistema que interrompem uma resolução tranqüila e que, portanto, estão ligadas à disfunção[3]. À medida que o terapeuta identifica e ajuda a resolver as interrupções ou as resistências no fluxo, instaura-se um processo satisfatório.

FIGURA 4.2. CICLO INTERATIVO GESTÁLTICO

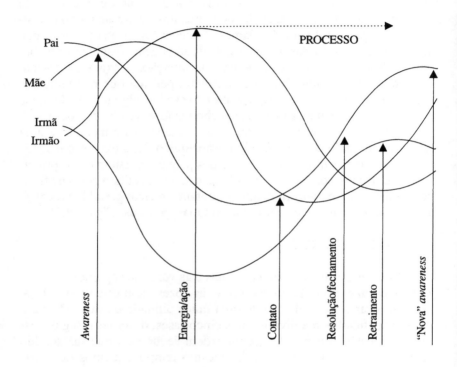

Awareness

"A *awareness* é caracterizada por *contato, sensação, excitação* e por formação de *Gestalt*. Seu funcionamento adequado é o reino da psicologia normal; qualquer perturbação inclui-se na psicopatologia."[4]

A *awareness* intrapsíquica e interpessoal existe antes da interação. Os indivíduos de um sistema estão separados, com suas próprias sensações, emoções, pensamentos, memórias e esperanças[5]. Cada pessoa tem uma *awareness* diferente: vivemos em mundos que autodefinimos. A complexidade desta *awareness* é bem conhecida. Algumas sensações, pensamentos ou sentimentos estão prontamente disponíveis e são fáceis de articular; outros são vagos, pouco claros e exigem trabalho para serem colocados em palavras ou em ações; alguns não estão disponíveis para a própria pessoa embora sejam visíveis para os outros.

O voltar-se do eu para o(s) outro(s) marca o início da fase de *awareness* no ciclo interativo. Um indivíduo sozinho pode não precisar articular as sensações intrapsíquicas: pode-se passar da "coceira" para o "coçar" sem o passo intermediário de dizer: "Sinto uma coceira".

Algumas vezes, as pessoas articulam para si mesmas – por exemplo, quando escrevem um diário. Entretanto, neste caso, prestar atenção à resposta de outra pessoa torna-se opcional; ninguém o exige. Voltar-se para a interação requer trabalho. Torna-se necessário dizer em voz alta aquilo que é óbvio para si mesmo, mas que pode não sê-lo para os outros: "Eu estou cansado" ou "Estou com vontade de comer pizza" ou "Eu gostaria de jogar bridge hoje à noite" ou "Acho que vou tentar terminar de ler meu livro antes de ir dormir". É necessário ainda mais trabalho no esforço de dizer ou fazer aquilo que está menos claro: "Estou me sentindo deprimido e não sei por quê" ou "Estou me sentindo agitado esta noite – você tem alguma idéia interessante?" ou "Se você ficar perto de mim agora, provavelmente acabaremos brigando".

Além do trabalho necessário para expressar claramente os próprios sentimentos, existe o trabalho de escutar, com o desejo de ouvir sobre o mundo do outro. Também é necessário trabalho para observar os outros, dispondo-se a dizer: "Você parece cansado. Por que você não relaxa hoje à noite?" ou "Você está se apoiando muito na perna direita; seu joelho deve estar doendo de novo". É preciso que se dê suficiente importância à experiência dos outros para perguntar: "O que aconteceu na reunião hoje?" ou "Você tem alguma sugestão sobre o que podemos fazer à noite?" ou "Como você se sente em relação ao que eu estou dizendo?".

Este jogo de falar e ouvir, ver e ser visto, tocar e ser tocado, conhecer e ser conhecido, nos leva a esclarecer nossas semelhanças e diferenças. Esta consciência crescente do outro estimula a energia necessária para o surgimento claro de vontades e desejos: o surgimento de uma figura a partir do fundo.

A habilidade de um casal ou família em se envolver em atividades exploratórias como estas é visível para um observador treinado. Se as habilidades de *awareness* são escassas, uma fase de *awareness* limitada irá provocar ou pouca energia para a ação, ou o contato que se segue será superficial ou estereotipado (a estreita faixa de interação que é típica do sistema); a fase seguinte também será estereotipada ou sem sabor. Nessas famílias, escutamos as mesmas coisas sendo discutidas e as atividades sendo realizadas repetidamente (Figura 4.3).

FIGURA 4.3. FASE DE *AWARENESS* LIMITADA

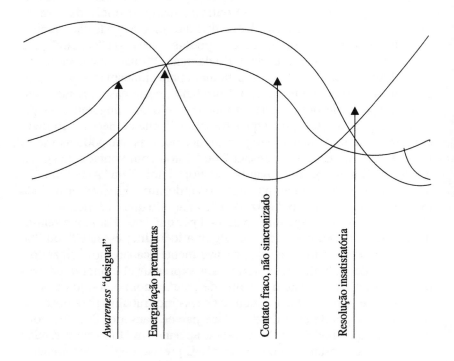

Uma fase de *awareness* limitada irá trazer pouca energia para a ação ou o contato seguinte será estereotipado.

Uma vida familiar rica e interessante está relacionada com um intercâmbio rico e variado. Entretanto, quando existe um forte conflito e o sistema está lidando com tarefas difíceis de vida, a habilidade de permanecer por tempo suficiente nesta fase de *awareness* exploratória, de teste e de tentativa-e-erro será provavelmente um fator importante para determinar se o sistema poderá ou não chegar a uma resolução satisfatória e a um senso mútuo de tarefa bem-feita. E este será um dos critérios principais para definir a "boa forma".

A primeira tarefa terapêutica na fase de *awareness* é incentivar articulações mais completas de faixas mais amplas de auto-*awareness*, e então ensinar as habilidades de observar, enxergar e ouvir o outro. Além disso, a tarefa terapêutica será focalizar a atenção nas competências e nas interrupções ou resistências no intercâmbio de *awareness* entre as pessoas.

Apesar de as resistências à *awareness* serem variadas e exploradas mais detalhadamente adiante, as mais comuns durante esta fase são a introjeção e a projeção. Muitas vezes, as resistências são descritas como se fossem processos intrapsíquicos; embora muitas vezes elas sejam conceituadas como forças internas em oposição (necessidades *versus* desejos), elas se manifestam nos fenômenos interpessoais observáveis com outros significativos. As observações que o terapeuta faz sobre um casal ou um sistema familiar proporcionam uma visão surpreendente de como algumas respostas são aprendidas, e também de como elas são repetidas. Esse hábito final pode levar, sem dúvida, à falta de *awareness* crescente que caracteriza a resistência.

A introjeção – o ato de "engolir inteiro" um corpo estranho sem assimilação – pode ser observada num casal ou numa família em que haja (1) alguém que quer alimentar à força – que espera que a comida, a opinião ou a informação seja engolida como é dada – e (2) um engolidor – alguém que absorve tudo que lhe é dado, em vez de mastigar seletivamente e depois cuspir aquilo que não é desejado. A introjeção e outras resistências ao contato estão sempre em interação: o engolidor não pode existir sem aquele que alimenta à força, e vice-versa.

A projeção – a transferência inconsciente de características indesejadas de si mesmo aos outros – também pode ser observada durante a fase de *awareness*. Requer uma pessoa que ofereça pouca informação pessoal e que deflita ou desestimule perguntas, outra pessoa que esteja disposta a adivinhar e a preencher os vazios, e outros que não interfiram. As conversas são caracterizadas por: "Você deve estar com fome" ou "Você não vai gostar do que eu vou dizer" ou "Você vai adorar a escola".

Essas interrupções no fluxo da *awareness* para o conjunto de informações comuns disponíveis a um casal ou família proporcionam pistas para a intervenção terapêutica no sistema. O principal objetivo dessas intervenções é atrair a atenção do sistema e dirigi-la para o estilo com que o casal ou a família se move no ciclo. A intervenção precisa focalizar as competências do sistema, assim como os padrões de resistência e não a ação ou falta de ação de uma pessoa. A consciência de seu próprio processo possibilita que o casal ou a família se interesse pelo modo em que funciona, em vez de tentar encontrar alguém a quem culpar pelas dificuldades. Quando essas intervenções são feitas de modo sensível e com compaixão por todos os membros do sistema, as pessoas passam a querer saber mais sobre as dinâmicas de suas interações[6].

Energia/Ação

Nesta fase do ciclo, a excitação ou a energia do indivíduo continua a crescer e a organizar a *awareness* de modo que um desejo possa emergir claramente; isto é, uma Gestalt se forma e torna-se figural. A energia é investida num interesse dominante, e outros desejos ou interesses recuam para o pano de fundo. Uma pessoa saudável pode formar e focalizar figuras claramente delineadas que emergem de um fundo rico e variado.

Processo similar acontece num sistema de casal ou de família. O interesse ou a preocupação com alguma coisa emerge do conjunto da *awareness*, tornando-se uma figura compartilhada por todos os membros do sistema. Este processo é interpessoal: os indivíduos desejam coisas diferentes, estão interessados nelas em graus diversificados e expressam o que lhes é importante de modos diferentes. A tarefa nesta fase de energia/ação do ciclo é administrar a complexidade dessas diferenças, de modo que a figura resultante (desejo, preocupação, cuidado, interesse) seja clara, vívida e investida de energia suficiente para se movimentar pelo processo, para chegar ao contato e à resolução.

Um casal ou família competente pode trabalhar para uma fusão de desejos ao desenvolver uma figura comum que abranja e ultrapasse as diferenças por meio de uma combinação de pressão e de paciência. As dificuldades para atingir essa fusão acontecem quando o sistema é impaciente ou não tem energia suficiente.

Algumas habilidades ativas necessárias para trabalhar nesta fase são sugerir, criar, influenciar ou provocar. Algumas habilidades receptivas necessárias são abertura para ser influenciado, disponibilidade para ser provocado, interesse nas sugestões e disponibilidade para incentivar e apoiar a criatividade nos outros. Dar e receber, assim como uma combinação de seriedade e leveza são característicos desta fase.

Filha: *Mãe, quero alguns desses biscoitos.*
Mãe: *Acho que você deveria esperar até depois do jantar.*
Filha: *Deixa eu comer agora?*
Mãe: *Tudo bem, se você não se importar em comer sozinha.*
Filha: *Bem, pode ser que eu espere.*

ESPOSA: *Vamos sair para comer alguma coisa?*
MARIDO: *Eu não tenho muito dinheiro, mas também não quero cozinhar.*
ESPOSA: *Vamos ver se temos em casa algo fácil de fazer.*
MARIDO: *Tudo bem, assim é simples, como um piquenique dentro de casa.*

A tarefa do terapeuta durante esta fase do ciclo não é apenas incentivar as habilidades ativas e receptivas descritas anteriormente, mas procurar e apoiar o respeito pelo outro. Este é o tipo de respeito que nem pressiona demais sem checar os efeitos da pressão, nem deixa de pressionar o suficiente porque o outro pode ser "frágil". Boas interações durante esta fase são como jogos lúdicos. Todos têm de fazer esforço, mas ninguém se fere. As interrupções ou resistências nesta fase são caracterizadas por uma queda na energia ou no interesse quando as diferenças ficam aparentes. O sistema se torna condescendente ou resistente em vez de imaginativo e vivo.

Uma resistência comum durante esta fase de energia/ação é a confluência – a perda de limites entre o eu e o outro. A confluência fica aparente quando o poder é mal-utilizado ou exercido de modo abusivo: as sugestões ou as influências incômodas tornam-se um exigir; o atrair se transforma em seduzir. Quando o poder está claramente nas mãos de uma pessoa ou de uma parte do sistema, a figura potencialmente comum torna-se uma figura confluente. A energia de uma parte do sistema assume poder demasiado e a energia da outra parte se torna deprimida e oculta, embora seja observável como placidamente confluente.

Outra interrupção ou resistência comum durante a fase de energia/ação é a retroflexão: voltar a energia para dentro. Os membros do casal ou da família não buscam um ao outro – não há calor, raiva, curiosidade ou tentativas de influência mútua. Essa resistência é mantida quando ninguém protesta ou insiste no contato; todos cooperam na crença de que os limites devem ser exageradamente respeitados, de que a invasão é proibida. Nas famílias retrofletoras, todos os subsistemas obedecem a essas regras: os pais protegem os filhos ao ter seus próprios segredos, e os filhos protegem os pais ao ocultar seus sentimentos, suas perguntas e seus palpites (Figura 4.4).

Famílias retrofletoras podem também ser prejudicadas por seu isolamento do mundo externo. Esses sistemas têm fronteiras rígidas: mantêm suas preocupações e problemas para si mesmos e não buscam ajuda facilmente. Eles colocam ênfase excessiva na privacidade. Um terapeuta não tem dificuldade para reconhecer famílias retrofletoras: logo se nota que os membros dessas famílias raramente se voltam para o terapeuta em busca de ajuda quando chegam a um impasse, e também não aceitam tranqüilamente as sugestões feitas quando pedem ajuda.

FIGURA 4.4. FASE DE ENERGIA LIMITADA

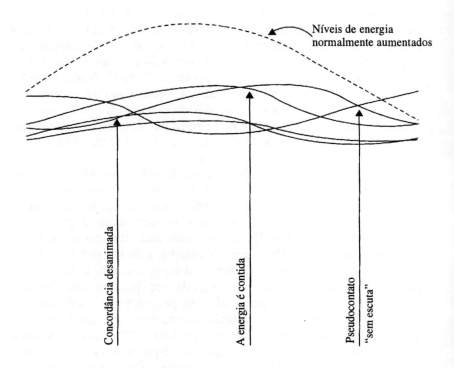

Num sistema marcado pela retroflexão, a energia é contida ou bloqueada e as pessoas não procuram umas às outras.

Contato

O contato é a consciência da diferença (o "novo" ou o "diferente") na fronteira entre o organismo e o ambiente; é marcado pela energia (excitação), maior presença ou atenção e "intencionalidade" que medeia aquilo que cruza a fronteira e rejeita aquilo que não é assimilável[7]. A fase de contato do ciclo é fruto dos esforços da fase de energia/ação. Os desejos ou as preocupações se fundiram pelas interações num novo todo criado – um todo que é diferente de suas partes. A figura emergente é feita de desejos diferentes; não pertence à metade do casal ou a um membro da família. Ela pertence a todos, pois foi formada por um processo de influência mútua. O contato, então, é a sensação de posse mútua, o brilho da satisfação pelo trabalho realizado.

Quando o contato é forte, existe energia suficiente para a realização de acordos, de entendimentos, de *insights* para o futuro. Os planos para um encontro no almoço são realizados e não adiados; o entusiasmo por uma festa é crescente e a festa acontece. Os acordos são cumpridos. A palavra não é dita com menor freqüência e as pessoas dão sugestões positivas. As promessas feitas são mantidas, quer se refiram a um jogo depois de as tarefas terem sido feitas ou a ler histórias antes de dormir. A tarefa do terapeuta neste ponto inclui estar alerta a quaisquer sinais de mutualidade saudável e a movimentos em direção ao outro – observar respostas como "tudo bem", "sim", "vamos fazer isto", "conte comigo" ou "vamos esquecer isto", "é assim que as coisas são", "não há nada que possamos fazer".

O terapeuta também está alerta para qualquer traço de resistência que possa ter começado na fase de energia/ação (confluência e/ou retroflexão) e resultado numa figura ambígua cujos contornos sejam confusos e indefinidos. O objetivo comum não é apoiado por uma ou por todas as partes do sistema. Quando a confluência é uma das principais formas de resistência na fase de energia/ação, o contato que se segue é incompleto, meio cru. A figura compartilhada é caracterizada por afirmações características como "Essa pode ser uma boa idéia", "Talvez devêssemos fazer isso", e "Vou tentar lembrar". Um fraco interesse e uma concordância apática irão se refletir na voz, no corpo e nas palavras do casal ou dos membros da família (Figura 4.5).

Os casais e famílias que tendem a ser confluentes são aqueles que supervalorizam a concordância, a semelhança, e evitam conflitos. Eles chegam rapidamente à fase de contato do ciclo para evitar o aparecimento das discordâncias. Eles evitam o trabalho necessário para encontrar novos modos de encarar as situações e resolver problemas. O contato que alcançam muitas vezes segue o padrão estereotipado de seus contatos anteriores: o interesse e a vivacidade são mínimos. Portanto, a figura, a idéia ou o objetivo emergentes não são memorizáveis nem cercados de cuidados; eles são facilmente esquecidos. Esses casais ou famílias desenvolvem um relacionamento com o terapeuta que se parece com aquele que têm uns com os outros. Concordam prontamente com todas as sugestões, *insights* e prescrições do terapeuta, e não seguem nenhuma.

FIGURA 4.5. FASE DE CONTATO INCOMPLETA

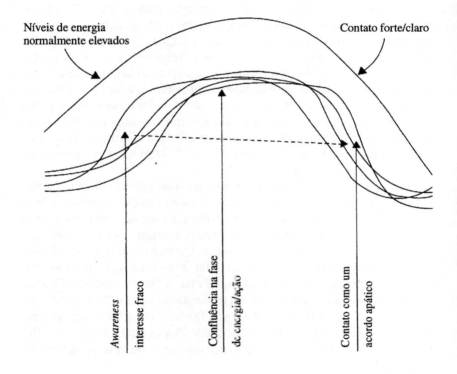

Quando a confluência é uma resistência importante na fase de energia/ação, o contato que se segue será incompleto.

Quando a retroflexão é uma das principais formas de resistência na fase de energia/ação, o contato não é alcançado e acontece um retraimento prematuro. Isto pode ser verdade para a família como um todo: muitas vezes, interrompem o tratamento e tentam resolver os problemas sem ajuda externa. Ou isto pode ser verdadeiro para partes do sistema: um indivíduo ou subsistema pode retrair a energia para esperar por outro momento ou para tentar resolver as coisas sozinho. Uma criança que tenha sido intimidada parece concordar se a resistência for confluência, mas subseqüentemente ela se retrai em silêncio, com raiva ou confusa, ficando indisponível para o contato. Um marido que se sinta oprimido pelas exigências ou pelas recriminações também pode se retrair, indo para uma outra sala ou, internamente, ficando indisponível para o contato.

Quando o ciclo interativo é interrompido, as tensões das situações incompletas se acumulam. O terapeuta precisa, então, fazer com que o casal ou os membros da família voltem ao início dos sinais de resistência; precisa fazer com que eles se interessem pelo modo em que interferem em seu processo e trabalhar para desfazer a resistência de modo que o contato e a resolução possam acontecer.

Resolução/Conclusão

Nesta fase do ciclo, o casal ou a família revê aquilo que aconteceu e encontra modos de expressar a experiência, procurando uma compreensão comum dos acordos, apreciando a si mesmos e aos outros, e lamentando juntos aquilo que não pode ser. O sistema resume, reflete e saboreia a experiência, e depois a define. As palavras e gestos característicos desta fase são: "Ei! Isso é bom!", "Que pena que não pudemos visitar a vovó", "Lembrem-se, nós vamos economizar o máximo possível neste mês", "Você não gritou tanto desta vez" e "Você realmente ouviu".

Este "mastigar" durante a fase de resolução/fechamento do ciclo permite que a energia diminua gradualmente, terminando quando todo o interesse, a curiosidade e os sentimentos estejam dissipados. Então, o fechamento se torna possível. Quanto mais fortes forem os sentimentos, o interesse, e maiores forem os riscos de um novo compromisso, maior será o tempo e a atenção necessários na fase de resolução/fechamento. Uma figura simples, facilmente alcançada: "Vamos ao cinema" ou "Tudo bem, vamos ver o novo faroeste" provavelmente só precisará de "boa idéia" para que haja um fechamento. Uma figura maior – digamos, voltar a estudar – precisará de revisões repetidas, acompanhamento, planejamento, reajustamento e reafirmação constante. De qualquer modo, a resolução permite o deixar ir a figura, seguindo-se um retraimento saudável; os dois são necessários antes de se voltar para novas sensações, nova *awareness*.

A habilidade do terapeuta durante esta fase envolve observar a presença ou a ausência das atividades necessárias para a resolução. Quando um sistema é hábil na resolução, os indivíduos sentem um senso de completude. Quando a situação está incompleta, o terapeuta pode intervir dizendo: "Digam um ao outro como se sentem com o que acaba de acontecer" ou "Digam um ao outro o que vocês aprenderam com isto". Se as atividades de resolução demoram demais, pode-se dizer: "Sugiro que cada um diga apenas mais uma frase", ou "Terminem olhando à sua volta e vendo como todos parecem estar agora".

As resistências nesta fase assumem a forma de deixar ir cedo demais ou de prender por tempo demasiado. Um sistema que caracteristicamente solta e conclui cedo demais não aprende com cada ciclo resolvido. A resolução não inclui tempo suficiente para mastigar, engolir e assimilar aquilo que é útil e cuspir ou rejeitar aquilo que não tem importância. Essas pessoas apressadas muitas vezes não são alimentadas de forma adequada por sua experiência.

Por outro lado, um casal ou família que se prenda demais a discussões longas e infindáveis, disseca e drena a experiência a ponto de secá-la. Esse tipo de casal ou de família repete as coisas e fala sem parar quando o interesse já diminuiu e até já acabou. Em vez de engolir e permitir que a assimilação aconteça, a experiência é infindavelmente mastigada até que o sabor desapareça.

O terapeuta reconhece as resistências dos casais ou das famílias em relação à resolução e ao fechamento quando eles não terminam uma unidade de trabalho no tempo combinado de tratamento. Esses casais e famílias também ultrapassam o tempo ou começam algo novo abruptamente quando se aproxima a hora da conclusão. O terapeuta encontra dificuldades para terminar a sessão de terapia com esses sistemas.

Retraimento

O retraimento marca o final do ciclo. Durante esta pausa antes do início de um novo ciclo, as pessoas se separam, voltam-se para si mesmas e se soltam do(s) outro(s). Precisamos ser capazes de fazer contato e de nos afastar, de tocar e de sermos tocados, e depois deixar ir. Esta é a nossa dança da vida.

O retraimento pode contrair mais as fronteiras ao redor da pessoa, do subsistema, do casal ou da família como um todo, acentuando assim a distância do mundo exterior. A capacidade do sistema para fazer isto, para contatar as fronteiras e depois iniciar o processo de expandilas novamente é um processo saudável.

A tarefa do terapeuta é observar os sinais de deixar ir que marcam a independência e a auto-suficiência – aqueles sinais no corpo, na preocupação e na atenção que começam a separar os indivíduos e os grupos uns dos outros, marcando assim o fim de uma experiência. Esses sinais também podem ser indicações verbais de que os indivíduos ou subsistemas estão passando a considerar aquilo que desejam fazer a seguir. Exemplos de afirmações seriam: "Bem, estou satisfeito", "O que vamos fazer agora?", "Estou me sentindo bem, não me ocorre nada no momento". É um período marcado por silêncios longos, confortáveis e expressões verbais de satisfação ou por afirmações neutras; os participantes estão gentilmente presentes uns com os outros numa atmosfera relaxada, muito semelhante a um carinhoso e confortável abraço depois do sexo.

Esta passagem inicial para o próximo evento é muitas vezes sutil. A ausência desses sinais de novo interesse sugere interferência ou resistência; indica uma incapacidade ou relutância para se afastar e soltar. A inabilidade do sistema de seguir em frente pode fixar-se no retraimento habitual por tanto tempo que a quantidade de contato entre as pessoas é dramaticamente reduzida.

Os casais e as famílias resistentes ao deixar ir podem caracterizar-se por agarrar-se uns aos outros, aos outros membros da família, ou ao terapeuta. Eles têm dificuldade de ficar sozinhos. O estar junto é supervalorizado e a privacidade é desvalorizada. Esses casais e famílias nutrem a dependência e consideram o comportamento independente como secreto ou não social.

Quando um casal ou os membros da família se retraem de modo prolongado, passam muito tempo sozinhos ou com aqueles mais semelhantes a si. Os indivíduos, subsistemas, o casal ou a família estão sempre afastados do contato com pessoas diferentes de si mesmas. Eles têm dificuldade de voltar-se informalmente para os outros. As normas são auto-suficiência, não precisar de ajuda e "Não é da conta de ninguém, só nossa" (Figura 4.6).

101

FIGURA 4.6. FASE DE RETRAIMENTO PROLONGADO

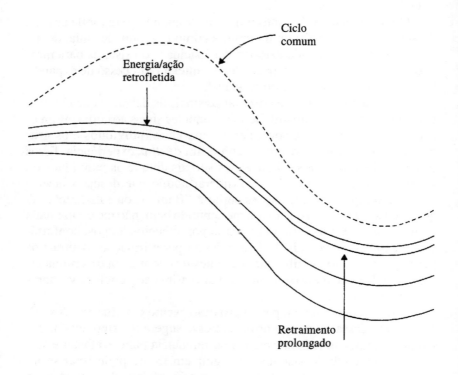

Quando o retraimento é prolongado, o casal ou a família passam muito tempo sozinhos.

John e Diana: movendo-se pelo ciclo

A sessão a seguir ilustra o movimento de um casal pelo ciclo interativo. Esta é a terceira sessão do casal. Eles estão casados há sete anos e têm dois filhos. John é engenheiro e Diana é psicóloga e trabalha com reabilitação. Eles vieram nos ver porque sentem que, embora nada tenha se deteriorado dramaticamente, existe uma "brecha", um "tédio" entre eles, como diz Diana. John diz: "Nós temos bom sexo, mas não fazemos amor". Os dois estão começando a passar menos tempo juntos, só os dois, e parecem ter mais interesse por outras pessoas do que um pelo outro.

TERAPEUTA: *Eu gostaria que vocês se voltassem um para o outro e falassem sobre algo importante para os dois. Eu me sentarei com vocês, ouvirei e se vocês ficarem num impasse ou precisarem de alguma ajuda, por favor, voltem-se para mim e ficarei feliz em ajudar. Tudo bem?*
JOHN: *Falo com ela o tempo todo e tudo que ouço é que a culpa é minha, que algo está errado com aquilo que fiz ou disse. Quero agradar e não agrado.*
TERAPEUTA: *Fico feliz por você ser capaz de dizer isto. Apenas diga-o diretamente para Diana, e se eu perceber que está acontecendo isso que você diz, prometo comentar.*
JOHN: *Como eu estava dizendo, você sempre me culpa.*
DIANA: (começa a chorar levemente) *Eu sou uma mulher romântica e quando estávamos em Nova York, no verão passado, pedi que você me levasse a um lugar especial, só nós dois. E o que aconteceu? Acabamos indo com outras pessoas. Por quê? Por que você é tão mesquinho comigo?*
JOHN: *Convidei todos e paguei a conta, não foi? Eu gostaria que você apreciasse minha generosidade.*
DIANA: *Não estou falando sobre generosidade, John.*

Aqui há um longo silêncio. Tanto John quanto Diana parecem emudecidos, desanimados. Diana se volta para o terapeuta, só olhando, sem dizer nada.

TERAPEUTA: *Vocês começaram mal e agora estão num impasse. Isso também acontece em casa?*
DIANA: *Sim. Depois de algum tempo parece que ficamos cansados e então há longos silêncios.*
TERAPEUTA: *No início, vocês têm boa energia. Tentam resolver o problema e fazem o que podem para entrar com todos os seus sentimentos.*

O terapeuta fala sobre a competência deles, sobre aquilo que fazem bem.

JOHN: *Com certeza, eu sinto não poder ser apreciado.*

103

TERAPEUTA: *Vocês têm sentimentos fortes, mas não ouvem muito bem um ao outro. Cada um diz algo importante que o outro não reconhece. Vocês dois conseguem sentir isto?*

Por causa dos repetidos fracassos anteriores em se fazer ouvir pelo outro, o casal fica sem energia já no início da fase de *awareness* do ciclo. Eles não são capazes de manter por tempo suficiente a conversa, nela colocar mais energia, para comunicar-se plenamente com o outro.

DIANA: *Ele não ouviu o meu pedido de aniversário.*
JOHN: *Você vê, doutor, aqui vamos nós mais uma vez.*

Aqui o casal está no estágio de *awareness* ou de *esclarecimento*. Eles estão tentando identificar o problema – para articulá-lo e depois encontrar um terreno comum com o terapeuta e chegar a uma *awareness* sobre o ponto de vista do outro.

TERAPEUTA: *Eu gostaria de ajudá-los a ouvir melhor o outro. Quero que vocês tentem começar de novo, mas desta vez, antes de responder, quero que digam o que ouviram o outro dizer. Entenderam?*
DIANA: *Sim.*
JOHN: *Acho que sim. Quero ser apreciado; quero ser elogiado pelo que faço de bom. Eu sempre me sinto criticado por você, Diana.*
DIANA: (para o terapeuta) *Agora, antes de responder, você quer que eu diga a ele o que o ouvi dizer?*
TERAPEUTA: *É isso.*
DIANA: *Ele diz que deseja ser apreciado.* (Ela faz uma pausa como se as palavras estivessem presas em sua garganta. Ela pigarreia.)
TERAPEUTA: *Por favor, diga isso ao John.*
JOHN: (parece animado e um pouco bravo) *Qual é o problema? Não pode dizer na minha cara?*

Aqui é difícil perceber a crescente excitação a partir das palavras deles. Mas eles parecem mais animados e atraídos pelo trabalho exigido.

TERAPEUTA: (para John) *Por favor, não interfira com Diana. Ela está fazendo o melhor que pode. Sua vez chegará.*
DIANA: *Você é um homem difícil de elogiar e apreciar. Mas é verdade... Eu ouvi você me dizer que deseja ser elogiado pelo que você faz de bom.*

JOHN: *Sim, é isso. Quero que você veja como me esforço para lhe agradar em outros momentos. Talvez não seja exatamente do seu jeito, talvez não seja muito romântico, mas é por amor que eu o faço.*

Ser ouvido tocou John e ele pôde falar com sentimento, até mesmo com paixão.

TERAPEUTA: *Agora é a sua vez, John. Diga a Diana o que você a ouviu dizer. Diga a ela, não a mim. Estou ouvindo.*

Eles praticam ouvir um ao outro por algum tempo. Embora o casal agora seja capaz de alcançar um pouco mais de contato por intermédio da *awareness*, a energia deles não aumentou porque eles não estão se olhando ou *vendo* um ao outro. Cada um está programando o outro com palavras, mas sem paixão.

TERAPEUTA: *Vocês estão indo bem na tarefa de ouvir o outro, mas não estão olhando... Vocês se lembram de quando se conheceram?... Como vocês não conseguiam tirar os olhos um do outro? O que aconteceu? Agora quero que vocês experimentem outra coisa: olhem um para o outro em silêncio, por alguns momentos, e depois se alternem dizendo o que estão vendo. Sem comentários, apenas aquilo que realmente vêem.*
JOHN: *A primeira coisa que vejo são seus olhos azuis. Nem sempre sei o que você está sentindo quando olha para mim desse jeito..., só que eu amo esse olhar.*
DIANA: *Gosto de seus olhos românticos. Eles são sonhadores... Você se lembra de como costumávamos olhar nos olhos um do outro enquanto dançávamos?*
JOHN: *Sim! No Pump Room do Ambassador em Chicago? Sim, e eu olhava para o seu decote!*
TERAPEUTA: *Vocês poderiam contar um ao outro alguns dos sentimentos que têm enquanto continuam olhando?*
DIANA: *Sentimentos nostálgicos! Quando olho para você e seu rosto parece mais suave, sinto-me aquecida e à vontade com você.*

(Seus rostos se suavizavam como se entrassem numa camada de sentimento mais profunda um com o outro.)

JOHN: *Eu sou tão tolo! Tive uma chance de ter você só para mim e a estraguei! Cheguei às lágrimas* (seus olhos estão marejados) *como um tolo. Não sei por que sou tão estúpido algumas vezes. Você quer que eu faça coisas especiais em seu aniversário, como essa viagem a Nova York. Você queria estar sozinha comigo e eu não lhe dei atenção em Nova York.* (Os olhos de Diana ficam vermelhos e ela estende uma mão hesitante para John.)

O terapeuta havia estendido o tempo, de modo que cada um pudesse pensar e sentir o problema de outro e permitir que o casal passasse à resolução. Os dois experienciam suas energias, levando-os a um maior entendimento do outro.

DIANA: *Nem posso lhe dizer o quanto é significativo para mim quando você me mostra seus sentimentos e sua vulnerabilidade.* (A cabeça de Diana está inclinada e John está olhando para o chão, timidamente.)

Aqui começa a fase de *contato.*

JOHN: *Vou dizer o que podemos fazer. No fim da próxima semana terei terminado meu projeto do Metrô. O que você acha de deixar livre o próximo fim de semana... e eu planejarei uma surpresa para nós. Conseguirei a babá e tudo o mais!*
DIANA: *Oh! Querido, você pode ser tão doce. Podemos pedir a Robin que venha.*
JOHN: *Eu ligo para ela, tudo bem?*
DIANA: *Ótimo!*

Como John e Diana desenvolveram uma boa compreensão da experiência do outro, foram capazes de criar espontaneamente uma situação que desse prazer a ambos. Era possível ver e sentir o pertencimento mútuo e o brilho de seu carinho. Eles se conectaram. Eles fizeram contato.

(Os dois se viraram espontaneamente para o terapeuta, sorrindo.)

TERAPEUTA: *Então, o que acontece quando vocês ouvem um ao outro e reconhecem aquilo que a outra pessoa deseja?*
DIANA: *Eu não sei se é sempre assim, mas parece que se eu repetir aquilo que John deseja, então, de algum modo, saio de mim e desejo responder a ele.*
JOHN: *É, comigo ocorre o mesmo!*

Ao rever brevemente a experiência, o casal sabe o que os ajudou a fazer contato e age como se no futuro pudesse repetir esta experiência bem-sucedida. A fase de *resolução* do processo ocorre com essa sensação de congratulação mútua.

TERAPEUTA: *Bom! Vocês saíram do impasse muito rapidamente quando ouviram o outro e ficou claro para vocês o que era importante para o outro e, assim, puderam ser generosos.*

Resumindo, cada casal e cada família tem seu próprio estilo de passar pelas fases do ciclo. Alguns se movem rápido, hesitam, ficam mais tempo numa das fases. As famílias que estão sofrendo têm modos e pontos característicos de interrupção em seu fluxo. Um processo saudável tem organização, ordem, e uma forma clara, enquanto um processo não saudável é desorganizado, desordenado e tem uma forma pouco clara.

A repetição de experiências bem-sucedidas em ciclos completos desenvolve um senso de bem-estar nos casais ou nas famílias, um senso de crescimento e de realização. A repetição dessas situações de sucesso ajuda a construir um terreno comum estabilizador com figuras comuns e facilmente alcançadas[8]. A teoria gestáltica sobre pequenos sistemas propõe que este terreno comum estável e sempre em expansão sustente a capacidade de persistência do sistema ao longo do tempo.

Um casal ou uma família aprende a focalizar a atenção em seu processo interativo, a formar figuras claras e comuns, e a completar situações. Os seguintes resultados específicos estão relacionados às habilidades necessárias para negociar as diversas fases do ciclo interativo, com um mínimo de resistência.

1. As fronteiras dos indivíduos, dos subsistemas e do sistema completo serão claros e flexíveis, de modo que um contato gracioso seja possível.
2. Os membros do casal ou da família permitirão que o outro se diferencie. Aprenderão a apreciar as diferenças e a incentivar a plena expressão daquilo que é visto, sentido e pensado.
3. O casal ou os membros da família irão aprender a incentivar o outro, a demonstrar apreço pelo outro, a apoiar e cuidar uns dos outros de diversas formas.
4. O casal ou os membros da família apreciarão seu próprio esforço e terão compaixão pelo esforço dos outros. Irão aprender respeito mútuo e lealdade.

5. Irão aprender a permanecer no presente, a terminar uma interação antes de começar algo novo, e a identificar as interrupções em seu processo.

6. Serão mais pacientes e irão desenvolver uma forma de permanecer firmes quando a vida fica difícil, e a soltar-se quando necessário.

7. Serão autenticamente curiosos a respeito dos sentimentos e opiniões do outro, e serão corajosos, experimentais e às vezes lúdicos quando forem necessárias soluções criativas.

O Papel do Terapeuta na Terapia de Casal e de Família

Um Gestalt-terapeuta observa o casal ou a família interagindo contra este pano de fundo do ciclo interativo. Uma fase específica se torna uma figura para o terapeuta, porque o sistema é especialmente habilidoso ao passar por essa fase e não tem consciência disso, ou porque existem resistências ou interrupções das quais o casal ou a família não tem consciência. As intervenções do terapeuta têm o objetivo de trazer *awareness* ao casal ou à família com relação ao modo que interagem: suas competências, o que já fazem bem, e suas fraquezas, o que precisam aprender.

A primeira tarefa do terapeuta de casal ou de família é estimular o interesse e a curiosidade do sistema quanto a seu próprio processo, ensinar os casais ou famílias a observar o modo como interagem. O terapeuta então ajuda a resolver as resistências, restaurando o bom funcionamento nos sistemas disfuncionais.

O Gestalt-terapeuta tenta ensinar o casal ou a família a dar atenção a seu processo interativo e a se esforçar para melhorar seu movimento no ciclo interativo. O terapeuta é um observador-participante, com ênfase no observador.

O ciclo interativo é usado pelo terapeuta, enquanto observa o casal ou a família, para identificar as habilidades de processo do sistema, assim como suas interrupções ou resistências. O terapeuta também usa suas próprias respostas ao sistema como uma parte importante dos dados fenomenológicos disponíveis.

Como participantes, os terapeutas organizam a situação terapêutica de modo que o casal ou os membros da família interajam diretamente entre si, em vez de focar sua atenção no clínico. Esta estrutura libera os terapeutas para observarem e avaliarem os modos pelos quais os clientes se relacionam uns com os outros. Os terapeutas então organizam suas observações e respostas com o objetivo de escolher um ponto figural para uma intervenção que ressalte algum aspecto do processo que o casal ou a família possa usar para saber mais sobre sua própria situação. Portanto, os terapeutas criam uma nova *awareness* que abre os olhos das pessoas e lhes dá mais escolhas.

Os terapeutas sugerem experimentos relevantes para criar novas situações e possibilitar que o casal ou a família aprenda novos comportamentos, experimente novos sentimentos, ou chegue a novos *insights*[9]. Portanto, os clientes aprendem a usar sua nova *awareness*, aqui-e-agora, com a presença dos terapeutas, como facilitadores e testemunhas. Aprendem a ampliar sua competência. Os terapeutas podem incluir experimentos em qualquer fase do ciclo em que seja necessário um aprendizado. Podem apontar onde as fronteiras ficam "frouxas" demais (confluentes e fusionadas) ou rígidas demais (duras e impermeáveis) e podem sugerir experimentos para alterar as interações entre duas pessoas quaisquer ou entre partes de um sistema.

Os terapeutas podem relatar sua experiência pessoal na cena que se desdobra, usando imagens, metáforas e fantasia para trazer uma nova *awareness* ao casal, um novo modo de olhar para si mesmos. Os terapeutas também observam e trabalham com polaridades, tomando muito cuidado em ensinar ao casal ou à família, muitas vezes por meio de experimentos, as possibilidades criativas inerentes em todos os aspectos de um dilema.

Finalmente, os Gestalt-terapeutas devem ter uma presença firme e cuidadosa que afirma, aprecia e elogia todos os esforços, todas as competências – tudo o que é emocionante e pessoalmente tocante. Os terapeutas devem ser pessoas compassivas que se transformam em modelo para o comportamento do casal ou da família.

CONCLUSÃO

Arriscando-me a soar óbvio, posso afirmar com segurança que a terapia efetiva se baseia em intervenções efetivas. A efetividade das intervenções de uma pessoa depende exclusivamente da validade do *objetivo pretendido*, da intencionalidade do terapeuta. A intencionalidade está baseada na presença consciente do terapeuta e nos dados fenomenológicos filtrados pelas lentes do Ciclo Interativo de Experiência. Mas qual é o objetivo pretendido de cada intervenção? A resposta, baseada na "lógica" de nossa teoria e técnica, é dirigir e apoiar a mudança positiva no sistema, e isto só pode ser atingido por uma mudança prévia na *awareness*, individual e coletivamente (pois esses termos são mutuamente inclusivos em qualquer sistema). Portanto, nossa teoria de mudança é baseada unicamente na *awareness*, que será explorada com mais detalhes no próximo capítulo.

NOTAS DO CAPÍTULO 4

1. O ciclo da experiência, como foi desenvolvido pela escola de Cleveland, é essencialmente uma expansão do "ciclo do instinto" proposto pela primeira vez em F. S. Perls (1969). *Ego, hunger and aggression*. Nova York, Random House. Isto se transformou finalmente na seqüência de pré-contato-contato-contato final-pós-contato de "ajustamento criativo", desenvolvida por F. S. Perls, R. F. Hefferline e P. Goodman (1951) em *Gestalt therapy: excitement and growth in the human personality*. Nova York, Julian Press. Uma descrição mais completa de suas aplicações aparece em J. Zinker (1978). *Creative process in Gestalt therapy*. Nova York, Vintage Books. (No Brasil, traduzido sob o título: *Gestalt-terapia*. São Paulo, Summus, 1997.) O ciclo é o processo existencial subjacente ao pensamento de sistemas descrito no Capítulo 3 deste livro.

2. Por exemplo, a *awareness* é impulsionada por sua própria energia, embora a energia necessária para pensar seja muito menor do que a usada na fase de ação, que muitas vezes envolve o movimento de músculos.

3. Indiquei em outro local que "uma resistência é aquilo que o terapeuta experiencia. O cliente é meramente a pessoa que ele pensa ser; sua experiência é a de cuidar de si mesmo" (J. Zinker (1978). *Creative process in Gestalt therapy*. Nova York, Vintage Books, p. 24). Veja a discussão sobre as resistências no Capítulo 6 deste livro.

4. F. S. Perls, R. F. Hefferline e P. Goodman (1951). *Gestalt therapy: excitememt and growth in the human personality*. Nova York, Julian Press, p. viii, grifo original. (*Gestalt-terapia*, conf. nota 1)

5. Goodman faz uma distinção interessante entre os fenômenos da *awareness*, consciência*, fantasia, sonho, esperança e fé:

---

* Em inglês, *awareness* e *consciousness*. No restante do livro, optou-se por traduzir *awareness* como consciência. Apenas neste ponto *awareness* foi traduzida como percepção consciente para diferenciá-la de *consciousness*, consciência. (N. T.)

A *awareness* é a simples presença, tanto perceptual quanto motora. A experiência, no sentido aristotélico, de base da verdade indutiva, é a memória e os hábitos presentes. A consciência é a limitação da presença** no plano subvocal às percepções, e o confinamento da resposta motora ao deliberado e ao adiado, excluindo as paixões mais fortes que são motoras. Fantasia e sonhos são amplamente consciência pura. A esperança é fantasia e meramente consciência, mas o componente que está presente de forma ilimitada na esperança é fé nas atitudes fixas de ambição, determinação, confiança e risco. Em sua forma mais precisa, em vez de em suas atitudes fixadas, a fé é sempre "sem base concreta", embora *a posteriori* sua base geralmente seja aparente [P. Goodman (1966). *Five years* (Nova York, Brussel and Brussel, pp. 19-20, grifo original].

6. Os Capítulos 8 e 9 deste livro trazem uma discussão detalhada das intervenções nos sistemas de casais e famílias.

7. O contato, na teoria Gestalt – como Wheeler (1991) mostra em *Gestalt reconsidered: A new approach to contact and resistance*. Nova York, Gardner Press –, foi originalmente conceituado de modo confuso e um pouco contraditório. O contato é definido de diversos modos em F. S. Perls, R. F. Hefferline e P. Goodman (1951). *Gestalt therapy: excitement and growth in the human personality*. Nova York, Julian Press, como (1) *awareness* e movimento em direção à resolução criativa e assimilação/rejeição na fronteira de contato entre o organismo e o campo ambiental; (2) uma resposta "aware", e (3) o processo de formação de figura no campo organismo/ambiente.

8. Uma descrição mais completa dos conceitos de terreno comum e de sua contraparte, complementaridade, será feita no Capítulo 8. O leitor também pode consultar J. Zinker, "Complementarity and the middle ground in couples", *Gestalt Journal*, 6(2), 13-27.

9. Para mais informações sobre o uso criativo dos experimentos, veja J. Zinker (1978). *Creative process in Gestalt therapy*. Nova York, Vintage Books.

** Em inglês, *presentness*, mais exatamente, a qualidade da presença. (N. R. T.)

5 AWARENESS E MUDANÇA*

Você não pode pisar duas vezes no mesmo rio;
pois águas sempre novas estão fluindo por ele.

HERÁCLITO

O fluxo dos acontecimentos da vida se abate sobre o casal ou a família, trazendo a mudança. Crianças nascem, crescem e vão embora; os filhos se casam e os pais se casam novamente; acontecem doenças e mortes; nascem netos; empregos são perdidos e um novo trabalho é encontrado. Novas informações estão fluindo constantemente por intermédio da família: escolas, jornais, televisão, livros, novos amigos, novos lugares visitados. Um casal ou uma família saudáveis estão sempre mudando.

Quando as habilidades para assimilar a mudança são inadequadas, quando o processo é fixo e não flexível, então o casal ou os membros da família passam a ter problemas, individualmente e como um sistema. Eles ficam ansiosos (a energia fica separada da *awareness*), ou atuam (o comportamento fica desconectado de suas necessidades), ou eles podem exibir sintomas físicos (energia bloqueada). Esses ca-

---

* Escrevi este capítulo sob o patrocínio do Centro Gestalt Internacional em Tortola, Ilhas Virgens Britânicas, em janeiro de 1985. Reconheço com gratidão a consultoria e o apoio financeiro de Edwin Nevis.

sais ou famílias muitas vezes buscam ajuda ou nos são encaminhados para receber ajuda.

Na terapia de casal ou de família a mudança saudável pode ocorrer à medida que as pessoas envolvidas passam a se interessar por seu processo interativo, envolvem-se no esforço de tomada de *awareness* e trabalham para resolver suas resistências ou interferências em relação à mudança saudável.

DETERMINISMO E IDEALISMO

A história da psicanálise e da psicoterapia, em geral, é enraizada na noção de crescimento e mudança por meio da *awareness*. Aquilo que era inconsciente vem à luz e a mudança então passa a ser possível. A *awareness* traz oportunidades de escolha. A não-*awareness* é agir de modo ingênuo, cego e sem escolha consciente. A oportunidade de escolher conscientemente é aquilo a que os filósofos se referem como *livre-arbítrio*[1].

Sei que a idéia de que a *awareness* e a escolha podem mudar nossas vidas, nossos destinos, é um ponto de vista extremamente otimista, mas ainda assim afirmo que a vida ideal vem de escolhas que são possíveis por meio do aprofundamento da *awareness*. Suponho que quando as pessoas são informadas e percebem seus desejos e os dos outros, elas farão as melhores escolhas possíveis para si mesmas e também para cada um dos membros do casal ou da família.

O aprofundamento e a ampliação da *awareness* e a responsabilidade concomitante pela escolha que vem como conseqüência são os princípios filosóficos subjacentes não só à Gestalt-terapia, mas a todas as terapias psicodinâmicas.

Será que todas as mudanças são previsíveis como efeitos determinados por causas? Se assim fosse, tudo o que precisaríamos seria encontrar os diversos determinantes de um dado fenômeno e então influenciar esse fenômeno. Será que isso seria possível num sistema em que existissem condições antecedentes para os subsistemas e onde estes mudassem uns aos outros em todas as combinações de interações possíveis? O mundo teria de ser construído de modo muito simplificado e linear para que se pudesse fazer previsões confiáveis dentro dos sistemas humanos[2].

A Figura 5.1 mostra a aparência de sistemas reais, especialmente os abertos. As causas e os efeitos só podem ser determinados arbitrariamente, pois existe uma enorme complexidade em determinado campo experiencial. Os sistemas não têm características simples de causa e efeito, e não podem ser reduzidos a um modelo determinista de mudança comportamental[3]. Um modelo determinista de mudança que ignore a *awareness* e as resistências a ela poderia se parecer com o modelo representado na Figura 5.2. Algumas terapias – por exemplo, a behaviorista – oferecem mudança sem a responsabilidade necessária para realizar escolhas. O cliente ou o sistema-cliente muda sem participar ativamente do processo de mudança. Quando os terapeutas desviam-se da *awareness* "atropelando" a resistência, não obtêm permissão para um experimento e simplesmente dizem ao cliente para fazer algo que irá resultar num comportamento mais adaptativo. O desvio da *awareness* acontece nas terapias em que o inconsciente do paciente é abordado diretamente e recebe uma ordem para fazer algo ao encontrar determinado estímulo. Isto acontece em sugestões pós-hipnóticas: "Da próxima vez que você vir sua mãe, e ela lhe der um conselho, você lhe agradecerá e depois fará aquilo que fizer sentido para você. Quando você acordar, não irá pensar nem se preocupar com isto. Isto só acontecerá quando você falar com sua mãe".

FIGURA 5.1. SISTEMA ABERTO TÍPICO

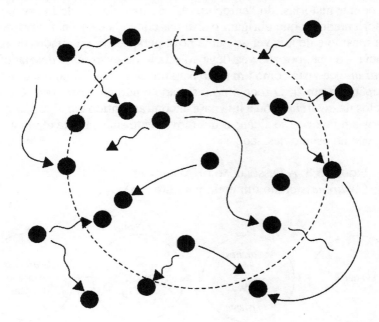

FIGURA 5.2. "ATROPELANDO" A *AWARENESS*

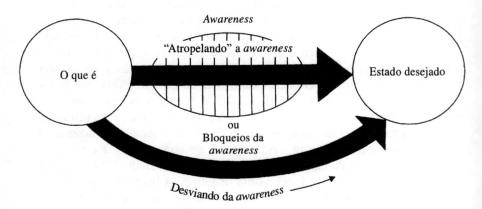

Outro método de não envolver a *awareness* de um sistema é dissolver a *awareness* existente como se ela fosse mergulhada num solvente e depois reconstruída no estado desejado. A aparência deste modelo é representada na Figura 5.3. Aqui vemos uma técnica pela qual a *awareness* é "afrouxada" por meio do uso de explicações paradoxais, do contar histórias, do "enlouquecer" deliberado, ou de intervenções desorientadoras que obrigam o sistema-cliente a examinar novamente a si mesmo e depois ver-se numa nova perspectiva ou quadro de referência – o que, por sua vez, leva ao estado de *awareness* desejado[4]. A *awareness* é vista como um meio para um fim e não como um objetivo terapêutico em si. O foco é no resultado e não na *awareness*. Os bloqueios na *awareness* ou a luta para encontrar sentido em algo são ignorados em favor de se alcançar um movimento suavemente eficiente em direção ao estado desejado.

FIGURA 5.3. A DISSOLUÇÃO DA *AWARENESS*
(*Awareness* como um meio para um fim)

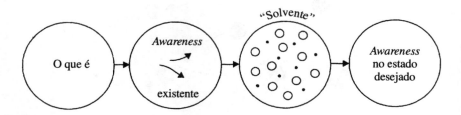

As pessoas mudam sem saber por quê. Elas podem sentir-se gratificadas, mas estranhas. O comportamento indesejável muitas vezes desaparece depois que determinado procedimento é repetido por diversas vezes. Não estou subestimando a importância de remover sintomas dolorosos de um cliente que se sinta muito infeliz. Milton Erickson descreve um caso de um estudante de medicina e de sua noiva, em que ambos eram enuréticos[5]. Ele fez um trabalho brilhante usando uma técnica simples de sugestão e paradoxo[6], e o casal parou de molhar a cama. Nós teríamos considerado isto um procedimento provisório para aliviar o estresse, que seria seguido por terapia individual ou de casal para ampliar a *awareness* do casal[7].

A FENOMENOLOGIA DO AQUI-E-AGORA

O motivo pelo qual os modelos deterministas são bem-sucedidos ao induzir a mudança funcional, mas falham em alcançar a mudança significativa, é que eles são baseados na história da causalidade e não "no que é" no momento presente. Numa palestra em Harvard, proferida há muitos anos, o poeta e. e. Cummings disse à audiência:

> Vocês não têm a menor idéia de estar aqui e agora, e sozinho, e você mesmo. Por que (vocês perguntam) alguém deveria estar aqui, quando (apertando um botão) qualquer pessoa pode estar imediatamente em cinqüenta lugares? Como alguém poderia desejar estar agora quando qualquer pessoa pode viajar a qualquer ponto da criação com o simples girar de um botão?... E quanto a ser você mesmo – por que você deveria ser você mesmo, quando em vez de ser você, é possível ser uma centena, um milhão ou centenas de milhares de outras pessoas? O próprio pensamento de ser "si mesmo" numa época de eus intercambiáveis deve parecer extremamente ridículo... lembre-se apenas de uma coisa: é você – e ninguém mais – quem determina seu destino e decide sua sorte. Ninguém mais pode viver por você, nem você pode viver por outra pessoa[8].

A palavra *fenomenológico* implica o processo psicofisiológico que é experimentado por uma pessoa e é unicamente dela; acrescentar a dimensão do aqui-e-agora dá a esses fenômenos pessoais um imediatismo existencial. Esses fenômenos contínuos (e outros mais) constituem o mundo de uma pessoa. Quando as pessoas morrem, supondo que a *awareness* delas cesse de modo permanente, todo o seu mundo está terminado para sempre e, fenomenologicamente, *o* mundo termina.

Atualmente, a expressão "aqui-e-agora" transformou-se quase num cliché. Ela foi erroneamente convertida numa exigência de extrair a *awareness* imediata da outra pessoa, como se o outro sempre experimentasse a escolha de compartilhar seu eu. Em poucas palavras, ela se transformou num meio de "extorquir" sentimentos. Carl Rogers indicou há muito tempo que o mundo fenomenológico é o mundo experienciado[9]. Isto é, eu sou aquilo que experiencio ser neste momento e se você me perguntar o que sinto agora e eu disser "nada", você poderá supor com segurança que, neste momento, vivo num mundo colorido pelo "nada"; que sinto o "nada" dentro de mim, que interpreto aquilo que experiencio internamente como tendo o valor de "nada" em minha comunicação com você. E desse modo, em vez de entender respeitosamente o "nada" da experiência das outras pessoas, alguns terapeutas e coordenadores de grupos os pressionam tiranicamente, pedindo mais, como se nunca tivessem respondido à pergunta.

A experiência do aqui-e-agora começa com a sensação. No organismo que tem um pequeno córtex cerebral, o funcionamento sensorial de um momento para o outro é básico, pois o processo cognitivo não se tornou conceitualmente elaborado. Isso não acontece com os seres humanos. A experiência sensorial é nomeada de forma automática, elaborada cognitivamente e embelezada: "Eu vejo uma luz. É uma luz amarela. Ela flui diretamente para cima e para baixo a partir de um abajur com uma base de vidro trabalhado com a forma de uma garrafa de uísque. O abajur tem uma cúpula de papel amarelado. Ele é feio. Eu não gosto dele. Quero me livrar dele... e assim por diante".

Falando de modo geral, nós nos esquecemos de que nossa linguagem tem raízes sensoriais e que nossas palavras vêm de referenciais concretos. Muitas vezes tratamos as palavras como se fossem experiências primárias. A manipulação pedante das abstrações nos afasta e nos aliena do impacto imediato de uma realidade pessoal[10]. É difícil estar em contato sensorial direto num mundo cada vez mais automatizado em que somos constantemente distraídos e que nos reduz à passividade por meio de um processo onipresente de ruído cognitivo de segunda mão.

A realidade fenomenológica sempre existe temporalmente no presente. Mesmo em termos da *awareness*, da memória e da antecipação mais profundas e claras não existe um modo de viver experiencialmente o ontem ou o amanhã. Estamos todos temporalmente ancorados no momento presente. As imagens de ontem estão coloridas por este "agora" – elas são como postais colados num álbum, uma biblioteca audiovisual de referência em nossa mente: meras "referências"*. Os quandos de nossas vidas não possuem pulsação nem vivacidade, especialmente quando tentamos verbalizá-los. Podemos injetar vida no "quando" ao reatuá-lo *agora*, como se estivesse acontecendo. A memória parece voltar à vida quando é "revivificada" e trazida para o presente. Desse mesmo modo, podemos dar vida a uma fantasia, a um sonho ou a uma antecipação. Mas essas reatuações se transformam em acontecimentos presentes e não devem ser confundidas com os eventos reais que aconteceram ou estão para acontecer. A reatuação está inseparavelmente fundida dentro de nós.

A realidade fenomenológica sempre existe espacialmente aqui. A amplitude de nosso "aqui" é determinada pelo espaço fenomenal ocupado como variedade dos sentidos e instrumentos que ampliam esses sentidos. Na experiência atual, nós permitimos que a coisa sentida entre dinamicamente em nosso próprio ser. Se estamos claramente em contato com algo no espaço, a distância entre a pessoa e o objeto escolhido é fenomenologicamente diminuída; o objeto está experiencialmente próximo de nós. O ponto dinâmico no qual se dá o encontro entre nós e esta sensação é chamado de *fronteira de contato*. Um objeto percebido como tendo um valor negativo pode ser espacialmente afastado e visualmente contraído: "Existe distância entre nós".

O aqui-e-agora fenomenológico, portanto, representa uma experiência sensorial altamente pessoal neste momento do tempo e neste lugar.

O modo como a atualidade é experienciada é uma questão pessoal. Ninguém pode experimentar nossas vidas interiores por nós. As pessoas sensíveis podem expressar aquilo que experimentam quando estão conosco e esta expressão pode tocar algo dentro de nós, mas se elas fossem fazer uma interpretação do significado "real" do meu comportamento, se perderia a pureza de nossa experiência como é revelada concretamente neste momento. O ponto importante aqui é que nós, como indivíduos, somos os únicos possuidores de nossas vidas fenomenológicas separadas. Portanto, o aqui-e-agora experiencial não existe num vácuo mas é possuído por um eu, uma pessoa.

O conteúdo do meu experienciar é um dado tão válido para mim quanto o experienciar de outra pessoa é para ela. Não existe um fenômeno experiencial "bom" ou "mau"; as coisas "apenas são".

Depois de ter esboçado meu conceito de realidade fenomenológica, estou pronto para apresentar meu modelo do fenômeno da *awareness* interativa conforme ele ocorre com energia e ação dentro desta realidade.

---

* Em inglês, "*about-nesses*". (N. R. T.)

Awareness, Energia e Ação

O que é *awareness*? Como é gerada? Como ela cresce? Como a "consciência plena" produz a mudança? A mudança é lateral, linear ou é de algum modo tridimensional? O modelo freudiano de consciência parece um *iceberg* parcialmente submerso (veja Figura 5.4). Este modelo enfatiza diversas suposições importantes sobre a consciência: que nós vivemos principalmente na inconsciência, que a consciência pode ser tridimensional, que ela está em movimento, e que precisamos lidar com nossa resistência a conhecer. Ele não retrata vividamente que a consciência possa expandir ou contrair, tornar-se mais complexa e/ou mais destilada e em camadas[11]. A *awareness* certamente não é linear, como na Figura 5.5.

Figura 5.4. Modelo Freudiano da Consciência

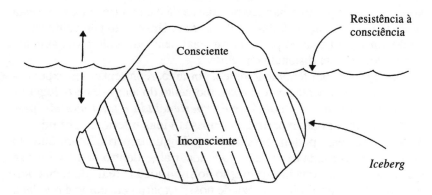

Figura 5.5. Modelo Linear da *Awareness*

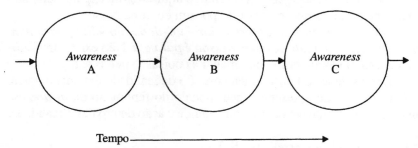

A consciência está num estado dinâmico constante: organiza os estímulos, chega a um foco nítido (formação de figura), cresce em energia e ação (contato), dispersa-se (retraimento) e depois examina o próximo conjunto de estímulos. Este processo deve ser multiplicado diversas vezes, pois somos bastante capazes de organizar numerosas experiências simultaneamente, deixando algumas de lado enquanto, ao mesmo tempo, mantemos outras (Figura 5.6).

Este modelo assemelha-se a duas cebolas arrumadas horizontalmente e conectadas por suas raízes e hastes. Esta idéia é adequada, pois as cebolas são formadas por camadas que vão do centro para a periferia, conotando uma riqueza crescente acumulada no decorrer do tempo. Conforme a base analítica enriquecida se afunila, o pensamento se torna destilado, focado e sintetizado, pronto para a ação.

A *awareness* se contrai e se expande. As configurações aparecem como faixas organizadoras complexas e variadas e depois se transformam em imagens definidas e destiladas a partir das quais pode surgir a ação potencial. A expansão segue a destilação num padrão rítmico de organizar a experiência, agir, e assim por diante.

Quando a *awareness* é fina, limitada em profundidade e em variação, unipolar e monolítica, as ações tendem a ser hesitantes, desajeitadas e indecisas. Existe uma vacilação ou ambivalência no comportamento, como acontece com uma criança que sente um impulso, mas que não tem certeza do que fazer e muda o peso de uma perna para a outra para aliviar o desconforto. De modo semelhante, quando um casal ou os membros de uma família não fazem um esforço para ouvir as idéias e sentimentos dos outros sobre algo que é importante, se não for gerada *awareness* comum suficiente, as ações provenientes desse sistema serão fracas. Elas não têm apoio suficiente em toda a família; são executadas de modo insatisfatório, com pouco prazer ou entusiasmo.

Quando a *awareness* de um sistema é pouco profunda e nem todos estão envolvidos, a energia do grupo tende a ser fraca e alguns membros fazem mais do que a sua parte para que algo aconteça. Por exemplo, enquanto algumas pessoas se esforçam e trabalham duro, as outras se arrastam e reclamam, agindo de modo distraído ou não cooperativo. O efeito total é que o casal ou a família não experimenta muito prazer, tem dificuldade em tomar decisões, e é uma equipe de trabalho pouco eficiente. Existe um tipo de efeito dominó quando a *awareness* não está plenamente desenvolvida no sistema. Uma *awareness* superficial não gera energia adequada para realizar uma tarefa. A energia é fraca

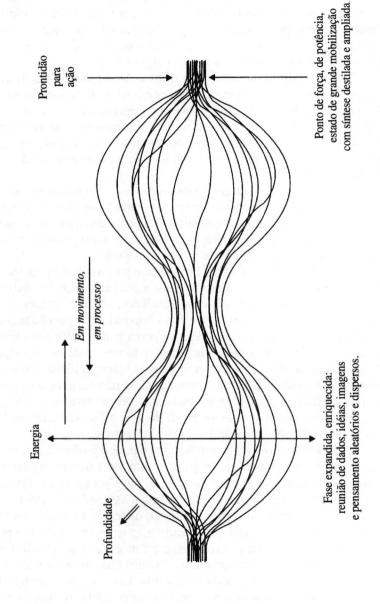

FIGURA 5.6. ESTADO DINÂMICO DA *AWARENESS*

porque a *awareness* não está suficientemente enriquecida. A ação é fraca porque não é impulsionada por energia suficiente.
A *awareness* muda constantemente quando flui sem obstruções. Na psicoterapia, a testemunha deste processo ajuda os clientes a articular plena e claramente sua *awareness* no momento (*feedback*). Eles recebem a mensagem: "Sua *awareness* e a do mundo é boa e útil. Ela funciona bem, ajuda-o a sobreviver e a seguir adiante". Os clientes aprendem: "Meus pensamentos e sentimentos são válidos. Meu organismo me ajuda a entender meu mundo e organiza minha experiência em unidades significativas. Sinto-me competente e bom". Os clientes podem continuar a examinar suas vidas articulando aquilo que já entendem. No momento em que conhecem a si mesmos, eles começam a ficar curiosos sobre o que virá a seguir e, como se terminassem um capítulo de um bom livro, ficam ansiosos para virar a página e ver o que virá a seguir (Figura 5.7).

FIGURA 5.7. CICLO DE EXPERIÊNCIA COM A *AWARENESS* COMO FOCO

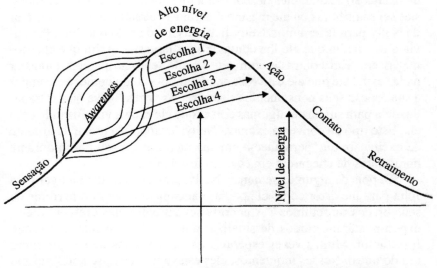

A *awareness* expansiva provê faixas de escolha mais amplas para determinada ação. O casal ou a família estão livres para fazer o que lhes parecer certo. Suas ações são mais fortes, mais claras, mais decisivas, têm mais base e maior duração. Existe ampla energia para apoiar as ações do sistema.

John e Nelly Mathienson: Conseguindo Awareness *em Sincronia*

Os jovens John e Nelly Mathienson sempre questionaram as crenças e os valores convencionais a respeito da sexualidade. Os pais de John eram irlandeses, católicos. John tinha lutado com sentimentos de culpa a respeito da masturbação; tinha raiva das freiras de sua escola, pois o haviam condicionado a pensar em seu "sêmen" como um ato pecaminoso e sujo. Nelly vinha de uma família de acadêmicos ateus da Nova Inglaterra, que não se importavam muito com sexo qualquer que fosse o modo em que ocorresse.

O senso de fazer algo proibido aumentava a paixão de John, enquanto Nelly era mais cerebral em relação ao sexo que faziam periodicamente. Ela dizia a seu jovem e perturbado marido: "Bem, eu não tive um orgasmo esta noite, isto não é uma catástrofe!". Mas John sabia que fazer amor sem orgasmos repetidamente deixava Nelly menos entusiasmada, e quando ela alcançava um alto nível de excitação, seus orgasmos abriam sua pele, seus poros, sua garganta e até sua alma. Nesses momentos, ela simplesmente ficava radiante.

Quando John e Nelly começaram a conversar sobre essa questão de excitação sexual, eles descobriram que John começava a ter fantasias sensuais horas ou até mesmo dias antes de realmente se aproximar de Nelly para fazer amor. Nelly ficou fascinada pelo que John lhe havia dito e pediu que ele lhe contasse suas fantasias assim que elas começassem. Em contraste com seu marido, ela não parecia fantasiar nada sexual até que ele estivesse acariciando-a. John começou a contar a sua esposa seus pensamentos sexuais, e às vezes ligava para o trabalho dela para sussurrar algumas coisas que ele estava visualizando com ela. Este tipo de conversa excitava Nelly, levando-a a um nível ardente de excitação, que permanecia em sua mente e em seu corpo durante horas antes de chegarem em casa no fim do dia.

Depois de algumas semanas, Nelly começou também a ligar para John para lhe dizer como ela podia praticamente "sentir o perfume de seus braços masculinos". A energia sexual entre eles cresceu, e eles experimentaram modos de sinalizar um ao outro quando desejavam fazer amor. Muitas vezes esperavam semanas antes de se aproximar um do outro. Nesses momentos, eles estavam em êxtase antes mesmo de se tocar.

Eles descobriram não só que a combinação de suas palavras, imagens e fantasias excitava ambos, mas que, juntos, eles experimentavam um tipo de energia sensual cheia de cor que, inevitavelmente, os deixava satisfeitos e exauridos depois de fazer amor. Muitas vezes, um parecia acompanhar a antecipação do outro de um novo aspecto do toque mútuo. Os dias em que Nelly assegurara a John que "um orgasmo não era tão importante" estavam no passado, e John não precisava se sentir como um "menino ruim" para experimentar o poder de sua excitação e de sua satisfação com Nelly.

No início, o casal corria o risco de cair num tipo de relacionamento estereotipado – o marido hesitante se aproximando de uma esposa relutante que se adapta a ele por gentileza e dever, mas sem muito prazer. A ampliação da *awareness* sobre suas fantasias sexuais os levou a uma mutualidade de antecipação e excitação. Juntos, eles descobriram a arte de combinar sincronicamente o interesse sexual com a energia libidinal e encontraram diversos modos de dar prazer um ao outro na cama e fora dela.

PARADOXO E MUDANÇA

Em seu artigo escrito em 1970 a respeito da mudança, Beisser definiu a teoria paradoxal da mudança do seguinte modo: "*A mudança acontece quando a pessoa se torna aquilo que é*, não quando tenta se transformar naquilo que não é"[12]. Edwin Nevis definiu do seguinte modo o papel do terapeuta quanto à mudança: "A mudança não acontece por intermédio de uma tentativa de coerção do indivíduo ou de outra pessoa que tente mudá-lo, mas acontece se a pessoa dedicar tempo e esforço para ser aquilo que é – para investir plenamente em suas posições atuais. Ao rejeitar o papel de agente da mudança, tornamos possíveis as mudanças significativas e ordenadas"[13]. O que significa dizer que olhamos para "o que é" num casal ou numa família? Damos ao casal ou à família uma oportunidade para examinar aquilo que é experienciado, o que é feito, as ações que acontecem, os sentimentos que estão disponíveis e que são expressos, e também aquilo que pode estar reprimido[14]. Incentivamos o casal ou a família a ver e a experienciar boas qualidades, a utilidade, a criatividade daquilo que descobrem quando examinam a si mesmos. Os casais e as famílias muitas vezes são incapazes de ver boas qualidades e a competência de suas posições presentes. O desconforto de seu estado assume o primeiro plano.

Quando um casal ou os membros de uma família começam a vivenciar sua competência e criatividade mesmo nos momentos difíceis, eles experienciam uma afirmação e uma dignidade que não estavam disponíveis a sua *awareness* anteriormente. Isto, por sua vez, lhes dá a coragem para olhar para aquilo que está faltando em seu sistema, o que está do outro lado de suas competências. Eles então podem dizer: "Fazemos isto bem, mas pagamos muito por isso. Talvez pudéssemos tentar fazer as coisas de outro modo, que não nos fizesse sentir tão solitários e isolados como temos estado". Entrar mais plenamente "no que é" permite que a jornada continue em direção ao que é melhor e mais plenamente adaptativo na vida do casal ou da família.

O paradoxo é que quanto mais o casal ou a família experienciar aquilo que é e como isso opera (em vez de como isso "deveria ser"), maior a chance de que possam passar para uma vida melhor, para um modo mais satisfatório de estarem juntos (Figura 5.8). Por outro lado, quanto mais a família for pressionada para mudar seus modos de pensar e agir, mais ela irá resistir à mudança. Aceitar "aquilo que é" é a pedra fundamental de minha posição terapêutica. Como terapeutas, nós nos inserimos na vida do casal ou da família, pela curiosidade e *awareness*. Tentamos provocar a curiosidade deles a respeito de quem são, como funcionam e o que é importante para eles. No momento em que podem olhar uns para os outros e começar a examinar aquilo que são, eles estão envolvidos no processo de mudança. O nível de sua *awareness* combinada muda. Uma *awareness* mais ampla, mais rica lhes dá mais escolhas e, portanto, uma chance melhor de ter uma vida boa.

AWARENESS E RESISTÊNCIA

Muitas vezes a mudança é desagradável. As imagens de si mesmo ou da família são ego sintônicas e bem enraizadas: "eu sou uma pessoa gentil" ou "nós somos uma família unida" foram construídas no decorrer do tempo e foram formadas por razões que, em termos de desenvolvimento, tinham um sentido. A auto-imagem de uma família ou de um casal se desenvolve desde os primeiros encontros com o outro, com os avós, os pais e a comunidade.

A Família Madiar: Percebendo fronteiras em transformação

Vivendo isolada no setor industrial e socialmente empobrecido de sua cidade, a família Madiar tinha testemunhado seus vizinhos sendo invadidos por cobradores de contas, por assistentes sociais, e pela polícia local. Os avós, que imigraram da Europa e que ainda falavam sua língua natal depois de muitos anos de vida na América, se orgulhavam de seu trabalho duro, da sua autoconfiança, e de terem

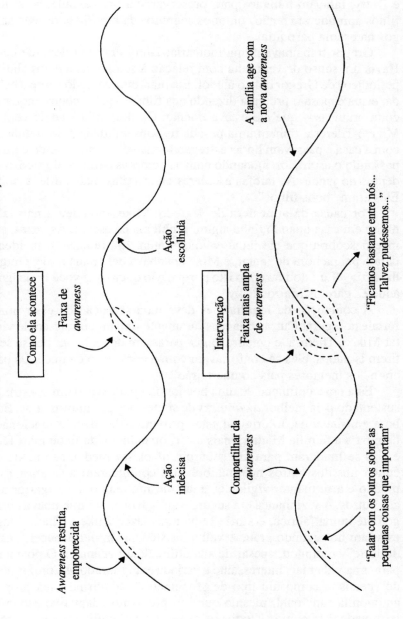

FIGURA 5.8. TEORIA PARADOXAL DA MUDANÇA

mantido a família intacta ao recusar ajuda dos outros. Os pais, Gregor e Dotty, falavam húngaro para preservar sua privacidade, e os dois filhos aprenderam a não contar os segredos da família para seus amigos na escola paroquial.

Gregor trabalhava numa indústria; Dotty era uma dona de casa. Havia um senso de vergonha com relação à sua pobreza e aos abusos periódicos de Gregor com o álcool. Ele mantinha segredo sobre a bebida, e sua esposa o protegia dizendo aos filhos – pelo menos enquanto eram crianças – que ele estava doente. Os dois filhos adolescentes, Mike e Theresa, tinham uma pesada responsabilidade pelos cuidados com a casa e passavam horas esfregando assoalhos, arrumando camas, passando o aspirador, ajudando com as compras e limpando a cozinha depois do jantar. As tarefas escolares eram feitas mais tarde, à noite. Eles eram "bons filhos".

Por causa da atmosfera de segredo, Mike aprendeu a não falar muito em casa quando tinha algum problema na escola. Às vezes, sua mãe descobria que ele tinha cabulado aula. Ela relatava o incidente para o pai na hora do jantar, e Mike apanhava dele mais tarde. Gregor lhe dizia: "Eu estou fazendo isto porque não quero que você fique igual àqueles garotos Mairowitsky".

A contenção da família lhes dava uma sensação de estar numa fortaleza segura. Outras crianças raramente tinham permissão de visitar Mike e Theresa, e embora nunca parassem de reclamar por se sentirem isolados, eles se confortavam com a convicção de que seus pais eram "os melhores pais do quarteirão".

Esta era a definição de uma boa família para eles – um constructo sustentado pela melhor *awareness* de si mesmos por muitos anos. Embora em sua situação original esta "proximidade" tivesse funcionado bem para a família Madiar, mais tarde, quando a vida ficou mais fácil e eles se mudaram para um subúrbio de classe média, seu modo de cuidar uns dos outros não mudou. Eles continuaram a se afastar do mundo e a se manter vigilantes e, ao mesmo tempo, a se agarrar uns aos outros. A vizinhança era segura e amigável, o pai trabalhava como gerente numa fábrica, e a mãe tinha mais lazer. Mike e Theresa logo estariam no segundo grau. A velha insistência em permanecer "perto do forte" continuou, apesar de sua utilidade ter acabado. O potencial para uma vida mais interessante e variada era ignorado. A "proximidade" persistia como um tipo de "focinheira", adquirindo sua própria autonomia funcional, mesmo que seu propósito adaptativo estivesse terminado. Era como se todos os membros da família estivessem tentando se espremer no mesmo casaco embora cada um tivesse seu próprio e amplo guarda-roupa.

Quando um terapeuta questiona ou interpreta o significado da autoconstrução de um sistema, acontece uma resistência saudável: "Você não vê que a sua proximidade não é realmente um estar juntos, mas..." Este método de atacar o problema, de diagnosticar e interpretar mobiliza os esforços da família para proteger e defender seu modo especial de ver a si mesma que funcionou bem para eles, que foi a melhor ação possível, embora com um alto preço, por tantos anos. A resposta da família é proteger sua integridade. A intervenção baseada na interpretação da patologia estimula e mobiliza a resistência. A família vê a si mesma como sendo aquilo que são e assim se sente ameaçada ou invalidada e passa a se defender contra o ataque percebido. O esforço do terapeuta para pressionar uma nova *awareness* dentro do sistema encontra um silêncio teimoso ou um acenar respeitoso, mas certamente não uma apreciação entusiástica.

Por que não? O que está faltando? Afinal de contas, a família veio buscar ajuda e o terapeuta lhes oferece soluções úteis. Entretanto, a família não teve oportunidade para examinar a si mesma, de modo tal que pudesse apreciar sua própria sabedoria adaptativa, seus próprios esforços criativos ao lidar com os dilemas em sua história – as dificuldades que fizeram com que a "proximidade" fosse o modo mais útil de sobreviver como unidade coesa, funcional e viva.

O Gestalt-terapeuta de casal ou de família primeiro dá ao sistema uma oportunidade para olhar com respeito e dignidade para a natureza e a qualidade de seu estilo de estar juntos; dá-se espaço para que os membros explorem a experiência de proximidade, para que vejam a si mesmos como pessoas competentes, para que tomem *awareness* de si mesmos como intrinsecamente bons. Apenas quando a *awareness* coletiva da família se manifesta ou se abre é que eles podem começar a se sentir suficientemente à vontade para fazer a si mesmos as perguntas mais difíceis e provocativas: "O que fizemos – ou não fizemos – para estar nesta confusão?" "Por que nossa proximidade não está nos ajudando mais?" "Como estamos nos atrapalhando?".

O ímpeto, a energia e a curiosidade para a mudança precisa vir da família. Esta energia é estimulada quando o terapeuta primeiro pede aos membros do sistema que conversem *uns com os outros* sobre algo com que todos se preocupem. A experiência de conversar no aqui-e-agora permite o auto-exame na presença de uma testemunha suportiva.

Quando o terapeuta faz a pergunta: "O que é importante para todos vocês?" ele logo deduz, das diversas respostas, que *a proximidade é muito importante*; a família Madiar aguça seus ouvidos e começa a ouvir atentamente. O Gestalt-terapeuta pode, inicialmente, fazer a seguinte intervenção:

TERAPEUTA: *Observei que quando vocês conversam, todos têm algo a dizer sobre as idéias dos outros. Vocês fazem muitas perguntas uns aos outros. Parecem ficar magoados quando alguém discorda. Vocês acham importante chegar ao consenso, estarem juntos. Posso entender como isso deve fazer com que vocês se sintam mais fortes como família quando existem problemas. Vocês são realmente bons em se unir.*

Este é um exemplo de trabalho com *awareness* da família e de apoiar "aquilo que é" – apoiando a *awareness* que a família tem de si mesma. Em resposta a isto, todos dão um suspiro de alívio e se sentem afirmados com relação ao modo como lidaram com a situação. Todos se sentem bem recebidos, vistos, respeitados, apreciados e entendidos.

O terapeuta tem a satisfação de ter apoiado a família Madiar como ela realmente é. Ter tocado um tema central da visão anteriormente inconsciente da família sobre si mesma e trazido esta visão à *awareness*. Existe uma competência genuína e uma qualidade em cada casal ou família, por mais disfuncional ou mal organizada que ela possa parecer.

Os membros da família começam a experienciar uma consideração especial e respeito pelo terapeuta, confiando na percepção inicial e no suporte clínico do processo da família. Eles também se sentem incentivados a continuar a explorar o outro com interesse e curiosidade. O terapeuta os "fisgou". O que aconteceu com a resistência? A família Madiar não tem ao que resistir. Todos ouviram suas próprias vozes ocultas serem reveladas nas observações fenomenológicas do terapeuta. Sentem-se elogiados e entendidos. O terapeuta meramente descreve aquilo que é, o que é dado, e o coloca numa linguagem simples para ser compreendida de modo novo pelo sistema-cliente. O terapeuta move-se com o processo do sistema em vez de pressionar contra ele. Ao desistir do papel de agente da mudança, o terapeuta funciona como testemunha compassiva, envolvida na observação e compreensão do modo de ser da família Madiar. O terapeuta "desliza" com a família em vez de voar com o vento.

Normalmente, se a família Madiar se sentisse abordada por um estranho, considerando-se a história de seu desenvolvimento e o modo

130

como se organizou coletivamente, se retrairia, tratando o estranho com reconhecimento respeitoso ou silêncio. Neste caso, a resistência é mantida no mínimo porque o terapeuta é experienciado como uma figura suportiva e confirmadora, capaz de entender os esforços sinceros e bem-intencionados dos Madiar para "criar uma família decente". Nada do que foi dito ofende ou os ameaça esteticamente.

Numa sessão posterior (ou talvez mais tarde na mesma sessão) o terapeuta pôde se permitir incentivar a família Madiar a olhar para o outro lado da moeda, o outro lado de sua proximidade: "O que vocês todos pagam – qual é o preço por concordarem tanto e serem tão próximos o tempo todo? Existe um preço?". Ampliar a consciência significa que não olhamos somente para *aquilo que acontece*, mas também para *aquilo que não acontece*; não apenas para *o que é*, mas também para *o que não é*.

O pai não parece ouvir a pergunta do terapeuta e pede que ela seja repetida. O terapeuta repete a pergunta e, depois de um silêncio desconfortável, Theresa arrisca uma resposta.

THERESA: *Eu não saio para ir à casa de Mary* (olhando furtivamente para seus pais).
MIKE: *Mãe, por que preciso ficar por perto da cozinha quando já terminei de ajudar?*

Assim, com o incentivo e o suporte do terapeuta, os Madiar começam a fazer algumas perguntas difíceis para si mesmos a respeito da miopia de sua proximidade. O terapeuta evita ficar polarizado e apóia cuidadosamente os filhos e os pais.

TERAPEUTA: *Parece que, por olhar tanto uns pelos outros, nenhum de vocês se diverte muito com outras pessoas. Isso é verdadeiro ou eu perdi o ponto?* (Dando-lhes oportunidade para resistir, o terapeuta continua): *Talvez eu não esteja vendo isso direito.*
GREGOR: *Dotty e eu de vez em quando vamos ao cinema e as crianças também podem ir junto, se quiserem.*
DOTTY: (colocando sutilmente mais peso no outro lado da balança) *Eu sempre fico com medo de que Theresa se misture com as crianças erradas da vizinhança.*

Quando há resistência, este é um sinal de que a família precisa de mais tempo para assimilar a nova *awareness* e de mais suporte antes de abalar seus constructos e seguir adiante. Sentindo a necessidade de suporte e, ao mesmo tempo, reconhecendo o equilíbrio delicado entre as necessidades dos filhos adolescentes e as dos pais, o terapeuta responde:

TERAPEUTA: *Está claro para mim que vocês são bons pais. Vocês realmente se preocupam com o bem-estar de seus filhos. Mas, no outro lado da escala, Theresa e Mike têm um dilema legítimo. Como vão encontrar os bons garotos lá fora? Eles estão chegando naquela idade em que esses contatos sociais são importantes.*

Até aqui os dois lados foram reconhecidos e a intervenção está equilibrada. O terapeuta continua:

TERAPEUTA: *Conversem uns com os outros mais um pouco. Tentem descobrir como vocês podem continuar cuidando uns dos outros e, ao mesmo tempo, deixar que cada um saia um pouco mais da família.*

Nossa abordagem apresenta uma fórmula de intervenção incrivelmente simples, mas extremamente poderosa, com três passos e que, de modo implícito, foi demonstrada na sessão com os Madiar. Esta fórmula será repetida novamente nos capítulos que se seguem. Agora irei recapitular "o quê", "como" e "por quê" de minha estratégia terapêutica.

1. O terapeuta começa incentivando a família a conversar sobre algo que seja importante para todos. Isto dá ao profissional uma oportunidade para observar o nível de *awareness* da família dentro de suas próprias fronteiras. Depois de obter dados fenomenológicos suficientes, o terapeuta faz algumas observações. *Esta é a primeira intervenção.* As observações são baseadas em dados reais. Seu objetivo é apoiar a competência, as boas qualidades e o senso de criatividade da família; o que existe é trazido para a *awareness* da família.

O terapeuta dá tempo para que o sistema responda, encontra exceções, muda significados, enriquece sua percepção de como eles são, e quem são. O terapeuta "desliza" na energia gerada pelo sistema em vez de pressionar contra essa energia. À medida que a família se sente sustentada, ela se vincula ao processo terapêutico.

2. O terapeuta então focaliza no outro lado da competência da família, ou seja, aquilo que eles pagam por suas boas qualidades. Este é o lado negativo da operação: envolve a revelação da incompetência do

sistema. *Esta é a segunda intervenção*. Muitas vezes, isto traz à tona uma importante área de dificuldade, e o terapeuta deve esperar encontrar resistência potencial sob a forma de negação, vergonha, culpa, raiva ou apenas simples falta de *awareness*. Este é um ponto de virada sutil, no qual a *awareness* do sistema em relação a si mesmo é potencialmente estirada; o terapeuta encontra muito questionamento e discussão.

A resistência sempre é apoiada, quando surge. A família é incentivada a mastigar completamente os dados gerados, em vez de engoli-los inteiros. Profissionais experientes sabem que a aprendizagem e a mudança não acontecem se o casal ou a família aceitar rapidamente demais suas idéias. Todas as partes do sistema são apoiadas igualmente. As intervenções são equilibradas. Esta abordagem também minimiza a polarização[15] dentro do sistema e entre as partes do sistema e o terapeuta. Os pais são apoiados em seu sentido de cautela, e os filhos adolescentes, em suas necessidades de ir para o mundo. Apenas quando as necessidades de todos são legitimadas o sistema pode soltar-se e abrir-se para o mundo.

3. O terapeuta pode então passar a levantar questões a respeito do que pode ser feito (operacionalizar o que foi aprendido) para mudar as regras implícitas de enredamento em comportamentos explícitos que apóiem o afrouxar dos limites entre a família e o ambiente. O Gestalt-terapeuta usa o experimento com este objetivo. *Esta é a terceira intervenção*[16].

Quando a *awareness* da família é enriquecida com seu próprio material, existem mais escolhas e mais ações possíveis a serem realizadas. A família gera sua própria energia e as decisões finais sobre a liberdade dos filhos podem ser apoiadas por todos. O sr. Madiar entra para o time de futebol da empresa, enquanto a sra. Madiar se inscreve num curso para adultos.

Conclusão

Em resumo, quais são os paradoxos de nossa teoria de mudança?
1. A mudança irá acontecer se você apoiar o que é e não o que deveria ser.
2. Se você apoiar a resistência à mudança encontrará pouca resistência e a mudança irá acontecer.

A *awareness* enriquecida irá permitir que o sistema funcione de modo mais fluente, tanto dentro de suas fronteiras quanto ao lidar com a comunidade. Os membros então irão desenvolver-se por si mesmos e entrar no mundo sem perder o senso de cuidado pelos outros. Como o trabalho com as resistências e o manejo das fronteiras são partes integrantes do mosaico de nossa abordagem, trataremos desses tópicos nos dois próximos capítulos.

NOTAS DO CAPÍTULO 5

1. Não sou tão impulsivo a ponto de me envolver numa competição filosófica que provavelmente vem acontecendo desde que Aristóteles cruzou espadas com seu mestre, Platão. Nesta seção, tento afirmar minha posição com relação à importância da *awareness*. Para aqueles que se interessarem por esta discussão, recomendo os seguintes livros: A. Castell (1965). *The self in philosophy*. Nova York, Macmillan; L. A. Pervin (1978). *Current controversies and issues in personality*. Nova York, Wiley; P. Young-Eisendrath & J. A Hall (eds.) (1987). *The book of the self: person, pretext and process*. Nova York, New York University Press; A. Wandersman, P. J. Poppen e D. F. Ricks (eds.) (1976). *Humanism and behaviorism: dialogue and growth*. Oxford, Inglaterra, Pergamon Press.

2. Veja a discussão sobre a teoria de sistemas no Capítulo 3.

3. W. Buckley (1967). *Sociology and modern sistems theory*. Englewood Cliffs, NJ, Prentice Hall; M. Shaw & P. R. Constanzo (1970). *Theories of social psychology*. Nova York, McGraw-Hill; E. Laszlo (1972). *Introduction to systems philosophy*. Nova York, HarperCollins; R. Becvar & D. S. Becvar (1982). *System theory and family therapy*. Nova York, University Presses of America.

4. Isto me faz lembrar dos quebra-cabeças *koan* ditos pelos mestres zen a seus alunos. Nenhuma resposta a esses quebra-cabeças está "certa" ou "errada".

5. M. Erickson (1982). *My voice will go with you*. Nova York, Norton.

6. O "paradoxo" aqui usado foi o da técnica de terapia estratégica com casais e famílias.

7. Para mais detalhes sobre o pensamento atual nesta área, veja C. J. Kershaw (1991). *The couples hypnotic dance: Creating Ericksonian strategies in marital therapy*. Nova York, Brunner/Mazel.

8. e.e. Cummings (1971). *Six nonlectures*. Nova York, Atheneum.

9. C. Rogers (1961). *On becoming a person*. Boston, Houghton-Mifflin.

10. Este não é um ataque ao uso de conceitos, pois a presente obra não poderia ter sido escrita sem eles. Sem conceitos não poderíamos registrar nossa história, desenvolver a matemática, escrever literatura, ou criar uma

teoria da relatividade. Sem conceitos não somos seres humanos, mas apenas com os conceitos, sem a exploração sensorial básica e sem a avaliação, ficamos reduzidos à posição de autômatos computadorizados.

11. Esses trabalhos discutem a complexidade não-linear da *awareness* conforme vista pelas lentes da psicanálise, da biologia e da física: J. Winson (1985). *The biology of the unconscious*. Nova York, Anchor Press/ Doubleday; M. F. Reiser (1985). *Toward a convergence of psychoanalysis and neuro-biology*. Nova York, Basic Books; F. A Wolf (1985). *Mind, consciousness, and quantum physics*. Nova York, Macmillan.

12. A. R. Beisser (1970). "The paradoxical theory of change", *in*: J. Fagan & E. L. Sheppherd (eds.). *Gestalt therapy now*. Nova York, HarperCollins, p. 77, grifo meu. Também recomendo: L. Selzer (1984). "The role of paradox in Gestalt theory and technique". *Gestalt Journal, 7* (2), 31-42; e K. J. Schneider (1990). *The paradoxical self: toward an understanding of our contradictory nature*. Nova York, Insight Books.

13. E. Nevis (1987). *Organizational consulting; a Gestalt approach*. Nova York, Gardner Press, pp. 124-40.

14. O nosso embasamento no "que é", literalmente na "identidade"[*] do sistema, nos aproxima filosoficamente da fenomenologia de Husserl ("as coisas em si mesmas") e da noção ontológica de *Dasein* ("estar lá") de Heidegger. Deste modo, a Gestalt-terapia, como Fritz Perls gostava de dizer, é "a filosofia do óbvio". O leitor também pode recorrer a L. Binswanger (1963). *Being-in-the-world: selected papers of Ludwig Binswanger*. J. Needleman, trad. Nova York, Basic Books; H. L. Dreyfuss (1991). *Being-in-the-world: A commentary on Heidegger's being in time, division I*. Cambridge, Mass., MIT Press; M. Heidegger; (1962). *Being and time*. J. Macquarrie e E. Robinson, trad. Nova York, HarperCollins.

15. Polaridades e polarização são conceitos-chave em Gestalt-terapia, mas têm feito parte da filosofia, da psicologia e da teologia desde os tempos antigos. As qualidades polares na psique humana são muito similares à dialética hegeliana de tese/antítese (com a integração psicológica alcançando a síntese). As polaridades são definidas por I. Polster & M. Polster (1973). *Gestalt therapy integrated: contours of theory and practice*. Nova York, Vintage Books. (No Brasil, traduzido sob o título *Gestalt-terapia integrada*. São Paulo, Summus, 1997.) Eles afirmam: "Não existe nada de novo em olhar as polaridades no homem. O que *é* novo é a perspectiva

---

* Em inglês, *isness*. (N. R. T.)

gestáltica de que cada indivíduo, em si mesmo, é uma infindável seqüência de polaridades. Sempre que um indivíduo reconhece um aspecto de si mesmo, a presença de sua antítese ou qualidade polar está implícita. Ela permanece como pano de fundo, dando dimensão à experiência presente e ainda assim é suficientemente poderosa para emergir como figura por seu próprio direito se reunir força suficiente. Quando esta força é apoiada, a integração entre quaisquer polaridades que surjam, umas em oposição às outras, congeladas numa postura de alienação mútua, pode se desenvolver" (p. 61, ênfase original). Também recomendo R. Fantz (1973). *Polarities: differentiation and integration*. Cleveland, oh, Gestalt Institute of Cleveland.

16. Para mais explicações sobre o uso do experimento em Gestalt-terapia, veja J. Zinker (1978). *Creative process in Gestalt therapy*. Cleveland, Gestalt Institute of Cleveland, ensaio, Cleveland, oh.

6 RESISTÊNCIAS AO CONTATO

*Todas as famílias felizes se parecem; cada família infeliz
é infeliz a seu modo.*

LEON TOLSTOY

Todos parecem saber o que é um casal ou uma família feliz. Um casal ou uma família feliz têm características que podemos apontar e com as quais provavelmente concordaremos em relação a elas. Quais são essas características? Os casais e famílias felizes, por nossa definição, normalmente possuem algumas combinações dessas características.

- Ouvem uns aos outros.
- Responsabilizam-se por seus sentimentos e idéias.
- Trocam idéias de modo a alcançar uma boa combinação.
- Fazem perguntas uns aos outros em vez de fazer suposições.
- Discordam e aceitam as diferenças, sem medo.
- Adaptam-se uns aos outros.
- Lutam por aquilo que parece "certo" ou "bom" para cada um.
- Começam, desenvolvem e terminam uma conversa ou um evento e depois deixam que isto fique no passado.
- Compartilham dores, curiosidades, remorsos, ressentimentos, ternura – uma ampla diversidade de necessidades e desejos.
- Aprendem a aceitar um "sim" com gratidão e um "não" com graça, sem cultivar ressentimentos.

- Passam de uma experiência para outra sem ficar num impasse.
- Desistem de algo que esteja completamente inacessível.
- Riem de si mesmos.
- Influenciam uns aos outros.
- Apóiam os interesses e os projetos uns dos outros.
- Mostram orgulho e compaixão pelas realizações e fracassos uns dos outros.
- Respeitam a privacidade de cada um e, ao mesmo tempo, interferem quando o outro se retrai ao sentir dor.
- Preocupam-se com os negócios, quando se trata de questões importantes.
- Toleram idéias estranhas e novas, e sonham juntos.

Praticar esses comportamentos é reconhecidamente difícil. Primeiro: o bom funcionamento requer trabalho e, com freqüência, trabalho duro. Segundo: os casais e as famílias normalmente têm pouca formação na arte da vida familiar. A educação de cada geração é uma das funções da geração precedente. O funcionamento pobre é passado de uma geração para a outra como uma forma de doença*; uma "falha de caráter" de família. Como esses padrões de funcionamento pobre são em grande parte inconscientes, descobrimos que para cada força dentro de nós, que anseia pelo "bom" funcionamento do casal ou da família, existe uma força inconsciente de igual valor que pressiona contra ele, que "resiste" ao bom contato do casal ou dos membros da família. Terceiro: algumas *awareness* são dolorosas demais para serem suportadas; algumas ações são difíceis demais para serem realizadas.

AWARENESS INTOLERÁVEIS E AÇÕES DIFÍCEIS DEMAIS

Muitas vezes, não ouvimos os outros: é doloroso demais ficar sabendo de algo horrível, vergonhoso, embaraçoso ou até mesmo belo sobre nós mesmos ou sobre os outros à nossa volta. É difícil ouvi-lo e é difícil falar sobre isso.

Não nos responsabilizamos por nossos sentimentos e idéias de ressentimento, ciúme, raiva, estupidez, timidez, chatice, egoísmo, supervalorização de pequenas coisas, de idéias desinteressantes, de

---

* Em inglês, jogo de palavras de difícil tradução: *disease* significa doença; *dis-ease* significa desconforto. (N.T.)

rigidez mental, de falta de jeito, e assim por diante. Tudo isso também é difícil de ouvir.

E nós não trocamos idéias para nos "ajustar" aos outros porque talvez não queiramos desistir de nossa opinião ou porque todas as vezes que tentamos fazer isto na infância fomos espancados, envergonhados, comprometidos, abandonados, insultados, zombados, menosprezados como tolos ou estúpidos, depois deixados sós para sofrer sozinhos. É difícil demais abrir mão dessa dor dentro de nós (ou fora de nós).

Não fazemos perguntas uns aos outros porque talvez nos tenham dito que somos invasivos demais, ou talvez por parecermos bobos. Podemos ouvir respostas que nos façam sentir mal a nosso próprio respeito, ou talvez possamos descobrir segredos ocultos sobre nós mesmos que nos deixem doentes interiormente. Podemos descobrir como temos nos comportado mal uns com os outros, ou nossas perguntas podem ser consideradas sem valor. Essas *awareness* são dolorosas demais para serem carregadas em nossas mentes e em nossos corações.

Podemos não aceitar as diferenças entre nós porque é simplesmente inaceitável que um marido, um pai, um irmão ou irmã "pensem assim" ou sejam tão insensíveis, ingênuos, idealistas, tolos, desagradáveis, "bitolados" ou negligentes. Então, por que deveríamos querer nos adaptar conscientemente a um ponto de vista tão diferente? É uma maldição estar consciente deste modo; dói demais.

Por que deveríamos lutar por algo quando repetidamente "perdemos" no passado, quando éramos fracos ou desajeitados demais para nos impor diante de nosso(a) marido/mulher ou nossos pais ou nossos irmãos? Por que deveríamos tentar convencer os outros quando fomos chamados de "egoístas" no passado? Por que lutar por algo quando sempre fomos condenados por nosso cônjuge ou pela família por ter "outro jeito" de fazer as coisas? E por que deveríamos lutar por algo quando, no passado, nossas vozes não foram ouvidas, entendidas, nem reconhecidas?

A lista de nossas objeções inconscientes a esses ideais – ideais nascidos de sonhos juvenis e de otimismo – é infindável. Tivemos muita experiência de sermos rejeitados, profundamente magoados, e desapontados. E nosso eu inconsciente carrega essas mágoas.

É fácil falar sobre crescimento como um processo maravilhoso, libertador, e de expansão mental. Mas não é fácil ver o que realmente está lá; e não é fácil suportar a própria responsabilidade pelo que se faz ou não se faz. Viver com as perdas, os fracassos inevitáveis, nossos e de pessoas que são importantes para nós, e ver a condição do mundo e viver com isso, muitas vezes é insuportável e doloroso. Estar plenamente desperto para todas essas coisas é um fardo pesado. É uma bênção saber, no entanto, acompanhando o conhecimento vem a maldição de sofrer com esse conhecimento[1]. Não é de espantar que a maioria das pessoas esteja parcialmente adormecida. Essa vigília adormecida, essa adaptação criativa à dor no mundo é expressa em nossa linguagem como resistência ao contato e resistência à *awareness*. Deste modo, a resistência é um tipo de contato no sentido de permitir que determinado contato seja evitado para ser mantido com algo além da experiência imediata; a não-*awareness* se torna o "menor dos males" para o organismo. Entretanto, nesta discussão eu estarei utilizando o conceito mais tradicional de resistência, ou seja, uma forma disfuncional de evitar o contato e a *awareness*[2].

Nunca estamos sozinhos em nossas resistências. Elas se desenvolvem na infância, com a cooperação de nossas famílias, e se estendem até nossos relacionamentos significativos no presente. São necessários pelo menos dois jogadores para resistir, e toda a família pode participar do bloqueio. As resistências têm um propósito adaptativo de sobrevivência. Elas são adotadas e desenvolvidas por meio da cooperação consciente ou inconsciente no ambiente familiar e são sistematicamente inerentes e herdadas. Finalmente, são levadas para fora do sistema, até o mundo exterior, para outros sistemas de relacionamento.

A Fenomenologia da Resistência

Todo movimento provoca resistência. Como a experiência está num fluxo constante, ela também acontece contra uma resistência interior. Nossa resistência interior é experimentada como uma relutância a mudar nosso modo de fazer as coisas. É apenas natural encontrar conforto naquilo que tem constância. Também encontramos conforto em nosso fluxo experiencial, mas esta constante mudança interior precisa se mover num ritmo que seja seguro e suave: uma mudança que amplie o eu experimentado.

Infelizmente, resistência é uma palavra que conota a observação externa da relutância de uma pessoa. Embora possamos ser observados resistindo a um comportamento, a uma idéia, a uma atitude ou a algum modo de ver as coisas, nossa própria experiência é que estamos agindo para preservar, manter e ampliar a nós mesmos e a nossa integridade psicológica. O que para você – a partir de sua observação inicial – parece ser uma relutância casual à mudança, pode ser uma crise interior para mim, uma luta por minha própria vida. Esta é a definição fenomenológica de *resistência* – uma definição que enfatiza a validade da experiência interior, da vida interna da pessoa.

Alguns comentários básicos podem ser úteis aqui. Nosso processo de ser e experienciar é constantemente colorido pelo estado de nossas necessidades e por seu ciclo de frustração-satisfação. Como organismos complexos e facilmente programáveis, podemos aprender a bloquear nossa necessidade de satisfação. Este bloqueio pode ocorrer em qualquer um dos níveis do processo de ingestão e assimilação, incluindo *inputs* sensoriais, glândulas e outros órgãos internos, músculos, e diversas outras funções vitais, de suporte, como a respiração. O bloqueio também acontece no nível cortical sob a forma de ruminações, obsessões, e de pensamentos estereotipados e repetidos. É a isto que a palavra *fixação* se refere; a fixação bloqueia o desenvolvimento contínuo do organismo. Toda psicopatologia pode ser pensada como uma interrupção extensa e muitas vezes crônica do processo temporal-espacial pelo qual o organismo se move graciosamente para realizar todas as suas diversas necessidades. A pessoa não tem sua integridade roubada; o experienciar meramente muda para se acomodar a este estado parado de coisas. O comportamento deficiente tem suas próprias características especiais, e o que nos parece "doente" é na verdade um estado de acomodação ao bloqueio em outra pessoa.

Embora o organismo humano seja complexo, seu *hardware* – seus neurônios e outras células – é descontínuo e finito. O organismo humano tem a tendência de reter sua própria estabilidade funcional até o grau em que o *hardware* humano é manipulável, condicionável e capaz de guardar informações de modo relativamente permanente. O organismo perpetua seu modo específico de funcionamento. Portanto, uma das polaridades centrais de nossa existência é estabilidade *versus* mudança; a necessidade de conhecer *versus* o medo de conhecer. O organismo humano é um ser preso a hábitos, que repete seus comportamentos, e que luta constantemente para melhorar sua parte e modificar seu futuro. Grande parte de nossa energia é consumida na tensão entre essas duas forças. Qualquer tecnologia que pretenda modificar o comportamento precisa lidar com os fenômenos da resistência polar e considerá-los a base do comportamento. Isto acontece porque, independentemente de lidarmos com os lados "cooperativos" ou "resistentes" do organismo, temos uma tendência a nos mover em direção a seu centro motivacional. Todas as partes e forças no organismo estão integralmente conectadas, tanto estrutural quanto funcionalmente, de tal modo que cada pequena parte leva a um senso mais pleno do todo.

Tipos de Resistência

Na discussão do ciclo interativo no Capítulo 4, descrevi o que acontece com as pessoas quando elas experienciam totalmente, vivem e completam qualquer evento. Também abordei o tópico da resistência, e agora irei tratá-lo mais detalhadamente, com uma ênfase especial em sua função e em seu aspecto *interativo*. As resistências interativas interrompem o processo antes ou durante as diversas fases do ciclo interativo, de modo que um casal ou uma família não conseguem iniciar algo, colaborar para o desenvolvimento de uma conversa ou de um projeto, completá-lo satisfatoriamente, deixá-lo de lado e passar para algo novo. Vamos examinar todos os modos em que os bloqueios inconscientes podem acontecer em cada fase do ciclo.

No início da fase de *awareness*, a sensação é organizada numa experiência identificada entre duas pessoas. As pessoas ouvem o som da voz, sentem a pele, olham-se, sentem o cheiro e talvez o gosto umas das outras quando estão próximas. A *awareness* é atingida por esses estímulos: as necessidades emergem e são identificadas, os sentimentos vêm para o primeiro plano como figura, e as idéias são desenvolvidas e realizadas posteriormente.

A resistência que se desenvolve durante a fase de sensação do ciclo é chamada *dessensibilização*[3]. Neste fenômeno, as pessoas olham umas para as outras com pouca concentração; examinam superficialmente a linguagem umas das outras ou nem se dão ao trabalho de ouvir. Evitam tocar-se ou, quando o fazem, bloqueiam a "plena entrada" das sensações em seus corpos, mentes ou corações. A sutileza do contato desaparece antes mesmo que haja uma oportunidade de se sentir entendida.

Quando chegam a um impasse neste nível inicial de interação, os casais e as famílias se sentem entediados, pouco envolvidos, e intelectualmente adormecidos ou ausentes uns para os outros. O casal ou os membros da família não se estimulam mutuamente, e têm um lar monótono, tedioso e desinteressante. Aceitam o tédio como um modo de vida, sem reconhecê-lo como tal, mas como um tipo "acinzentado" que talvez seja preenchido com a cor da televisão ou com algum outro substituto que os distraia de uma atividade ou busca intelectual com o outro. O sistema deles não valoriza o surgimento de sensações e idéias. Eles levam vidas monótonas e assim se sentem seguros e contidos dentro de suas fronteiras pessoais bem guardadas.

Os casais e as famílias dessensibilizados evitam ferir uns aos outros, ou serem feridos, não sentindo. Muitas vezes, são bem-sucedidos nisto, mas pagam o preço de não saber o quanto perdem na vida.

A principal resistência ao contato na fase de *awareness* é a *projeção*. Ela ocorre quando uma pessoa, sem fazer perguntas, preenche a informação pelo outro. O outro nem informa nem corrige a informação projetada. Por exemplo, a pessoa que projeta pode dizer: "Você deve estar com fome. Vou arrumar alguma comida" ou "Você deve estar com frio, vou aquecer a sala". Tem de haver alguém do outro lado que não dá a informação e que permite que a outra pessoa a preencha. O outro não diz: "Não, eu não estou com frio", nem está disposto a responder claramente a qualquer pergunta.

O casal ou a família projetivos muitas vezes são claramente dessincronizados: a pessoa que projeta se move mais rápido, e a pessoa que absorve a projeção tem um entendimento mais lento. Aquele que projeta é impaciente. Se eu lhe perguntar: "Você está com fome?" e você precisar de muito tempo para pensar sobre isso, posso ficar impaciente e não esperar pela sua resposta. Se você esperar por tempo suficiente sem buscar internamente aquilo que realmente deseja, preencherei o vazio do modo que eu quiser. Ter um ritmo mais rápido que o seu faz com que seja desconfortável esperar e dizer: "Você parece estar pensando sobre isso. Tudo bem, espero até você decidir". De certo modo, a projeção está dizendo: "Vamos, *vamos logo com isso!*".

Quando projeta, você faz algumas suposições, arrisca-se a errar com algumas delas e, então, segue em frente. Quando você acerta, as duas pessoas podem mover-se e apreciar o resultado. Se uma pessoa começa perguntando: "Você está com fome?" e a outra não tem certeza, muitas vezes é gostoso quando alguém toma a decisão de preparar a refeição ou sair para jantar. Mas se o adivinhar torna-se crônico, as pessoas ficam paradas em seus próprios mundos e nada de novo acontece.

À medida que uma pessoa atribui ao outro aquilo que deseja, as projeções tendem a repetir-se, porque o relacionamento entre os membros da família fica estereotipado, sem variação e adquire uma qualidade mortal. Um casal ou família que sustenta um estilo de vida projetivo tende a ter um líder que "carrega" e seguidores passivos e desatentos. Existe pouca discussão ou debate caloroso. Aqueles que não falam tendem a acumular ressentimentos, pelos quais toda a família paga com explosões exageradas de raiva que têm pouco ou nada a ver com o acontecimento que as provocou.

Os "acordos" entre os membros da família, são, na melhor das hipóteses, fracos e sem vitalidade. Os comportamentos resultantes são pouco apreciados e subestimados. Quando o casal ou a família chega ao restaurante, uma pessoa não está realmente com fome, outra não gosta do tipo de comida, e a terceira preferiria ter ido ao cinema. O banquete previsto termina sendo um tédio, no melhor dos casos, e um desastre no pior. Um cenário e um resultado similar podem ser extrapolados para qualquer outra decisão ou atividade da família; o problema aqui é o processo disfuncional e não uma questão de conteúdo.

Quando a *awareness* num casal ou numa família começa se energizar, *a introjeção* é o modo que o sistema preguiçoso tem para resistir à *awareness*. A idéia ou solução é forçada por uma pessoa e engolida inteira pelas outras. A introjeção requer um investimento de pouca energia em vez de maior quantidade de energia necessária para o fogo do questionamento ou da discussão. As discussões e os esforços para conseguir uma "boa solução" para todas as pessoas precisam de tempo e de energia. A introjeção evita a expansão da energia por meio de um acordo arbitrário. A família concorda em não mastigar as coisas, e nenhum investimento é feito para incluir todas as pessoas.

Como acontece com a projeção, a introjeção evita as discussões animadas. A família dá valor a fazer as coisas do modo usual, usando velhas regras em vez de criar modos novos e atualizados para isso. Nesses casais e famílias, é evidente que as pessoas não ouvem umas às outras, e que a energia não é ativada. Um senso de falsa segurança é alcançado ao manter a *awareness* grupal estreita, estável e imutável. A conformidade com as regras resulta num tipo de sonolência geral. Isso acontece no sistema principal e também nos subsistemas internos. Os indivíduos desse tipo de família precisam se submeter à autoridade – por exemplo, repetindo de forma acrítica informações e opiniões da mídia ou de outras fontes de influência – e assim tendem a se sair bem em ambientes altamente estruturados que não exigem muita criatividade ou julgamento independente. Com freqüência, fazem as coisas de acordo com as regras e valorizam os "procedimentos-padrão de operação". Ao assumir num novo emprego, ficam ansiosos com as regras – isto é, até aprendê-las. Em geral, estão mais preocupados com "o que o chefe irá pensar" do que em tomar a decisão correta, pois em suas mentes a decisão correta está ligada àquilo "que o chefe irá pensar". Eles engrossam as fileiras dos burocratas, dos soldados e dos consumidores compulsivos.

A *retroflexão* é outro método que a família usa inconscientemente para evitar a *awareness* e o contato. Acontece entre a fase de energia e a de ação do ciclo interativo. A energia precisa ser liberada dos indivíduos e investida numa causa comum para que um casal ou uma família entrem vigorosamente num projeto, atividade ou ação coletiva. No sistema retroflexivo, as pessoas se voltam para dentro e fazem para e por si mesmas aquilo que gostariam de fazer ou de receber dos outros membros da família. Os casais ou famílias retêm a raiva, a agressão e a expressão sexual e não pedem ajuda, conforto e toque. Todos se sentem de algum modo isolados e, ao mesmo tempo, seguros em suas lutas internas.

Essas lutas muitas vezes estão aprisionadas nos músculos, nas cordas vocais e em outras partes da mecânica expressiva potencial do ser humano. Os indivíduos carregam a energia petrificada em tensão em seus corpos, desenvolvendo assim uma miríade de sintomas físicos. Parece perigoso deixar que o outro "perceba", que note que a outra pessoa sente dor ou que ofereça ajuda para tirá-la da situação. As pessoas se sentem mais seguras voltando-se para o trabalho, para o álcool, ou para uma droga em vez de procurar um dos pais, um irmão ou amigo.

Casais e famílias retroflexivos ficam isolados uns dos outros. Não compartilham raiva ou dor, nem oferecem conforto ou consolo uns aos outros. Suas fronteiras são claramente rígidas. A privacidade é respeitada exageradamente, e os membros estão mergulhados em sua própria solidão. A auto-suficiência é valorizada mais que o estabelecimento de vínculos.

A família retroflexiva, como um todo, tem características similares às de seus subsistemas internos. Sua fronteiras são duras e não são cruzadas com facilidade. Ela não tem facilidade em pedir ajuda para vizinhos, amigos ou terapeutas. Este tipo de família também não entra com prazer no mundo de amigos, não convida as pessoas para jantar, não dá festas nem aprecia a companhia dos outros. Os membros da família tentam se abrigar por trás das muralhas de seu próprio castelo psicológico.

É fácil imaginar como este tipo de sistema mantém sua energia retraída e como o comportamento expressivo é frustrado. O contato entre os membros da família é limitado ao essencial, e existe pouca troca significativa. A família é isolada da comunidade que a circunda. É cheia de segredos, tanto em seu próprio sistema como no mundo. A mãe diz: "Não conte a seu pai". As irmãs e os irmãos guardam seus próprios segredos individuais. Os adultos não compartilham idéias, sentimentos, preocupações ou *insights* com as crianças. As crianças hesitam em fazer perguntas aos adultos. O clima intelectual é árido. Embora a produção de diários e coisas do gênero possa ser profusa, raramente é compartilhada. Doença, culpa e comportamentos autodestrutivos são típicos, embora muitas vezes essas famílias sejam "corretas" e bem-comportadas quando estão no mundo exterior. Quase sempre sofrem em silêncio e pagam um preço alto por seu senso de segurança[4].

Esses indivíduos são os "tipos fortes e silenciosos", que dão valor à autonomia. Raramente participam quando fazem parte de um grupo, mas em geral trabalham bem em equipe porque tendem a não expressar preocupações ou ressentimentos, preferindo agüentar firme. Mantêm constantemente a expressão de "jogador de pôquer", o que dificulta saber o que estão pensando. Comportam-se na vida como se seu lema fosse: "Eu contra o mundo".

A *deflexão* é um outro modo pelo qual um casal ou família evita o enriquecimento na fase de contato do ciclo interativo. Aqui, as pessoas evitam o vínculo ao mudar o contato para algum outro assunto que provoque menos ansiedade[5]. Eis duas interações típicas com minha própria família de origem, que era de natureza bastante deflexiva:

JOSEPH: (cumprimentando seus pais depois de uma longa separação) *Essa viagem demorou uma eternidade! Olá! Olá! Senti saudades!*
PAI: *Olá, seu cabelo está horrível. Por que você não corta o cabelo?*

e...

JOSEPH: (depois da cirurgia de sua mãe) *Como você está se sentindo? Eu estou preocupado com você.*
MÃE: *Sinto uma dor aqui. Então, me diga, você vai ficar para o fim de semana?*

Em vez de estabelecer conexões sólidas, as mensagens ricocheteiam nas pessoas. Ao não notar a deflexão, o sistema colabora para aceitar situações inacabadas. Casais e famílias defletores não conseguem construir um tema sólido a ser explorado para a satisfação do grupo. Uma experiência se mistura com a outra e desaparece. Existe pouco desenvolvimento ou resolução firme de questões. As fronteiras entre as pessoas são vagas e maldefinidas, e assim o desconforto interpessoal é evitado.

A deflexão é estonteante e "enlouquecedora" no sentido de que os membros da família não se sentem vinculados ou plenamente conectados uns com os outros. As vozes viajam umas "por cima" das outras, começam no meio das frases, mudam de assunto. Em casos mais extremos, deflexores falam todos ao mesmo tempo e ninguém tem sensação de pertencer ou de ser entendido.

A *confluência* é ainda um outro modo em que casais e famílias evitam o desconforto mútuo. A confluência é comum na fase de *awareness* do ciclo e também nas fases de resolução e de afastamento. É um modo básico de desconsiderar as diferenças. No estágio de *awareness* do ciclo, as pessoas chegam prematuramente a acordos antes de examinar as ques-

146

tões que separam as mentes e as vozes. Um fenômeno similar ocorre durante a fase de resolução do ciclo quando a separação e a diferenciação são necessárias para a boa saúde, mas não podem ser realizadas; as pessoas têm de "sair" do acordo para seguir adiante.

As famílias confluentes também tendem a ser retrofletoras. Existe pouco incentivo para "mastigar" as idéias dos outros e para responder com honestidade. Existe um tipo de preguiça intelectual em que as pessoas não se dão ao trabalho de pensar seriamente a respeito daquilo que está sendo discutido. Elas pulam para acordos que estão "meio crus" e que nem sempre têm sentido num exame mais minucioso. O trabalho de amar *sempre* envolve discordâncias e o destrinchar ativo das questões presentes. A confluência sempre impede este trabalho e assim diminui a experiência e a quantidade de amor dentro do sistema; a energia é neutralizada.

As famílias confluentes e deflexoras não fazem o trabalho que resulta numa proximidade amorosa nascida da pressão mútua, do insistir em ser ouvido, da provocação de raiva ou de simpatia, de discutir sobre determinado ponto de vista, e de deixar de lado ou de resistir a soluções fáceis para problemas complexos. A deflexão e a confluência resultam em expressões de amor estereotipadas que não parecem ser dignas de confiança, porque não foram testadas. Nessas famílias, as pessoas não podem contar totalmente umas com as outras nem ser solidárias como grupo.

Na fase de retraimento do ciclo, as pessoas ou os membros de famílias confluentes têm dificuldade de soltar-se dos outros. Agarram-se uns aos outros. Prendem-se, temendo que a separação que acompanha o fim de uma experiência resulte na perda do suporte mútuo. São os "prestadores de serviço", os vendedores e os executivos de agências de publicidade, que são pagos para serem queridos por meio de sua subserviência manipulativa. São aqueles que sempre dizem "sim" ou que "vestem a camisa" da organização. São notados por suas habilidades diplomáticas e também por sua fobia a conflitos. De fato, a confluência normalmente surge naqueles que são tão inseguros ou inconscientes de seu próprio poder interior que temem qualquer poder exterior.

Ao olharmos para essas diversas criações chamadas *resistências*, vemos repetidamente que elas são proteções contra o risco de dor psíquica, mágoa, desconforto, confronto difícil, rejeição. Ao mesmo tempo, testemunhamos o preço pago: inquietude, falta de brilho intelectual, energia exaurida, depressão, perda de humor e da capacidade de brincar, e uma sensação de que as coisas raramente funcionam para a satisfação de todos. (Veja a Tabela 6.1 para um resumo das resistências e de seus efeitos.)

TABELA 6.1. RESUMO DAS DEFINIÇÕES: RESISTÊNCIAS, COLABORAÇÃO COM OUTROS, SUPORTES DO SISTEMA

A Fase/modelo de resistência	B Resistência que ocorre antes ou durante a fase do ciclo	C Colaboração	D Suportes do sistema
Sensação/dessensibilização	Bloqueio da sensação por meio do entorpecimento dos receptores, incluindo audição seletiva; insensibilidade tátil; incapacidade para distinguir características sutis ou mesmo óbvias nos outros. Resultados: tédio e desinteresse.	Manutenção de um ambiente com estimulação reduzida; aceitação do tédio resultante.	Ausência de características culturais sistêmicas que estimulem; desvalorização/medo da excitação.
Awareness/projeção	Atribuição da própria mobilização interna (pensamentos, sentimentos, crenças e assim por diante) aos outros. Resultados: fenômenos internos são experienciados como pertencentes aos outros.	a) Projetor; b) pessoa que recebe e que pode 1. oferecer pouca informação pessoal e desencorajar as tentativas de obtê-la; 2. aceitar as projeções sem contradizê-las.	Comunicação e vocabulário limitados; desvalorização das conversas; *awareness* não compartilhada.
Energia/introjeção	Aceitar, sem discriminação, idéias, informação, valores, crenças e assim por diante; agir como se "deve" sem questionar os resultados; identificação com o ambiente e aniquilação do eu.	a) Introjetor; b) pessoa que força suas opiniões, instruções e assim por diante. Pode resistir aos esforços para desestruturar e assimilar – por exemplo, ao "conversar sobre as coisas".	Valorização do fazer as coisas como normalmente, com pouca exigência de sistema de valores contemporâneos que funcionem de acordo com as situações presentes. Nenhuma energia para agir de modo diferente.

Ação/retroflexão	A energia se volta para dentro; fazer consigo o que gostaria de fazer com o ambiente; manifesta-se ao evitar agressões, evitar possíveis desapontamentos, na manutenção da "autosuficiência", e no abuso de substâncias. Resultados: comportamento autodestrutivo, doença e culpa.	Aceitação sem discriminação da somatização de emoções/ativações por parte dos outros (por exemplo, raiva que se volta para dentro, resultando em dor de cabeça). As pessoas não oferecem nada. Ninguém pede nada.	Supervalorização da auto-suficiência e das fronteiras pessoais; o sistema sustenta e reforça os sintomas físicos como expressão de sentimentos.
Contato/deflexão	Colocar de lado os sentimentos e as mobilizações, próprios ou de outros, ao mudar a atenção deste contato; reduzir a voltagem ou a carga da interação.	Aceitação ou ajuda na deflexão; satisfação com "situações inacabadas". Disposição para passar a um novo tópico sem fechar as questões antigas.	Promoção de itens estranhos ao contato; processo de fronteiras mal definidas que permite a privação de contato dentro do sistema; desvalorização de conflitos dentro da cultura do sistema; vocabulário do sistema não tem palavras para conflito como *luta, disputa*, e assim por diante.
Resolução/confluência	Fronteiras entre o eu e os outros e/ou o ambiente são borradas; não há permissão para separação e diferenciação do eu.	Separação é intolerável; agarrar-se uns aos outros; acordo para permanecerem juntos.	O sistema tem uma história limitada de resolução de questões; os mecanismos ou rituais do sistema não incluem agressão ou discordância; valores tipo "não balance o barco".
Retraimento/ confluência	Dificuldade em soltar-se – agarrar-se ao contato além da energia disponível na experiência de contato.	Os parceiros experienciam ansiedade para soltar-se; para a separação e para a diferenciação; como ficar tempo demais de mãos dadas no cinema: "uma mão morta".	Sistema em que a inatividade e o tempo silencioso são interrompidos por rituais e processos que os diminuem, tal como falar continuamente até que todos concordem e se igualem.

Fonte: Lester P. Wyman, Ph.D. Copyright © 1981, Gestalt Institute of Cleveland, Inc. Todos os direitos reservados, inclusive os direitos para reproduzir o material ou partes deste por qualquer meio. Agradeço o dr. Wyman e ao Gestalt Institute of Cleveland por me permitirem o uso deste material.

Grande parte da terapia com casais e com famílias focaliza essas forças inconscientes. Um objetivo da terapia é trazer essas resistências à *awareness*, de modo que o casal ou a família possam optar por transformar-se numa unidade com mais contato. O trabalho do terapeuta é convidar ou atrair um casal ou os membros de uma família para serem curiosos sobre o modo como administram esses fenômenos, o que é evitado no caminho da dificuldade, e o preço pago por permanecer em segurança. Como somos otimistas, muitas vezes esperamos que essa *awareness* produza uma mudança para melhor, e muitas vezes vemos com satisfação essas mudanças acontecerem.

Os Franklins: As Resistências de uma Família

É útil falar sobre as resistências no contexto de determinada situação. Vamos examinar uma situação específica para ver como um terapeuta pode tratar as resistências e evitar mobilizá-las na família. A família Franklin parece não ter resistências dramáticas. O contato é incentivado e todos os membros se sentem livres para fazer perguntas e questionar-se mutuamente. Mas é possível que tenham permissão para invadir as fronteiras uns dos outros em nome do contato? Quando, por exemplo, perguntas demais fazem com que as pessoas se sintam invadidas, elas deveriam se sentir livres para se recusar a contar algo pessoal? Isso certamente seria possível numa família saudável.

Nesta família, o pai é professor, tem 43 anos, e a mãe é médica e tem 42 anos de idade. Eles têm três filhos: Matt, de 17 anos, está para entrar na faculdade; Les, de 15 anos, está cursando o 2º grau; e Jerry, de 12 anos.

MATT: *Não quero que ninguém dê um golpe baixo.*

MÃE: *Não quero nenhum golpe baixo, mas nem sempre sei o que são golpes baixos. Quando você levantou a preocupação de que isso pudesse acontecer, fiquei curiosa e preocupada com o fato de você se sentir assim.*

PAI: *As coisas que irão surgir serão importantes para nós.*

MATT: *Não estou dizendo que não quero falar sobre coisas importantes. Só estou dizendo que vocês deveriam ver que existe um certo limite.*

PAI: *Tudo bem, e eu respeito isso, mas não sei o que seria um golpe baixo.*

MATT: *Acho que vocês dois sabem o que é um golpe baixo – quando você diz algo e sente "por que eu disse isso?". Um exemplo de um golpe baixo*

seria verificar o que aconteceu durante as férias de Natal, nas ilhas, comigo e com Chris, e expressarem seus sentimentos para alguém como se estivessem desapontados.
PAI: *Certo. Você tem razão ao supor que seria inteligente não trazer algo como isso. Bom, ponto. Mas acho que deveríamos manter a porta aberta para falar sobre coisas emocionais. Só por serem emocionais não quer dizer que sejam golpes baixos.*
MATT: *Tudo bem.*

A resistência entre os membros da família ocorre na *awareness*. Como é difícil definir ou assumir responsabilidade por "golpes baixos", existe um senso de mistério a respeito do fenômeno – o mistério é um convite a *projeções*, porque não existe acordo quanto ao significado, e a incerteza é a regra.

As *introjeções* são possíveis quando alguém é rotulado e não o questiona, ou quando alguém é acusado de algo e o aceita sem desafiar os pais ou um dos irmãos.

A resolução confortável de um problema pode acontecer de diversos modos: você pode negar o fato de dar "golpes baixos" ou pode explicá-los. Você também pode admitir que uma pessoa provoque "golpes baixos" ao negar a validade do que os outros estão dizendo ou incomodando-os constantemente.

TERAPEUTA: *Eu ia dizer que fiquei impressionado por vocês terem encontrado tão rapidamente algo que interessasse a todos. Vocês trabalharam e falaram sobre isso e chegaram a uma conclusão. Isso foi ativo. A maioria das famílias que vejo não é tão ativa nem tão rápida para fazer isto. Foi agradável. É comum surgir algo e vocês resolverem com facilidade?*

Ao focalizar na força e na competência da família, o terapeuta a apóia: "Vejam como vocês são bons! Vejam as habilidades que têm – como isso é fácil para vocês! Estou impressionado!". A implicação é que nem todas as famílias permitem que as pessoas se reúnam e tomem parte na conversa tão prontamente.

Outro modo de falar isso seria: "Sei que vocês são bons e basicamente competentes, e se no futuro tocarmos num obstáculo inesperado, lidaremos com isso sabendo que *eu estou do seu lado*. E embora exista esse lado mais leve, pode haver um lado mais sombrio na família – coisas que vocês não gostem a seu próprio respeito –, mas eu também posso lidar com isso". O terapeuta tem tanto o privilégio quanto o fardo de dar suporte ao lado luminoso e sombrio de um sistema familiar; o fardo da *awareness* vem junto com o privilégio de ser uma testemunha da família.

Essa intervenção faz tudo para impedir o aumento da resistência. Ela promove os bons sentimentos entre os membros da família e evita polarizá-los. Ela diz: "Vocês vieram aqui para olhar para sua sujeira e provavelmente estão ansiosos. Se eu entrar nessa e unir-me a vocês para explorar os golpes baixos que vejo, certamente vocês se sentirão mal. Vocês podem voltar-se contra mim e dizer, "Bem, nós não temos tantos golpes baixos – nós somos basicamente uma família que se ama". Mas ao unir-se aos membros da família em sua competência, o terapeuta de fato diminui a resistência ao contato entre eles e também entre a família e o terapeuta. O terapeuta forma uma aliança de trabalho com a família.

Essa intervenção, em geral, também proporciona reforço positivo. Ela diz: "Continuem, vocês estão indo bem". Mais tarde, ao perguntar se eles "resolvem facilmente as coisas", o terapeuta os incentiva a serem curiosos sobre o processo interacional.

O terapeuta apóia a competência da família e, como foi observado no final do capítulo anterior, esta é a primeira intervenção, não meramente um simples elogio. É um lembrete a eles de uma forma básica de sua competência, isto é, a família é capaz de nomear um problema e discuti-lo prontamente. Muitas vezes, as famílias não apreciam aquilo que fazem bem. Em vez disso, focalizam seu "problema", no conteúdo, no impasse.

PAI: *Les e Jerry, vocês pensaram como vai ser o ano que vem, quando Matt tiver ido embora?*

LES: *Matt tem ido viajar, então eu não acho que mudará muito.*

JERRY: *Quando Matt foi viajar, nós sabíamos que ele voltaria na data prevista. Esta é uma experiência diferente. Eu não sei o que esperar.*

PAI: *Eu penso como você. Matt, como você se sente a respeito de sair do ninho?*

MATT: *Sinto-me bem com isso – não no sentido de que quero ir embora. Penso em voltar – embora demore um pouco retomar o movimento das coisas. Tenho certeza de que sentirei saudades de casa nas primeiras semanas, mas sei que poderei lidar com isso.*

MÃE: *Fiquei muito orgulhosa de como você planejou toda a viagem para a escola, descobriu os vôos sozinho e tomou providências para jantar com seus amigos.*

MATT: *Mãe, você não fala assim com seu próprio irmão. Parece que você e papai não são realmente próximos de seus irmãos e irmãs. Estou curioso a esse respeito.*
PAI: *Eu também pensei nisso. Quando pensei no momento em que vocês irão embora, quão próximos estarão um do outro ou de nós?*
LES: *Como você sabe quando está ou não próximo?*
PAI: *Espero que possamos nos manter em comunicação.*
JERRY: *É, isso é verdade.*
PAI: *Como você define proximidade? Minhas irmãs e eu não brincávamos juntos quando estávamos crescendo e sua mãe também não brincava muito com o tio Jim, eu acho. Vocês dois fazem algo juntos todos os dias.*
MÃE: *Eu também pensei bastante sobre isso, e fiquei imaginando onde todos irão morar.*
LES: *Eu vou acabar vendendo jóias no Arizona. Venha me visitar.*
PAI: *Então, ou nós vamos ficar próximos ou não, mas não temos como saber isso neste estágio.*

Fazer perguntas é uma faca de dois gumes. Do lado positivo, isso esclarece o que está acontecendo e evita mal-entendidos, aumentando assim o contato entre os membros da família. Em geral, as perguntas impedem as projeções e as introjeções. O lado sombrio de se sentir à vontade para perguntar qualquer coisa, em qualquer momento, é que isso pode ser uma invasão de privacidade, um ato intrusivo, e, se for assim, o contato entre os membros da família é interrompido e sabotado.

O terapeuta examina a família procurando por pontos de impasse. Por exemplo, só os adultos fazem perguntas? Eles estão interrogando os garotos ou o contrário? Existem aqueles que não perguntam nada, não se permitindo a liberdade de questionar porque estão apavorados? No outro extremo, o terapeuta pode considerar a noção de vulnerabilidade. Todos estão dispostos a perguntar qualquer coisa a qualquer pessoa sem se importar quão pessoal ou intrusivo isto seja? A família respeita a privacidade pessoal?

TERAPEUTA: *Agora, eu gostaria de interrompê-los por um momento e dizer o que estou observando, como eu disse que faria se visse alguma coisa que pudesse interessar a vocês. Eu estava prestando atenção em quem poderia fazer perguntas, e em quem diz coisas sobre si mesmo apenas para dar informação. Acho que, todas as vezes, vi um padrão – por exemplo, a maioria das perguntas estava vindo de uma direção –*

então parecia haver uma mudança e as perguntas vinham de outra direção. Ou, quando eu pensava que via a maior parte da informação vindo de um lugar, repentinamente ela começava a vir de outro. Era surpreendente que todos vocês parecessem poder fazer perguntas uns aos outros. Não estou certo, porque ainda não aconteceu completamente, mas parece que cada um de vocês se sente à vontade para pedir e dar informação. Não sei se isso é exato, mas é como parece para mim. Então, gostaria que vocês pensassem um pouco, se se sentem à vontade para perguntar qualquer coisa a qualquer pessoa, ou não. Ou se vocês se sentem à vontade para dizer o que estiverem pensando para qualquer pessoa, ou não. Fico imaginando se vocês estariam dispostos a confirmar isto, e se isto também interessa a vocês.

Como a linguagem e a intenção do terapeuta mantêm a resistência baixa e o processo interativo ativado? Vamos olhar o que estava realmente sendo dito. O terapeuta diz à família: "Eu gostaria de interromper. Tenho respeito pelo que vocês estão fazendo. Sei que esta é a sua arena e a sua batalha, respeito e aprecio a sua batalha". Ao indicar coisas que possam interessar aos membros da família, o terapeuta lembra-os de que "este é o seu trabalho. Sua curiosidade e energia, quanto ao modo como vocês funcionam como uma família, são muito importantes para mim. Continuarei apoiando a energia que impulsiona sua curiosidade e auto-exame e sua capacidade de observar a si mesmos, de forma que eventualmente poderão precisar de mim para ver o que vocês fazem e como entram num impasse."

O terapeuta desenvolve o tema de como e quanto de informação é trocada na família. Com que facilidade ela é trocada? Quão descuidadamente (uma outra possibilidade)? E, por outro lado, como é difícil compartilhar coisas sensíveis, e como isto se relaciona com o perigo de "golpes baixos"? O terapeuta lhes diz: "É surpreendente que *todos* pareçam capazes de fazer perguntas e informar um ao outro!". O próximo passo é colocar a possibilidade de um experimento de *awareness*, ou seja, descobrir se podem perguntar ou contar "qualquer coisa a qualquer pessoa". O terapeuta desenvolve o tema estirando seus limites, vendo quão livre é a família, e explorando os pontos tortuosos e duros, os medos potenciais e as mágoas entre eles.

MATT: *Para mim, é mais fácil fazer perguntas pessoais a Les e a Jerry do que a mamãe e papai.*

MÃE: *Eu estava tentando pensar a quem posso fazer perguntas. Tentei perguntar várias coisas a Les neste verão, e também lhe disse muito sobre mim. Eu sou mais cuidadosa nas perguntas a Matt, mas não acho que tenha muito problema com isso. O que você acha?*
MATT: *Acho que não.*
PAI: *Eu acho que por muito tempo não fomos capazes de fazer perguntas uns aos outros. Sinto-me hesitante ao fazer perguntas a vocês. Acho que tem a ver com seu processo de crescimento e de tornarem-se vocês mesmos, mas às vezes uma pergunta inocente se transforma rapidamente numa discussão.*
MÃE: *Vocês acham que me fazem perguntas? Eu não consigo me lembrar?*
MATT: *Acho que surgem perguntas quando estamos olhando álbuns de fotografias e coisas assim, e que você está procurando uma questão importante.*
PAI: *Acho que é difícil dizer quando é com a gente mesmo – eu posso ver vocês fazendo perguntas todo o tempo a sua mãe, mas não consigo vê-los fazendo perguntas a mim.*
MATT: *Às vezes, vocês dois querem ajudar, mas continuam sem parar, e eu só preciso de uma resposta.*

Retrair-se diante de uma pergunta ou não revelar os sentimentos é um modo de se isolar dos outros e se colocar à parte. Por outro lado, expor tudo o tempo todo pode ser um modo de punir-se. Retrair-se diante de uma pergunta e não respondê-la pode ser considerado uma retroflexão "saudável", especialmente se a pergunta provocar crítica, raiva ou punição. Refrear algo cria um senso de privacidade. Sentir-se à vontade para fazer perguntas promove a discussão e o contato. Entretanto, perguntar algo que deveria permanecer pessoal pode ser invasivo para a outra pessoa e provocar retaliação. A família saudável busca um equilíbrio entre a curiosidade, por um lado, e a intrusão, por outro. Além disso, podemos informar para dar conhecimento *ou* como um modo de magoar. Esta família e o terapeuta estão explorando essas questões.

TERAPEUTA: *Deixem-me continuar o que eu estava dizendo. Não estou exatamente certo de onde estou indo, mas observei que todos vocês parecem bem livres na conversa, perguntando ou dando informação. Acho que estou ouvindo vocês dizerem: "Sim, nós somos livres mas... mas... mas". E existem muitas adivinhações sobre quais são os "mas". Então, vou sugerir algo. Digam se vocês acham que podem chegar a algum lugar com isto.*

Cada um de vocês pensa em uma pergunta que não querem fazer ou em algo que não querem dizer aos outros. Apenas pensem em algo que vocês não perguntariam ou diriam aqui. Eu garanto que vocês não terão de perguntar ou dizer; vocês não terão que falar nisso nunca, mesmo quando estiverem fora daqui. Pensem numa pergunta que vocês gostariam de fazer a alguém aqui, mas que não perguntariam, ou pensem em algo que gostariam de dizer sobre si mesmos com relação a outra pessoa, mas que vocês não diriam. Então, vejam se podem colocar em palavras o motivo de não fazerem. Digam à pessoa por que vocês diriam ou não. Não digam o que é. Por exemplo, vocês podem dizer: "Eu tenho uma pergunta que não vou fazer a você, e isto porque...".

Talvez isto nos dê alguma idéia das pequenas coisas que atrapalham – e me parece que existem pequenas coisas aqui. Tudo bem? Faz sentido para vocês? Estou sendo suficientemente claro? Tentem pensar em quantas perguntas ou afirmações vocês não fariam. Talvez, cada um de vocês cinco possa pensar numa pergunta e numa afirmação em relação a duas outras pessoas. Com alguma sorte, talvez possamos perceber algo a respeito de cada um.

Esta terceira intervenção, depois de ter ouvido muito e de ter redefinido o que estava acontecendo, é o reforço do experimento. Ao dizer: "Não estou exatamente certo de onde estou indo" e "vocês me dizem se acham que conseguirão algo com isto", o terapeuta entra nos corações cautelosos da família. É como se o terapeuta estivesse dizendo: "Estou numa viagem com vocês, tateando junto com vocês, e há uma possibilidade de que isto possa lhes ser útil". Todas as resistências, dúvidas e perguntas são aceitáveis. Então, o experimento é colocado numa forma nova e corajosa, que aborda e apóia os limites individuais e também a exploração daquilo que os membros da família podem desejar perguntar ou informar, mas que é doloroso ou difícil demais para ser feito, e a que isso tudo se refere.

O próprio experimento é uma afirmação corajosa: está tudo bem em ter segredos, e em não revelá-los, e é provavelmente bastante válido em alguns casos não contar algo porque as pessoas podem zombar, xingar ou, de algum outro modo, dar "golpes baixos" que magoam. Não existe nada terrível com relação a isso; simplesmente acontece com as pessoas nas famílias. Também existe espaço para "percepções de segurança" como: "Bem, eu poderia perguntar isto e ela poderia (iria) me contar com prazer". O experimento dá liberdade à família para não lidar com o conteúdo difícil e ao mesmo tempo os incentiva a lutar com os sentimentos difíceis.

PAI: *Você quer que nós digamos por que não podemos dizer isso, e isso pode ser ou uma pergunta ou uma exposição pessoal.*
MÃE: *Por que nós mantemos isso em segredo. Mas então teremos de adivinhar por que essa pessoa não pode falar isso ou, "Oh, meu Deus, eu nunca soube disso".*
MATT: *Se descubro alguma coisa e digo que não posso lhe contar, por causa disto ou daquilo, então sua confiança não está ali, porque a outra pessoa poderia dizer: "Por que ele não pode me dizer isso?". Acho que alguém pode sair magoado.*
PAI: *Isso abre uma lata de vermes e, de repente, você está expondo que alguém deveria ficar desapontado com você – e pode ser que fique desapontado – e o dano está feito, sem dizer qual é a coisa específica.*

Se você não compartilha algo que é perturbador, ninguém ficará desapontado nem com raiva de você por ter sentimentos "irracionais" ou "loucos". Se não levantar uma questão difícil, você não perturbará ninguém. Mas você também irá isolar sua dor das outras pessoas e se sentirá fora de contato e solitário dentro da família. Assim, ao *não* retrofletir os sentimentos e expressá-los, você pode pagar o preço da possível desaprovação e dos "golpes baixos". Retrofletir os sentimentos permite a sensação de segurança interna, de alívio interno, mas tem o preço de um possível isolamento dentro de sua família.

TERAPEUTA: *Estou certo de que, em sua família, uma das coisas que bloqueiam é que as pessoas ficariam magoadas ou desapontadas. Isso não acontece em todas as famílias, mas acontece com vocês. As coisas são colocadas de um modo que alguém já poderia sentir-se desapontado, e isso atrapalha. Esse é um bom exemplo. Vocês concordam?*

Esta intervenção apóia a anterior. O terapeuta implica que "em sua família não parece seguro fazer uma pergunta específica ou fazer determinada afirmação. Assim, este experimento lhes dá uma oportunidade de não fazer a pergunta, mas apenas de compartilhar o sentimento difícil que surgiria se a pergunta ou a afirmação fosse feita: 'Se eu fosse lhe dizer isto (afirmação), você poderia ficar magoado...'".

PAI: *Assim, você não faria a pergunta por medo de receber uma resposta que não deseja.*

MATT: *E vocês poderiam rir de mim. Penso em fazer algumas perguntas, mas elas são bobas demais para serem feitas, e normalmente posso descobrir a resposta por mim mesmo.*

PAI: *Quando você disse que as perguntas eram bobas e que tem medo de que riam de você, você está pensando que outra pessoa iria pensar que você é tolo? Então, em vez de me perguntar, você diz: "Humm, o que papai responderia?".*

MATT: *Bem, você poderia pensar: "Eu não fico aqui sentado e ajo de modo tão tolo quanto você."*

PAI: *Isso foi um golpe baixo?*

MÃE: *Tenho a sensação de que se eu disser algo, todos irão dar risada.*

LES: *Todos dão!*

MÃE: *Duas coisas podem acontecer. Todos vão rir e dizer: "Mãe!". Ou as pessoas não vão ouvir, e eu vou ser interrompida. É um jeito muito eficiente de me calar. O que faço é falar como se fosse uma piada. Assim, tento e fico envolvida com a piada, mas expresso aquilo que realmente queria dizer.*

PAI: *Eu me sinto assim. É difícil compartilhar algumas coisas, por causa do medo de ser magoado, de ser gozado. Mas vocês, garotos, se recuperam bem rápido. Algumas vezes os interrompo e fico realmente impressionado quando vocês voltam e falam de novo. Acho difícil fazer isso quando estou falando algo seriamente, e vocês pensam que é engraçado; e aí sou interrompido e a conversa muda. E eu me retraio e digo: "Ah, vão para o inferno". Assim, hesito em compartilhar as coisas.*

A resistência é paradoxal: a troca de informação geralmente amplia o contato e, portanto, reduz a resistência, mas o compartilhar freqüente e fácil de informações dolorosas para os outros resulta em mágoas repetidas; o contato é evitado ao pressionar uns aos outros com o ato de magoar, ou para usar a linguagem da própria família, dando "golpes baixos". O compartilhar de informação, uma virtude aparente, pode se transformar num bloqueio ao contato quando é exagerado.

Na conversa acima, quase todos sentem-se como vítimas potenciais do ridículo ou de algum outro modo de invalidação, e ninguém toma a iniciativa de tranqüilizar os outros. Quando o pai está quase descobrindo qual é a mágoa de Matt, a mãe interrompe com sua pró-

pria queixa e assim todos continuam confusos. O que eles compartilham é a sensação de que todos são vulneráveis.

TERAPEUTA: *Deixem-me dizer o que imagino ao ouvi-los e vejam se é isso o que vocês estão ouvindo e dizendo. Novamente, quero dizer que estou impressionado com vocês. Duvido que a maioria das famílias possa falar tão livremente uns com os outros como vocês o fazem. Vocês dizem coisas, perguntam coisas. Uma ou duas vezes deram o que eu achei que talvez fossem golpes baixos; vocês chamam isso de brincar uns com os outros. Vocês sabem que não é fácil separar uma brincadeira de um golpe "baixo demais". Mas parece que isso flui com uma facilidade surpreendente. Assim, acho que se vocês o fazem aqui, em casa também podem fazer isso uns com os outros, e isso faz sua família fluir, mantém as coisas andando de modo muito agradável.*

Entretanto, estou percebendo que esse estilo muito agradável magoa quase todos em algumas situações, e vocês podem ou não ter falado o suficiente sobre isso – como sinalizar uns aos outros quando há mágoa.

Essas são as coisas que me chamam a atenção quando ouço vocês: vocês realmente não interrompem a outra pessoa quando ela está dizendo ou perguntando coisas que podem magoar. Isso é surpreendentemente verdadeiro. Mas pode ser que vocês desejem falar uns com os outros a respeito de quando isso não funciona.

LES: *Mãe, acho que você quer que sua família seja perfeita. Acho que você está buscando um objetivo máximo, que qualquer família tem dificuldade em atingir. E acho que se você parar de pressionar tanto, as coisas podem melhorar. Mas você está sempre tentando levar as coisas para outro lado e, em vez de ficar ali, você explode. Você diz: "Eu não faço parte desta família... blá, blá, blá". Você sabe que pode haver quatro homens na família, e só uma mulher, mas você ainda é vinte por cento da família.*

MÃE: *Eu já ouvi essa mensagem antes.*

LES: *Não tive a intenção de interromper. Eu só estou dizendo que talvez você precise olhar para isso. Talvez seja um problema não conseguirmos nos comunicar quando ficamos magoados. Algumas vezes sinto-me pressionado para ser capaz de me comunicar o tempo todo. E parece que ao fazer isso não estamos respeitando nosso espaço. Você me deu espaço quando precisei tomar decisões e cuidar de toda a pressão sobre mim, mas você ainda quer que eu seja forte na família. Eu*

realmente não tive espaço porque não havia um modo de poder fazer tudo aquilo e ainda dar tanto.
MÃE: *Deixa ver se entendi. Você tem a impressão de que estou tentando fazer com que tudo seja perfeito na família, e não estou dando atenção para as suas necessidades. É parte disso?*
MATT: *Não. Eu acho que você deseja dar mais um passo, ir mais fundo nos sentimentos pessoais de cada um quando não é a hora certa. Acho que você simplesmente pressiona demais.*

A resistência primária acontece ao se magoar outra pessoa – e então afastar essa pessoa. A resistência secundária ao contato é este outro não compartilhar que se sentiu ferido pelo que foi dito. A pessoa permanece segura ao retrofletir a mágoa e ocultá-la, mas paga o preço de não se conectar com outro membro da família. Existe algum sarcasmo contra a mãe, mas esta não reclama nem pede ajuda e o ataque continua.

TERAPEUTA: *Deixem-me interromper por um momento. Esta é a hora. Como vocês saberiam se sua mãe ficou magoada? Ou como vocês demonstrariam se fossem magoados?*

Aqui o terapeuta está pressionando suavemente para que haja uma *awareness* mais clara: "Como vocês saberiam se sua mãe ficou magoada?" e "Mãe, como é que você não diz para eles: 'Ei, eu não gosto do jeito que estão falando comigo usando blablablá. Isso magoa'". Onde está o pai? Ele sumiu? Será que ele percebe que a mãe está sendo magoada? E o pequeno Jerry? Todos os membros da família continuam se sentindo apoiados pelo terapeuta e, ao mesmo tempo, dão mais atenção ao modo como criam mágoas e como podem não ter habilidade para impedir que a mágoa se espalhe pela sala. Eles podem até refletir: "Existe um preço a ser pago por sermos tão abertos uns com os outros?".

MATT: *Mamãe provavelmente nos diria se ficasse magoada. E ela fica com aquele olhar em seu rosto. Para ela, é difícil aceitar algumas das coisas que dizemos. Talvez eu exagere um pouco aquilo que ela está fazendo. Acho que em parte estou certo, e em parte errado. Acho que ela vê isso, mas talvez eu vá longe demais.*
MÃE: *Algumas vezes, quando estou magoada, fico quieta por algum tempo. E me sinto como se não fosse nem vinte por cento. Então, salto*

fora disso e jogo meus braços para o ar e digo: "Vamos ter uma reunião de família". E demonstro isso abertamente.

LES: *Mas aí você vai para as reuniões de família, tenta ditar as regras, e diz: "Vai ser deste jeito". Isso não faz bem porque as pessoas simplesmente saem dizendo: "Oh, não há problemas", vão para seus quartos e dizem: "Oh, meu Deus, o que ela disse?". É estúpido.*

MÃE: *Estou confusa. Não com o que você está dizendo, porque eu ouço o que você está dizendo. Acho que tenho medo de parar de fazer isso porque vinte por cento numa votação não vai muito longe quando todos têm interesses tão diferentes dos meus.*

MATT: *Não é tanto o seu voto. É o modo como você aborda a coisa. É assim: "Oh, eu estou me sentindo terrível". E o que você diz vale mais que vinte por cento se você quer alguma coisa e nós três não; não é como se a dominássemos. Nas grandes decisões, você normalmente manda perto de noventa por cento.*

MÃE: *Noventa? Nossa!*

JERRY: *Sim, todos nós vemos isso.*

Um modo pelo qual eles se mantêm separados e não se tornam próximos é que dizem uns aos outros aquilo que precisa ser dito, mas agem heroicamente (estoicamente) e não compartilham a dor do impacto do compartilhar e o seu efeito em cada indivíduo. É um tipo de compartilhar perverso, de dizer a verdade a qualquer preço. O resultado, ou o perigo, é que os membros feridos da família se fechem secretamente com suas dores e se afastem dos outros. Isto, no mínimo, coloca uma dificuldade potencial.

TERAPEUTA: *O motivo pelo qual estou interrompendo é que vocês voltaram a ser capazes de falar com muita facilidade e liberdade, dizendo coisas uns para os outros, e acho que vocês são maravilhosos como família. Não existe dúvida de quanto trabalho aconteceu dentro de todos vocês para conseguir isso.*

Entretanto, começamos a falar um pouco sobre o lado sombrio disso, quando vocês ultrapassam os limites. Vocês chamam isso de "golpes baixos" ou "mágoas". Vamos nos encontrar de novo na próxima semana, e sugiro que durante esta semana vocês prestem atenção aos momentos em que se sentem magoados. Vocês não têm de fazer nada com isso nem mudá-los. Eu não acho que isso seja importante neste ponto. Mas prestem atenção. Então, talvez possamos perceber quantas vezes – ou talvez nenhuma – vocês passam dos limites uns com os outros. Podemos olhar para isso e pode ser interessante aprender algo. Não sei o que vocês encontrarão, mas prestem atenção quando acontece um golpe baixo ou uma mágoa, e o que você faz com isso. Focalize isso dentro de si mesmo. Não importa se você faz ou não alguma coisa. E então poderemos olhar para isso, aqui. Tudo bem?

O terapeuta é meticuloso ao falar para todos os membros da família e em não insinuar que alguma ação seja má ou "seja uma pessoa ruim". O terapeuta fica afastado das reuniões familiares e não aconselha a mãe ou outra pessoa. As sessões de terapia têm o objetivo de preservar a realidade fenomenológica de suas vidas cotidianas e se apóia fortemente em estimular a curiosidade deles. Mesmo sem termos dados concretos, eles precisam sair da sessão sentindo que, de algum modo, magoam uns aos outros e não se conectam plenamente a respeito da mágoa que todos carregam. Em nossa linguagem, é um tipo de retroflexão e dessensibilização. Talvez seja o que as trocas "heróicas" exijam.

As resistências são um modo de evitar o contato. Mas elas são bloqueios autodestrutivos ao contato familiar ou têm funções múltiplas?

Quando você é um adolescente numa família que dá valor ao questionamento, à discussão, ao compartilhar de informação e à elaboração das diversas questões, o que acontece se você quiser manter um segredo ou não estiver entusiasmado em ouvir a opinião de seu pai ou de sua mãe sobre seus objetivos e devaneios? E se, como o mesmo adolescente, você tiver alguns medos do ridículo ou de golpes baixos – mesmo que eles não tenham sido experienciados em casa, mas, digamos, nas escola? Como você age se sua mãe e seu pai quiserem que você seja médico e você quiser vender jóias numa feira de artes? E, como pai, como você protege seu filho adolescente sensível e impede que ele seja pressionado demais por ter determinados valores? Ou, como você protege seu filho das idéias grandiosas que você tem sobre a futura profissão dele? Como você diz a seu filho quase adulto: "Por favor, você me magoa quando diz que estou fazendo algo estúpido".

CONCLUSÃO

Na última metade deste capítulo, examinamos como as resistências ao contato operam nos diversos níveis de uma família. A retroflexão é sempre "má"? Não, a retroflexão é um valor básico de uma sociedade civilizada, e a família é portadora desses valores. A retroflexão impede que os outros sejam atacados e magoados, ou que revelemos "verdades" dolorosas aos outros. Quando antecipamos críticas dos pais (dos irmãos ou dos professores), estamos fora de contato com a realidade? Estamos *projetando* nossa própria punição, neste caso?

O terapeuta, na sessão, explorou livremente este tipo de questões com a família. Talvez sentir-se livre para perguntar qualquer coisa, a qualquer pessoa, em qualquer momento na família seja uma bênção confusa. Talvez os Franklins precisem aprender quando e como perguntar, e também quando e como não perguntar. E a mesma questão se aplica a dar informação. Cada pessoa precisa perguntar: "Eu quero contar isto sobre mim ou o que eu vejo sobre o outro? Suponha que o outro ficará desapontado ou magoado e experiencie o fato de eu dizer algo como um insulto, uma traição ou um 'golpe baixo'".

O terapeuta começou ajudando os Franklins a explorar sua preocupação ou apreensão mútua sobre o desapontamento ou o falhar com o outro. Assim, à medida que trabalhamos com esta família, começamos a perceber que as resistências podem ser modos de filtrar e regular o contato entre os membros da família, para que não sejam duros demais, críticos demais, transparentes demais, ou impertinentes demais uns com os outros. E os Franklins estão apenas começando a explorar como podem ser estranhamente sensíveis com relação a ofender uns aos outros, desapontar uns aos outros, ou a dar as "más notícias".

Apresentei as definições formais das resistências em casais e em famílias e também exemplos de algumas sutilezas de regulação de contato em determinada família. Demonstrei como o terapeuta pode cuidadosa e respeitosamente explorar a fenomenologia de uma família levando um tema que esteja emergindo no grupo até um experimento possível. Esse tipo de análise detalhada de uma sessão específica pode ser útil para os terapeutas no trabalho com as resistências. Como todas as resistências são experienciadas como interrupções na fronteira do contato, é apenas natural que a discussão se volte agora para o trabalho e manejo das fronteiras pessoais e do sistema.

NOTAS DO CAPÍTULO 6

1. Isto é semelhante à tríade sartriana liberdade-responsabilidade-angústia. Veja a seguinte passagem de J. P. Sartre (1957). *Existentialism and human emotions*. Nova York, Philosophical Library. "Essa é a idéia que tento transmitir quando digo que o homem está condenado a ser livre. Condenado, porque ele não criou a si mesmo, entretanto, em outros aspectos ele é livre;

porque, uma vez jogado no mundo, ele é responsável por tudo o que faz" (p. 23). Aqui está uma observação relacionada a isto: "A conseqüência essencial de nossas observações iniciais é que o homem sendo condenado a ser livre carrega o peso de todo o mundo sobre seus ombros; ele é responsável pelo mundo e por si mesmo como um modo de ser" (p. 52).

2. Alguns teóricos da Gestalt argumentam que as resistências não são bloqueios disfuncionais negativos que precisam ser removidos antes que o contato possa ocorrer, mas são formas diferentes de contato em e por si mesmas. A idéia da resistência como a "postura" do cliente no mundo foi trazida primeiro à minha atenção em 1981 por Edwin S. Harris, de St. Louis, Missouri, num manuscrito não-publicado intitulado "A new revised Gestalt theory of resistance" e numa comunicação pessoal. A noção de resistências como funções de contato baseia-se na suposição de que a *awareness* não pode *não* estar fora de contato – isto é, a pessoa está sempre em contato com algo. Esta posição foi elaborada formalmente pela primeira vez por G. Wheeler (1991). *Gestalt reconsidered: A new approach to contact and resistance*. Nova York, Gardner Press. Wheeler afirma que o que estamos dizendo aqui é que não existe "contato" como uma forma ideal, platônica, pura e teórica que, no caso "real", infelizmente, torna-se manchado com "resistências" – confluência, projeção, introjeção, deflexão, e todo o resto. Ao contrário, o exercício de todos esses modos, de todas essas variáveis na fronteira, que chamamos de "funções de contato", *é* o contato, que pode ser descrito, analisado, e possivelmente até categorizado por sua mistura específica de tais modos ou funções – mas que não existe de forma alguma sem elas. Retire toda a resistência... e o que fica não é "contato" de modo algum, puro ou não, mas apenas uma fusão completa, ou possivelmente um corpo morto, uma decomposição pendente, que está completamente, e pela primeira vez, "fora de contato" (p. 113).

Embora em certo grau eu concorde com esta visão, baseio minha discussão neste livro sobre a visão tradicional das resistências como interrupções ao funcionamento do contato.

3. J. Kepner (1987). *Body process: a Gestalt approach to working with the body in psychotherapy*. Nova York, Gestalt Institute of Cleveland Press. L.Wyman, palestras e comunicação com o autor, Gestalt Institute of Cleveland, 1980-1989.

4. As descrições da família Madiar nos Capítulos 5 e 7 ilustram uma família tipicamente retrofletora.

5. No Capítulo 8 dou um exemplo de uma sessão de terapia com um casal defletor – Jim e Loretta.

7 FRONTEIRAS E MANEJO DE FRONTEIRAS

Uma fronteira define uma coisa.

FRITZ PERLS

No Capítulo 3, discutimos as fronteiras de sistemas e de subsistemas de casais e de famílias. Estabelecer fronteiras dá significado a um conjunto de fatos ou de experiências e diferencia o casal ou a família de seu ambiente, do mesmo modo que as fronteiras no sistema dão significado aos subsistemas e os diferenciam.

Todas as vezes que você estiver olhando para um casal ou para uma família, uma de suas tarefas é ver as fronteiras. Você deve ser capaz de se afastar a qualquer momento e identificá-las. A Gestalt-terapia afirma que na fronteira você experimenta a diferença – existe um "eu" e um "você", ou um "nós" e um "eles" – e que o crescimento acontece quando existe contato na fronteira[1]. As diferenças precisam ser enfatizadas antes que você possa fazer contato: preciso saber que você e eu somos diferentes antes que possamos ficar juntos.

Fronteiras não são apenas conceitos; elas existem. Embora não as vejamos, podemos experienciá-las como "atuais" e "reais". Só porque o nosso equipamento sensorial não as vê diretamente isso não significa que elas não estejam ali. Elas são, de fato, campos de energia[2]. Você experiencia uma fronteira quando as pessoas ficam próximas demais enquanto falam com você: elas parecem invadir o seu espaço pessoal. Você deseja transmitir seus pensamentos em seu próprio ritmo. Se a outra pessoa estiver próxima demais quando você lhe enviar um pensamento, ela tocará a fronteira do outro antes que você esteja pronto.

Como indiquei no Capítulo 3, as características das fronteiras podem diferir. A retroflexão mantém o campo de energia pequeno e contido ao manter uma fronteira "espessa". A projeção joga a energia para fora e para longe, deixando as fronteiras confusamente "finas". Quando você começa a visualizar o fenômeno das fronteiras, as trocas em um casal ou numa família começam a fazer mais sentido. À medida que aprender a experienciar as fronteiras, você irá notar a variedade em sua existência e em sua natureza: onde elas estão, quais estão faltando, quais nunca se estabelecem, quem fica empacado onde não pertence, e quem ou o que nunca obtém permissão para entrar.

Os Madiars: Discernindo e Prestando Atenção às Fronteiras

Vamos examinar a família Madiar. Como vimos no Capítulo 5, a família consiste do pai, Gregor – trabalhador de uma indústria, que posteriormente foi promovido a gerente –, a mãe, Dotty, que é dona de casa, e os dois filhos adolescentes, Theresa de 16 anos e Mike de 14. Também pudemos observar que a família construiu um porto seguro, uma fortaleza num mundo inseguro; ela voltou para dentro sua energia coletiva, de modo que pouca energia é projetada no mundo. A fronteira da família é espessa e rígida. O contato com o mundo é mínimo – basicamente para realizar as necessidades funcionais básicas de trabalho e de estudo.

Além do voltar-se para dentro, afastando-se do mundo, os Madiars raramente se expõem para o terapeuta. Eles tendem a ficar consigo mesmos e não se permitem ser influenciados pelo terapeuta. Ao serem orientados a falar uns com os outros, eles primeiro lutaram para aceitar a noção de que *precisavam* se dirigir uns aos outros como parte desse tipo de terapia. Depois, eles o fazem com determinação rígida, mesmo quando existe um impasse e fica difícil continuar.

Antes de continuarmos com a discussão da fronteira relacional do terapeuta com esta família, será útil olharmos para os fronteiras internas no enclave dos Madiar. Basicamente, eles estão divididos em dois grupos frouxamente delimitados: pais e filhos. A Figura 7.1 mostra as fronteiras hesitantes entre os quatro membros da família e também a mais espessa, que os separa do terapeuta. Gregor e Dotty, os pais, falam entre si numa linguagem telegráfica, normalmente em particular, sobre questões básicas como dinheiro. Theresa e Mike, os irmãos, tendem a se apoiar e discutem em segredo suas táticas para romper a barreira da família. No entanto, como seus pais enfatizam as diferenças de papéis entre homens e mulheres, existe uma pressão para que Theresa se junte a sua mãe, e Mike a seu pai. O par masculino ocorre com pouca freqüência, pois os dois não sabem como conversar ou sobre o que falar sem a presença e o incentivo das mulheres. As conversas das mulheres em geral são superficiais – sobre o trabalho doméstico, as roupas e assim por diante – e raramente se referem a questões íntimas como namorados ou sexualidade. Theresa absorve um senso de vergonha em relação ao corpo feminino, com sua mãe, e tende a procurar sua querida professora de literatura para fazer-lhe perguntas sobre homens e sexo. O pai, ocasionalmente, zomba de Theresa, num tom orgulhoso, sobre os "telefonemas masculinos", do mesmo modo que seu filho o faria. A mãe tende a mandar em Mike (como o pai faz); nenhum dos pais fala muito com ele sobre sentimentos, problemas, trabalhos escolares, ou relacionamentos.

FIGURA 7.1. A FAMÍLIA MADIAR: FRONTEIRAS INICIAIS

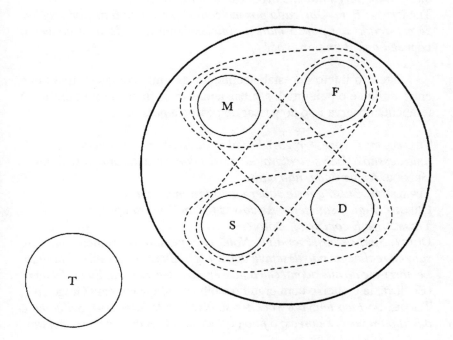

Como vocês podem deduzir, há pouca fluidez nos subsistemas da família. Existem poucas trocas fáceis entre pai e filha ou mãe e filho; os contatos tendem a ser formais, determinados por tarefas a serem executadas e alimentadas pelos pais que assumem uma posição autoritária. A comunicação muitas vezes é ligada aos papéis e raramente flui com liberdade.

Na sexta sessão, o terapeuta começa sentando-se silenciosamente, esperando ter a plena atenção dos Madiars[3]. As fronteiras são delimitadas como se fossem pistolas no início de um duelo. Gregor e Dotty estão sentados juntos. Theresa está ao lado de Dotty, bem perto de sua mãe, e Mike está sentado perto de Theresa.

TERAPEUTA: *Oi, oi... Aconteceu algo novo nesta semana? Vocês foram capazes de usar algo de nosso último encontro? Como foi, Mike, mudou alguma coisa? Você observou se fez algo diferente por causa do que conversamos?*
(Mike acena com a cabeça sinalizando que "não".)
TERAPEUTA: *Tudo bem. Eu só queria saber. E com você, Theresa?*
THERESA: *Papai e eu conversamos um pouco sobre a escola. Eu fiz questão de perguntar-lhe algo. Nada muito importante.*
TERAPEUTA: *Bem. Obrigado por me contar isso. Fico feliz por você ter se esforçado um pouco mais e simplesmente ter tido uma conversa com seu pai. Bom para você.*

Este é o início do estabelecimento de uma fronteira importante entre a filha e o pai, um dos subsistemas mais fracos nesta família. O terapeuta observa isso ao passar de pessoa a pessoa.

TERAPEUTA: *E você, Gregor! Fez algo diferente por causa de nossa última sessão? Você se lembrou de nossa conversa durante a semana?*
GREGOR: *Na verdade, não muito.*
TERAPEUTA: *Eu só queria saber como foram as coisas.*
GREGOR: *Fiquei satisfeito. As coisas foram bem tranqüilas.*
TERAPEUTA: *E com você, Dotty?*
DOTTY: *Sim, eu observei algo. Notei que quando as crianças queriam sair, eu realmente não desejava deixá-las ir. Eu as deixei sair relutando. Lembrei-me do que aconteceu aqui e então disse que sim. Eu os deixei ir.*
(Ela levanta o queixo com orgulho e olha rapidamente para Gregor.)
TERAPEUTA: *Fico feliz por você ter sido capaz de fazer isso. Sei como é difícil para você, e aprecio o fato de você ter-se lembrado de me contar.*

168

Dotty está mostrando que está relaxando seu pulso forte sobre seus filhos – uma conquista potencialmente importante no afrouxar a fronteira entre pais e filhos – e, portanto, tornando a família mais aberta para a comunidade. Enquanto o terapeuta examina seus rostos, Gregor parece sério, Dotty está quieta, e os filhos estão sorrindo um para o outro.

TERAPEUTA: *Então, se não há nenhuma outra coisa, eu gostaria que vocês todos se voltassem uns para os outros e conversassem novamente – do mesmo modo que fizemos na última sessão. Lembrem-se, se vocês precisarem de ajuda ou chegarem a um impasse, por favor, me chamem. Ficarei feliz em ajudar. Eu vou estar observando, ouvindo vocês e falarei o que vejo quando algo se salientar para mim.*

O terapeuta tem em mente imagens sucessivas de como a família estabeleceu os limites nas sessões anteriores: quais limites foram fixados (entre a mãe e o pai, por exemplo) e quais mudaram (entre o pai e a filha, por exemplo). O terapeuta está interessado em ver o que os Madiars vão fazer nesta sessão e está atento às mudanças – especialmente se os limites internos da família estão se tornando mais variados e mais flexíveis.

Agora, o terapeuta se recosta e está pronto para observar como os Madiars formam subgrupos. Os membros da família têm permissão para se "reunir" e re-formar seu limite. Até agora o terapeuta tem encontrado a família em seu limite; ao afastar-se, o terapeuta forma uma entidade separada. Isto é feito para não distrair os membros da família do trabalho que estão fazendo. Depois de o terapeuta ter dado instruções claras e nítidas, é apropriado fazer com que os indivíduos saibam, talvez de modo não-verbal, que ele (ou ela) está pronto (a) para se separar e observar de modo imparcial. Um modo de conseguir isto é olhando para baixo, olhando pela janela, ou separando-se de algum outro modo.

THERESA: (virando-se para seu pai) *Você ouviu o que a mamãe disse sobre nos deixar sair? Você sabe, ela realmente está aprendendo a nos deixar ir. Eu não sei se você está.*

Aqui há uma mudança inesperada que, imediatamente, empolga o terapeuta, porque, até essa semana, filha e pai eram o sistema menos ligado dentro da família. Eles raramente discutiam coisas sérias. Quando tentavam, a mãe começava a proteger Theresa e interrompia para explicar coisas a Gregor. Esta tentativa de contato representa uma mudança significativa nas fronteiras internas da família. A conversa mais segura e fácil acontecia entre Theresa e sua mãe. O próximo contato mais fácil é o de Theresa e seu irmão, dentro do alcance da escuta dos pais. Theresa poderia dizer a seu irmão: "Eu observei que ela nos deixou sair com mais facilidade. Você também percebeu isto?". A conexão mais difícil é aquela que agora está sendo tentada entre Theresa e seu pai.

(Gregor está pensando sobre o comentário desafiador de sua filha. Ele olha para ela, mas um pouco atrás dela, como se estivesse focando um ponto no espaço.)

Ele pode ser tentado a ficar defensivo e restabelecer uma posição forte e rígida na família, dizendo a Theresa: "Agora você vai me dizer o que aprender, Theresa? Que topete o seu!". Mas ele não fala. Ele pode perceber um tipo de dor em seu peito, uma dor, uma mágoa – talvez uma sensação de ter sido traído por sua esposa não ter obtido seu consentimento antes de começar tudo isto.

GREGOR: (deixando de olhar o espaço perto de Theresa e dirigindo-se a Dotty) *Como você pôde fazer isso sem falar comigo?*

Esta é provavelmente a primeira vez que Gregor mostrou sua mágoa – qualquer mágoa – a toda a família. De algum modo ele se sente suficientemente seguro para mostrar sua vulnerabilidade diante de seus filhos.

DOTTY: *Gregor! Nós passamos algumas sessões falando sobre como as crianças precisam de um pouco mais de liberdade para se relacionar com outros garotos. Lembra?*

O terapeuta intervém aqui para enfatizar a importância desta conversa aberta entre marido e mulher, e como essa nova fronteira é valiosa. Na verdade, na abordagem Gestalt sempre tendemos a apoiar e a fortalecer primeiro o relacionamento adulto primário, antes de um trabalho futuro com os outros subsistemas.

TERAPEUTA: *Parem por um momento, vocês dois. Só quero que saibam que esta questão a respeito daquilo que os filhos devem ou não fazer é muito importante para vocês dois. O fato de vocês desejarem conversar sobre isso é ótimo. Eu vou garantir que as crianças fiquem fora do caminho e lhes dar todo o espaço do mundo para fazê-lo.*

Os pais estabeleceram um vínculo entre si ao falarem um com o outro, apesar de outras pessoas estarem presentes, e é importante manter essa fronteira por tempo suficiente para que eles tenham uma conversa. Prevendo que Gregor poderia não responder e que isto seria o fim do contato, o terapeuta apóia intensamente o casal para que realmente discutam a questão. O objetivo é "esticar" o que poderia ser uma confrontação fraca e momentânea – como já tinha acontecido em sessões anteriores –, até alcançar algo mais profundo, mais pleno e com mais contato. Os filhos parecem ter entendido a mensagem do terapeuta, e toda a família cai num silêncio um pouco tenso esperando que Gregor responda a Dotty.

GREGOR: *Eu sei, eu sei. Você está certa. Discutimos isso antes. Estou apenas muito preocupado que esses garotos possam se meter em problemas com aquele cara, Markus, que tem traficado entorpecentes no bairro.*
DOTTY: *Eu estou tão nervosa quanto você com isso, Greg, mas cedo ou tarde teremos de arriscar e contar com o bom senso deles.*

Os filhos sentem-se um pouco surpresos com esta discussão e estão conseguindo não interferir, respeitando a fronteira em torno de seus pais. Este ato passivo e silencioso é um símbolo de *sua* capacidade de estar juntos como um subsistema, aproveitando a aura silenciosa de ser uma força real na família.

O silêncio continua. O terapeuta observa Mike e Theresa, que estão ficando um pouco agitados e preparando-se para falar. Sentindo isto, o terapeuta volta-se para eles.

TERAPEUTA: *Eu sei que é duro para vocês porque eles estão falando sobre vocês. Entretanto, ao ficar fora disso e deixar seus pais discutirem, vocês estão mostrando respeito por eles. Ótimo trabalho!*
MIKE: *Obrigado.*
(Theresa mostra que entende, de modo não-verbal, especialmente com seus olhos. Gregor e Dotty falam por pouco tempo e então param. Eles parecem unidos em seu silêncio.)
TERAPEUTA: *Vocês precisam de ajuda para continuar falando ou querem que eu espere um pouco?*
DOTTY: *Acho que fomos até onde podíamos. O que mais há para ser dito?*

Sabendo que isto é típico da troca breve, em *staccatto*, entre a mãe e o pai na presença dos filhos – uma fronteira de subsistema retroflexivo –, o terapeuta tenta ampliar o contato deles apontando que Dotty não reconheceu o fato de Gregor ter-lhe mostrado suas mágoas, e que Gregor tampouco reconheceu a coragem de Dotty em permitir que os filhos saíssem, apesar de seus medos. O casal agora aproveita essa oportunidade e fala de seu reconhecimento mútuo. O terapeuta não esqueceu que Gregor não respondeu ao desafio de sua filha sobre Dotty ter "soltado" os filhos. Ele tomou uma decisão tática de apoiar um confronto aberto entre os pais na frente dos filhos, e esse objetivo foi temporariamente atingido. Este pode ser um bom momento para ajudá-los a mudar as fronteiras para o subsistema pai-filha e para terminar o que foi iniciado.

TERAPEUTA: *Se eu me lembro bem, Gregor, você não teve uma chance para responder à pergunta de Theresa. Acho que seria bom se vocês dois pudessem terminar a conversa.*
THERESA: *Está tudo bem, pai.*
GREGOR: *Não, Theresa, o doutor tem razão. Eu não lhe respondi e quero fazer isto. Agora que sua mãe e eu tivemos nossa pequena discussão, posso dizer como me sinto a respeito de você e Mike saírem para visitar amigos. Eu não me importo de lhes contar que fico nervoso com isso. Mas sua mãe vai segurar minha mão se eu ficar nervoso demais e nós veremos o que acontece.*
THERESA: *Isso faz com que eu me sinta bem. Estou feliz por você mostrar mais confiança em nós. E estou feliz por você e a mamãe falarem desse jeito na nossa frente.*
GREGOR: *Bem, Terri, que bom que você ficou feliz.*
MIKE: *Também fico feliz quando você e mamãe falam na nossa frente.*

Um critério de bom funcionamento familiar é a capacidade de formar, desestruturar e formar de novo subgrupos claramente delineados. Os membros da família sabem se são jogadores ou observadores em qualquer situação e se estão satisfeitos com essas posições. Eles acreditam que as fronteiras dos vários papéis ou subgrupos podem mudar repetidamente, mas, apesar disso, como membros da família estarão sempre incluídos nos diversos papéis ou subgrupos. Em famílias saudáveis e funcionais, esse processo é gracioso. É a "boa forma".

Nesta sessão com a família Madiar, vimos que os pais estão formando um vínculo mais forte um com o outro, um vínculo visível para os filhos. Esse vínculo parental mais forte permite que os filhos, agora estudantes do segundo grau, sintam-se mais seguros e mais livres para pensar em quebrar o poderoso vínculo com seus pais. Numa sessão subseqüente, os pais são novamente capazes de estender seus curtos encontros em discussões mais abrangentes. Eles se perdem numa conversa e os filhos dão sinais de tédio. Durante uma curta pausa, os filhos perguntam aos pais e ao terapeuta se podem "sair e tomar um refrigerante". Isto, num certo sentido, é um teste simbólico de quão soltas se tornaram as fronteiras da família. Os pais e o terapeuta trocam olhares.

GREGOR: *Tudo bem, vão em frente, se o doutor concordar.*
TERAPEUTA: *Tudo bem comigo. Vocês têm seus assuntos e eles têm os deles. Há uma máquina de refrigerantes aqui em frente. É só atravessar a rua.*

Depois de Theresa e Mike terem saído, acontece outra transformação dramática. Os pais se voltam para o terapeuta e fazem uma pergunta.

DOTTY: *Bem, o que devemos fazer? O que devemos fazer com esses garotos? Estamos preocupados com eles.*
TERAPEUTA: *Bem, os garotos precisam explorar o mundo e isso é importante. Eu percebo como isso é difícil para vocês e como estão preocupados. É claro que é assustador. Existem poucos pais na Terra que não se preocupam. Entretanto, vocês dois têm de se ajudar nisso. É claro que vocês querem saber onde eles estão indo, o que planejam fazer, e quando voltam para casa. Entendo como vocês se sentem.*

Quando Gregor e Dotty se voltaram para o terapeuta, eles formaram um novo subsistema que, pela primeira vez, incluía um estranho. O terapeuta é parte do mundo exterior, e os Madiars estão convidando livremente esse "estranho" para ajudá-los. Durante quatro ou cinco sessões, eles falaram apenas um com o outro e responderam educadamente aos comentários do terapeuta. Agora eles estão incorporando um agente do ambiente exterior numa transação da família. Isto significa que eles estão ficando prontos para formar novas fronteiras com o mundo exterior e estão praticando com o terapeuta. Eles podem agora ligar para a escola e perguntar como seus filhos estão indo, ou podem ligar para a biblioteca ou para outras instituições da vizinhança para descobrir sobre os programas para depois das aulas. A fronteira externa dessa família está lentamente ficando mais fluida e permeável.

Vamos voltar atrás por um instante e retornar ao ponto da sessão em que Theresa e Mike saíram para comprar um refrigerante. Eles voltaram, sentaram-se e ouviram, e mais tarde participaram de uma discussão com relação aos "limites externos" de suas aventuras: o que eles tinham ou não permissão para fazer, quando eles tinham que estar em casa, quando a lição de casa tinha que ser feita antes de sair, e assim por diante. Os pais trataram os filhos com dignidade, mostrando respeito mútuo, e todos pareceram ficar satisfeitos com o resultado. O terapeuta faz uma intervenção final:

TERAPEUTA: *Desculpem-me, posso interrompê-los? A sessão está chegando ao fim e eu gostaria de compartilhar com vocês aquilo que observei. Tudo bem? Bom. A partir do que vi hoje, acho que vocês estão prontos para experimentar coisas novas, novas maneiras – mesmo que isso seja um pouco assustador para todos vocês. Vocês, Greg e Dotty, irão ajudar um ao outro a deixar os garotos saírem e a descobrir quando dizer sim e quando dizer não. Acho que vocês precisam perguntar a outras pessoas como elas fazem isso, o que a escola recomenda em termos de horários, o que outros pais fazem e como fazem – do mesmo modo que perguntaram para mim. Theresa e Mike, eu acho que a partir do que vi hoje está claro que vocês estão prontos para sair no mundo e voltar para casa. E vocês continuarão a fazer isto. Vocês estão todos prontos para mudanças boas e construtivas, e fico feliz com isso.*

A Figura 7.2 mostra as fronteiras da família Madiar depois desta sessão de terapia. A fronteira externa da família está mais permeável, e a família é capaz de tornar-se mais disponível para o terapeuta e para o mundo externo em geral. A mãe e o pai sentem que podem conversar sobre as coisas sem interferência dos filhos. A fronteira ao seu redor está mais forte. Do ponto de vista desenvolvimental, eles estão prontos para retomar mais plenamente o compromisso com seu relacionamento de casal à medida que seus filhos façam os movimentos apropriados para saírem de casa, irem para a faculdade ou começarem a trabalhar e se tornarem mais independentes. Os pais se sentirão mais à vontade para se voltarem para outros adultos em busca de ajuda, companhia e diversão. Os filhos se sentirão bem na maior parte do tempo e começarão a se sentir à vontade para entrar e sair de casa.

Que desafios o terapeuta antecipa para as sessões futuras? Theresa e Mike podem descobrir que estão mais assustados com os perigos do mundo do que tinham previsto. Eles pensavam estar prontos para ir e

FIGURA 7.2. A Família Madiar: Limites Depois da Terapia

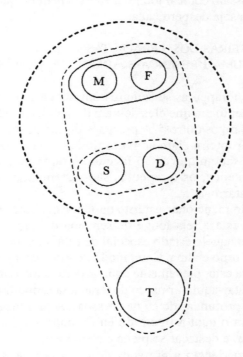

que seus pais os estivessem segurando, mas eles podem encontrar conflitos consigo mesmos (talvez medos introjetados e perigos reais) que os preocupam em relação às suas excursões de fim de semana nas casas dos amigos da vizinhança. Gregor e Dotty podem descobrir-se brigando sobre o que deveriam ou não deixar os filhos fazerem e se esquecer de buscar ajuda para resolver seus conflitos. Eles podem descobrir-se dando mensagens confusas para os filhos sobre o que é aceitável ou não, e ficarem bravos com Theresa e Mike porque estes não previram alguns resultados ou complicações em seu relacionamento com o mundo. Em resumo, à medida que as fronteiras da família se tornam mais fluidas, os problemas e os desafios terão de ser confrontados e negociados, mas estes podem ser experienciados como oportunidades para um contato mais profundo e uma adaptação criativa uns com os outros e com o mundo exterior.

Ao discutir fronteiras não estamos falando sobre algo mágico, mas sobre *algo que deixará a vida mais clara*. Os terapeutas devem trabalhar para obter fronteiras claramente definidas ao redor de subgrupos, de modo que possam colocar toda sua energia naquilo que estão fazendo sem que esta seja desperdiçada.

AS FRONTEIRAS DOS TERAPEUTAS: CRIANDO UMA PRESENÇA E ADMINISTRANDO FRONTEIRAS

Quando os terapeutas se sentam com um casal ou uma família, existe um momento em que eles deixam de ser observadores para ser uma presença para os outros[4]. A presença do terapeuta cria uma aura e reforça uma fronteira clara ao redor do casal ou da família. Nesse momento, eles sabem que estão fazendo terapia de casal ou de família. Sem presença, os terapeutas são testemunhas de que estão fazendo comentários.

O dicionário menciona "espírito ou fantasma" com relação a *presença*. Embora esta esteja longe de ser uma definição adequada de *presença*, indica aquele estado especial de estar plenamente aqui com todo o seu ser, corpo e alma. É um modo de *estar com*, sem *fazer a*. A presença implica estar plenamente aqui – aberto a todas as possibilidades, quando o estar-aqui intrínseco do terapeuta estimula o movimento nas partes mais profundas do eu das pessoas. A presença do terapeuta é o fundo contra o qual a figura do eu do outro ou dos outros pode florescer, brilhar, e destacar-se plena e claramente.

Quando experiencio a presença de outra pessoa, sinto-me livre para me expressar, para ser eu mesmo, para revelar qualquer parte terna e vulnerável, para confiar que serei recebido sem julgamento ou avaliação. A presença de meu terapeuta permite que eu confronte meus próprios conflitos, contradições, questões problemáticas e paradoxos internos, sem me sentir distraído por diretrizes ou por questionamentos muito específicos. A presença de meu terapeuta permite que eu me confronte comigo mesmo, sabendo que tenho uma testemunha sábia.

Talvez o termo *presença* possa ser melhor descrito por aquilo que ele não é.

- A presença não é uma postura, uma pose autoconsciente, nem uma atitude forçada diante de outra pessoa; não há nada de extravagante, dramático ou teatral nisso.
- A presença não é estilo.
- A presença não é carisma. O carisma pede atenção, admiração. O carisma se refere a si mesmo, enquanto a presença se refere ao

outro. O carisma é uma figura competindo com outra, enquanto a presença é a base "pedindo para que se escreva nela".

- A presença não é uma humildade religiosa afetada (que na verdade é uma forma de orgulho secreto).
- A presença não é polêmica. Ela não toma partido. Ela vê a totalidade.

São raros os terapeutas que simplesmente têm presença. Aqueles poucos dotados parecem ter nascido assim. A maioria de nós adquire a presença por meio da ação contínua do tempo – que nos lembra repetidamente de quanto há para ser aprendido e de quão pouco sabemos. A presença é o estado de maravilhamento adquirido em face de um universo infinitamente complexo e prodigioso. A presença vem mais fácil quando já recebemos aprovação e afirmação – quando nosso copo está cheio e não precisamos mais da aceitação indevida de ninguém. A presença é mais fácil de ser experienciada quando aprendemos a viver com a dor e os desapontamentos das outras pessoas sem ter que salvá-las ou resgatá-las. A presença muitas vezes vem quando estamos mais maduros e mais velhos, quando nosso anseio ardente foi resfriado até uma brasa quente e branda.

Quando falamos da presença de terapeutas, queremos dizer que eles comunicam outra dimensão do eu, além das intervenções verbais – como visto, por exemplo, nas sessões com os Madiars. Num estado de presença, a visão dos terapeutas é periférica e difusa. De forma silenciosa e sutil, eles são firmes e vagarosos, em vez de apressados e avoados. Nesse estado, nossa respiração é profunda, plena e regular. Nosso senso de tempo é lento e medido. Nosso eu-corporal está apoiado e "*aware*". Nós não nos "importamos" no sentido em que não ficamos apegados demais ao conteúdo das histórias dos clientes. Quando a família está num impasse, por exemplo, o terapeuta permanece em silêncio até que a tensão no ar esteja madura para uma entrada forte e clara. A família fica aliviada e não se sente abandonada. No início, essas entradas habilidosas, oportunas e cognitivamente claras ampliam a confiança dos clientes no papel e no poder pessoal do terapeuta.

Ao vir à frente no momento certo para articular uma idéia e se conectar com todos na sala, os terapeutas também deixam bastante espaço psicológico para a interação da família. Os clientes se sentem validados e apoiados, e cada indivíduo se sente plenamente ouvido e visto. O silêncio do terapeuta enquanto ouve e presta atenção é tão importante para o impacto total da sessão quanto as palavras que ele diz. O silêncio da presença evoca vivacidade no sistema.

Isto significa que uma vez que a sessão esteja se desenvolvendo, os terapeutas não entram em conversas banais nem distraem a família da tarefa principal de se tornar mais *aware* de seu próprio processo. Cada intervenção é forte e pertinente, mas o espaço entre elas pertence totalmente à família, e os terapeutas não o invadem nem buscam atrair atenção para si mesmos. A presença e o *timing* dão contexto ao poder de cada intervenção, e ao mesmo tempo sustentam o papel dos terapeutas como figuras importantes no processo. Ao mesmo tempo, os clientes se sentem respeitados (vistos) e cuidados (envolvidos) pelos terapeutas.

A presença e o efeito dos terapeutas sobre a família diminuem quando se distraem com uma dor de cabeça, com um acontecimento imprevisto em suas vidas, ou com um pensamento "especial" que se sentem compelidos a compartilhar com a família. Isso ocasionalmente acontece com todos nós, só porque somos humanos.

Como o casal ou o sistema da família, você, o terapeuta, também tem um campo de energia que precisa ser administrado. Você precisa estabelecer o ritmo da *awareness*. Isto é feito ao se inclinar para a frente e entrar no sistema para começar a sessão ou fazer uma intervenção; depois é necessário retrair-se, sentar-se em silêncio e deixar-se associar livremente. Para se retrair do sistema e estabelecer uma fronteira clara, você precisa ser capaz de administrar sua própria energia para estabelecer um estado de indiferença criativa: um estado alerta, aberto e não mobilizado[5].

A quantidade de energia intrapsíquica é a mesma quando você está fazendo uma intervenção ou simplesmente prestando atenção. A diferença é no modo "como" você usa a energia. Permanecer calmo e "desinteressado" significa retrair o nível de energia da fronteira de contato do casal ou do sistema familiar. O nível de energia ainda é alto, mas não está sendo direcionado para nenhum lugar. Você está num estado de indiferença criativa. Em alguns momentos você experienciará a diferença entre você e o casal ou a família enquanto considera a fronteira do sistema; então a diferença retrocede e você devaneia para se interessar por algo novo que ocorre a sua frente.

Os terapeutas devem estar conscientes de quando penetrar a fronteira do cliente para se tornar parte de sua *awareness*. É importante saber quando fazer parte do campo do casal ou da família para poder influenciar, e quando simplesmente observar. Ao observar, você não deseja atrair a energia em sua direção, quer ela seja preocupação, interesse, ou simplesmente olhar. Você só deve atrair a energia para si quando desejar a plena atenção dos clientes... e depois você se afasta novamente.

Suponha que uma família esteja falando, como os Madiars estavam no começo da sessão. A família está dentro de suas fronteiras; o terapeuta está dentro de uma fronteira diferente. O terapeuta está separado no sentindo de não estar enviando nenhuma energia para a família.

Agora o terapeuta deseja influenciar a família. Ele tem de trazer a família para a sua fronteira e, ao mesmo tempo, mover-se em direção à deles. Os membros da família precisam primeiro soltar-se uns dos outros, depois voltar-se alertas e atentos para o terapeuta. O terapeuta e a família precisam se encontrar na fronteira antes que o terapeuta diga algo. Precisa haver uma tensão na fronteira: a família pronta para ouvir e o terapeuta pronto para dizer algo. Se isto não for feito, a atenção e a preocupação da família estarão em outro lugar e não haverá ponto de contato.

Existem outras vezes em que você pode não desejar intervir deste modo. Talvez você já tenha feito uma intervenção, mas deseje lembrá-la à família ou reforçar a "boa qualidade" daquilo que estão tentando. Você não deseja que eles interrompam o contato, mas deve ser uma voz sem corpo que diz tranqüilamente: "Vocês estão fazendo isso agora". Os clientes devem continuar a sentir-se mais interessados no que está acontecendo entre eles do que naquilo que você está dizendo.

Cada um desses exemplos é uma forma de manejo de fronteiras. O primeiro exemplo – encontrar a fronteira familiar e chamar sua atenção – é uma intervenção. A intervenção mais poderosa sempre ocorre na fronteira. No segundo exemplo, o terapeuta entra temporariamente na fronteira da família. É como passar alguma coisa por cima do limite. Muitas vezes, apenas um tom de voz diferente permitirá uma entrada momentânea no campo da família. O segundo exemplo envolve simplesmente um reforço, um lembrete. Esta é uma distinção muito importante, pois quando o terapeuta está administrando a fronteira de *fora* do sistema, a atenção permanece *dentro* da família.

O mesmo processo opera quando trabalhamos com a auto-*awareness*. A atenção permanece dentro das diversas partes do eu. Como terapeuta, não quero dizer: "Preste atenção ao que está acontecendo em seu estômago", porque aí você tem de parar de prestar atenção a si mesmo para ouvir-me. Mas se eu puder lançar isso, sem chegar até a fronteira, você pode permanecer dentro de suas próprias fronteiras.

Isso é manejo de fronteiras, e nós fazemos isso quando trabalhamos com um indivíduo, um casal ou uma família. O terapeuta sempre precisa decidir se irá encontrar o casal ou a família na fronteira e se envolver no contato com eles, ou se irá manter a energia deles dentro de seu sistema sem perturbar seu campo contínuo de energia. O terapeuta precisa ser capaz de se afastar da fronteira do casal ou da família e não desviar a atenção. Alguns terapeutas fazem isso fechando os olhos. Depois de as instruções claras terem sido dadas, se as pessoas ainda estiverem hesitantes sobre o que fazer, você pode fechar seus olhos. Esse afastamento simples e consciente ainda mantém a presença e também o campo de apoio que você criou ao redor dos clientes.

Lembro-me do trabalho com um casal que tinha um bebezinho. Enquanto eles estavam trabalhando, um membro de nossa equipe pegou o bebê e saiu da sala. Quando o bebê voltou, vinte minutos depois, o casal tinha concluído o trabalho e ficou surpreso de saber que o bebê tinha estado fora da sala. Eles tinham estado tão claramente "dentro", que qualquer coisa que estivesse acontecendo "fora" era irrelevante.

A fronteira inicial é perturbada e se reconfigura quando os terapeutas fazem contato com ela, falando com toda a família e atraindo atenção e energia para si mesmos. Este é o motivo da intervenção: falar sobre o que estava acontecendo na família e propor um experimento. Então, antes que a família continue, os terapeutas precisam sair do campo, rompendo o contato com a fronteira.

A única vez em que algo pode ser introduzido, no sentido de que os membros da família dêem uma atenção mínima, é quando a atenção deles já estiver plenamente envolvida. A informação não pode ser inteiramente nova porque isso seria interessante demais. A informação precisa ser familiar, um reforço ou um lembrete; não o suficiente para atrair a atenção, mas o suficiente para despertá-los um pouco. Se uma informação nova for introduzida, ela será totalmente ignorada por ser difícil demais, e o casal ou família irão parar o que estavam fazendo para poderem prestar atenção a esta informação. De qualquer modo, haveria uma perturbação.

O "lançamento" aumenta a *awareness* em mais um ponto. Como a informação já estava presente no sistema, não é necessária muita energia para elevar a *awareness* a seu respeito. Quando a *awareness* cai, você a levanta um pouco mais. Então, quando ela cai novamente, você a levanta mais uma vez, e assim por diante. Você diz suavemente: "Aqui está, é isso". Você proporciona o apoio necessário e mantém a *awareness* elevada mais um pouco. "Maravilhoso" poderia ser murmurado tranqüilamente. Se você quisesse dizer "Maravilhoso!", enfaticamente, você teria de parar e dizer: "Eu preciso dizer algo a vocês. O que vocês fizeram foi realmente maravilhoso! Por que vocês não o fazem novamente?". Esta é uma intervenção forte. Cada método é apropriado para momentos e situações diferentes, e ambos são essenciais no repertório de um terapeuta. É simplesmente uma questão de escolher como manejar as fronteiras.

Conclusão

Nos capítulos precedentes, dediquei muita discussão à idéia da "boa forma", às noções básicas da teoria de sistemas, e mostrei como essas duas posições conceituais ajudam a focalizar nossa visão quando olhamos para casais e famílias. O ciclo interativo foi apresentado, juntamente com seus múltiplos usos. A *awareness* foi discutida em detalhes, como pedra fundamental de nosso trabalho. Mostrei como uma mudança simples e até minúscula pode precipitar a transformação nos sistemas humanos. Também enfatizei no final do Capítulo 5 a elegância e o poder da fórmula de intervenção em três passos. Depois, revi as diversas resistências-chave e mostrei como elas são, simultaneamente, sintomas da doença e da competência do sistema. A identificação e o manejo de fronteira foram cobertos e foi incluído um breve interlúdio detalhando o conceito da presença do terapeuta. Tendo estabelecido este quadro de referência teórico, estamos prontos para nos voltar para as aplicações práticas – o assunto da Parte II.

Notas do Capítulo 7

1. Veja F. S. Perls, R. F. Hefferline e P. Goodman (1951). *Gestalt therapy: Excitement and growth in the human personality*. Nova York, Julian Press. (No Brasil editado sob o título: *Gestalt-terapia*. São Paulo, Summus, 1997.) Perls, Hefferline e Goodman afirmam que o "crescimento é função da fronteira de contato no campo organismo/ambiente; é por meio de ajustamento criativo, mudança e crescimento que as unidades orgânicas complexas vivem na unidade maior do campo. Podemos então definir: *psicologia é o estudo dos ajustamentos criativos*. Seu tema é a transição sempre renovada entre novidade e rotina, resultando na assimilação e no crescimento" (p. 230, ênfase original).

2. Aqui, é claro, estou me referindo aos campos de energia humanos e também ao espaço pessoal e psicológico. Veja I. Bentov (1988). *Stalking the wild pendulum: on the mechanics of consciousness*. Rochester, vt, Destiny Books; B. A. Brennan (1988). *Hands of light: a guide to healing through the human energy field*. Nova York, Bantam Books; F. Capra (1991). *The Tao of physics: an exploration of the parallels between modern physics and Eastern mysticism*. Boston, Shambhala.

3. A tarefa do terapeuta na criação de uma presença será discutida mais adiante neste capítulo.

4. Donna Rumenik foi quem me apresentou pela primeira vez a noção de presença como um aspecto importante do "eu-como-instrumento" em

Gestalt-terapia. Rumenik discute a presença em seu manuscrito não publicado, "Gestalt principles for working with dysfuncional couples and families" (1983). Tivemos muitas conversas profundas sobre o significado e a importância da presença do terapeuta e de seu efeito curativo naqueles com quem trabalhamos. O trabalho de Rumenik estimulou meu pensamento sobre presença, e isto contribuiu de modo significativo para meu artigo "Presence as evocative power in therapy", *Gestalt Review*, *1*(2), 1-2, 1987, e para a seção sobre presença neste capítulo.

5. Para uma discussão a respeito da "indiferença criativa", veja F. S. Perls (1969). *Ego, hunger and aggression: the beginning of Gestalt therapy.* Nova York, Vintage Books. (No Brasil, editado sob o título: *Ego, fome e agressão*. São Paulo, Summus, 2001.) Perls diz que "S. Friedlaender diferencia entre o desligamento desinteressado – a atitude 'não me importo' – e a 'indiferença criativa'. A indiferença criativa é cheia de interesse, expandindo-se na direção dos dois lados da diferenciação. Ela não é de modo algum idêntica a um ponto de zero absoluto, mas sempre terá um aspecto de equilíbrio" (p. 19). Veja também G. Wheeler (1991). *Gestalt reconsidered: A new approach to contact and resistance.* Nova York, Gardner Press. Wheeler faz os seguintes comentários sobre este conceito:

Salamon Friedlaender (1871-1946) foi um poeta, crítico, estudioso de Nietzsche, e novelista satírico (sob o pseudônimo de Mynona), relativamente obscuro, que viveu no final do período do Segundo Império na Alemanha e que agora está quase que totalmente esquecido. Em seu trabalho de 1918, *Schoepferische Indifferenzs* (nunca traduzido, mas interpretado em inglês como "indiferenciação criativa", ou talvez "prediferência", não "indiferença", por causa da conotação de falta de investimento, em inglês), ele argumentou, à Nietzsche, pela relativização dos termos descritivos ou avaliativos com base numa noção essencialmente aristotélica de contínuo polar na percepção... Portanto, a qualidade de "bom", digamos, não é fixa nem tem um valor absoluto, mas ao contrário, para seu significado, depende de uma presunção implícita de "melhor" que alguma outra coisa – que em si mesma é relativa a algum termo polar correspondente, neste caso "ruim". Isto está em contraste explícito, é claro, ao modelo judaico-cristão criticado por Nietzsche (1886) – ou do modelo platônico – no qual as noções de "bom" e "ruim", embora possivelmente relativas em sua aplicação, derivam cada uma de absolutos separados, aos quais elas se referem, e que são determinados por alguma fonte externa ao processo perceptual em si mesmo [pp. 47-48, ênfase original].

PARTE II

PRÁTICA

PART II

PRÁTICA

8 INTERVINDO NOS SISTEMAS DE CASAIS

O termo primário "Eu-Tu" estabelece o mundo da relação.

MARTIN BUBER

O aumento da *awareness* promete mudanças em todos os níveis de nossas vidas. Em Gestalt-terapia de casais, a *awareness do processo* é a base para a mudança significativa.

Como regra, os casais não têm *awareness* de seu próprio processo: seu fluxo, sua solidez cognitiva, sua energia, seu potencial de contato. Eles dão atenção ao conteúdo daquilo que fazem e se apegam de modo muito passional a isto. Eles não devem ter *awareness* de seu processo quando este vai bem. O processo de um casal flui suavemente quando ambos, partindo de pontos diferentes, conseguem se juntar, fazer alguma coisa juntos e, então, sentir que completaram algo e ficar satisfeitos. Qualquer interrupção neste processo resultará em sobra de energia, que é experienciada como insatisfação ou mau funcionamento – "algo que não está certo". Quando o processo deles é pobre, sentem dor, e é nesse momento que procuram um terapeuta para obter alívio.

Um casal que funciona bem não precisa prestar atenção a seu processo. Apenas quando o funcionamento é interrompido ou chega a um impasse é que realmente o processo deve ser examinado. Por exemplo, quando você está dirigindo um carro, você não presta atenção a seu próprio processo: você simplesmente dá atenção ao fato de querer chegar ao local para o qual está indo. Se você não é um bom motorista e constantemente arranha a marcha, você precisa trazer seu processo de mudança de marcha como "fundo" para a sua *awareness*. Você precisa prestar atenção ao "como" e "quando" muda de marcha. No momento em que você reaprender o modo correto de mudar de marcha, o seu processo retornará ao pano de fundo. Você simplesmente dirigirá sem pensar no seu modo de mudar de marcha.

Enquanto o processo funciona bem, ele permanece no "fundo". Quando funciona mal e se torna figura, você é forçado a examiná-lo. Quando um casal vai para a terapia, apenas pára de viver e muda sua atenção do *conteúdo* da vida para o *processo* de viver. Eles mudam sua atenção do conteúdo daquilo que estão vivendo para o processo de como seu viver acontece. Quando a vida volta a ser tranqüila e traz satisfação, o processo novamente retorna ao "fundo".

O que um casal precisa fazer para corrigir seu processo? Precisa conversar sobre o que está acontecendo, sobre seus pensamentos, sentimentos e experiências. Eles precisam permanecer com o processo até tocarem em algo que contenha interesse, afeto ou energia. Eles precisam chegar a uma "figura" à qual ambos se sintam ligados e com a qual se importem. Então, eles a vivenciam, digerem-na, completam-na, e a deixam de lado[1].

Como terapeutas, passamos pelo mesmo processo com nossos clientes. Observamos o casal, ainda sem saber o que nos importará, o que nos interessará, ou o que será importante. Permitimos que algo se torne figural por intermédio desse processo, e depois falamos ao casal sobre isso[2]. Chamamos de *intervenção* a esse compartilhar. A intervenção amplia a *awareness* do casal, extraindo algo do fundo para torná-lo figural. Se o casal puder ponderar ou refletir a respeito com *awareness*, obter algo disso, e escolher mudar seu comportamento, ficaremos satisfeitos.

Se o casal não puder fazer o que acabei de descrever, criamos experimentos que proporcionem uma estrutura para brincar com essa nova *awareness* num contexto concreto. O experimento expõe o casal a um novo comportamento, experiência ou *insight* para poder escolher se irá ou não incorporar a nova experiência em seu repertório de vida. Terminamos a sessão depois de termos apresentado ao casal um novo modo de ver a si mesmos.

Este capítulo aplica as teorias e princípios da Parte I à terapia de casal. Esboça as regras básicas de uma sessão de terapia e descreve como criar e apresentar intervenções que levem um casal a uma *awareness* mais plena sobre seu processo e sobre as oportunidades de mudá-lo[3].

Como Estabelecer uma Situação de Terapia de Casal

Como terapeutas, precisamos observar e ouvir por tempo suficiente e experienciar o que está acontecendo com o casal para podermos obter dados suficientes sobre o seu processo e criar intervenções apropriadas ao seu dilema. Para isto, precisamos estabelecer nossa presença no sistema e elicitar a participação do casal no exame de seu processo[4].

A primeira coisa que fazemos é nos envolver em conversas triviais, o que estabelece nossa presença como terapeutas e inicia o contato com todos os participantes. Esta é a fala social mais comum de boas-vindas. Asseguramos o contato com todos e provemos o calor que possibilita falar de assuntos íntimos. A seguir, discutimos as regras terapêuticas básicas. Dizemos aos participantes que o melhor modo de podermos ajudá-los é observando-os, que vamos pedir que eles conversem entre si sobre algo que lhes seja importante, que agiremos como testemunhas, e que iremos interromper quando acreditarmos que algo possa ser interessante ou útil para eles.

Nunca dei essas instruções sem encontrar resistência. De tempos em tempos, ouço comentários como:

"Mas nós já conversamos sobre isso em casa, então isso não vai ser útil para nós aqui."

"Não há razão para falarmos sobre isso porque eles não vão mesmo ouvir, e é por isso que estamos aqui."

"Eu não esperava isso."

"Eu quero lhe contar... você não quer saber nada a nosso respeito? Você não quer conhecer nossa história ou como viemos parar aqui?"

"Nós viemos procurando algum conselho seu, não falar um com o outro sobre a mesma coisa de sempre."

"Seria muito embaraçoso fazer isso. Eu não sei se poderia apenas falar na sua frente enquanto você fica sentado ouvindo."

"Isso parece inventado e teatral. É uma situação falsa, e eu não vejo o que de bom poderia vir de representarmos."

Nesse ponto, enfatizamos a resistência (como sempre fazemos no bom trabalho terapêutico) permanecendo com ela até que todas as pessoas expressem sua resistência à situação[5]. Por exemplo, se os clientes dizem que tudo parece muito artificial e falso e eles se sentem pouco à vontade "representando" na sua frente, você poderia responder:

Terapeuta: *É importante vocês me dizerem se estão pouco à vontade. Vocês estão certos, é artificial. A situação terapêutica não é natural. Entretanto, é muito importante que eu possa observá-los para saber como vocês se comunicam. Sei que é artificial e desconfortável, mas espero que vocês consigam fazê-lo mesmo assim, pois acredito que este é o melhor modo de lhes ser útil.*

Também explicamos que, do mesmo modo que podemos interrompê-los quando vemos algo que queremos comentar, eles podem se voltar para nós em qualquer momento – quando precisarem de ajuda ou chegarem a um impasse, ou quando quiserem nos informar de algo ou fazer alguma pergunta.

Assim que nossas instruções estão claras, nós nos afastamos do sistema e estabelecemos uma fronteira[6]. À medida que falam uns com os outros, observamos o processo e esperamos que algo se torne figural. Quando algo ressalta-se para nós, interrompemos para fazer uma intervenção.

A situação terapêutica com o casal é por si mesma um experimento. Iniciamos a situação com um experimento. Todos os experimentos são situações inventadas, dramáticas ou artificiais. Apesar disso, são uma parte da vida, em que você pode ver o que está acontecendo e expor claramente a situação.

Depois de uma boa intervenção, passamos a trabalhar a partir dela; o casal pode mover-se com ela ou criamos um experimento que ajude a interpretá-la e aprender algo com ela.

Terminamos a sessão voltando à conversa mais informal. Passamos de uma situação estruturada e artificial para um contato mais fácil, natural, social e humano. Queremos que eles estejam bem e lhes dizemos adeus. A sessão é como um passeio de avião: decolamos, alcançamos certa altitude, viajamos por algum tempo e depois aterrissamos.

Como Escolher uma Intervenção

Um iniciante poderia perguntar: "O que eu faço com toda essa conversa? O que se pode ressaltar? A que devo prestar atenção?".

Vamos imaginar que você esteja sentado diante de um casal, e estão acontecendo inúmeras coisas. Sem uma teoria que descreva o comportamento humano, você simplesmente não conseguiria ver nada. Seria confuso demais. Só quando você usa um "mapa cognitivo" é que a informação pode se organizar, diferenciar-se como figura e levar a uma intervenção. Todas as coisas sobre as quais falamos em Gestaltterapia são as "telas", os "olhos", por meio dos quais vemos o mundo. Existem quatro "telas" principais que você pode superpor ao que vê e ouve.

1. Competências e fraquezas no processo do casal. Primeiro há o ciclo interativo descrito no Capítulo 3. Como o casal se move no ciclo? Como cada um encontra o outro? Como deixa de encontrar? Como ambos ficam com algo que lhes permita chegar a uma boa resolução? Como deixam de conseguir? Se o casal tem um bom ciclo, terá uma boa experiência psicológica.

Os terapeutas devem procurar observar não só as interrupções no processo, mas também as competências na interação do casal. A maioria dos casais não está consciente de sua própria competência. Apontar suas competências são intervenções poderosas. Algumas vezes elas são até mais poderosas do que as que apontam como eles interrompem a si mesmos. O motivo de serem poderosas é que as pessoas não sabem o que fazem bem, do mesmo modo que não sabem o que fazem mal.

Jim e Loretta: O Processo de um Casal

Eis um exemplo de quando o processo de um casal corre bem. Jim e Loretta estão falando sobre Marilyn, sua filha de 22 anos.

JIM: *Como você se sente com relação a ajudar Marilyn a pagar o aluguel do apartamento dela?*

LORETTA: *Isso seria bom, mas se formos ajudá-la não poderemos colocar dinheiro em nosso fundo de aposentadoria.*

JIM: *Mas ela pode não conseguir se equilibrar no início. Eu me preocupo com ela.*

LORETTA: *Eu também, mas precisamos deixar que ela lute com isso para poder aprender.*

JIM: *Como eu gostaria que fôssemos ricos!*

LORETTA: *Esse não é o problema, Jim. Marilyn não é uma criança; ela é uma jovem competente.*

JIM: *Acho que teremos de deixar que ela aprenda a se sustentar. O que você acha: se ela ficar atrapalhada com o aluguel e nos procurar, tentaremos ajudá-la a examinar suas finanças para ver o que ela pode fazer.*

LORETTA: *Caso ela necessite de nossa ajuda, nós a ajudaremos. Ela deve ficar bem com seu salário atual.*
JIM: *Concordo! Você não está contente por ela finalmente estar independente?*
LORETTA: *Sim! Ela é maravilhosa. Eu estou muito orgulhosa dela.*

Quando você indica as competências que vê em seus clientes e as traz para a *awareness*, você lembra a eles que podem usá-las quando estiverem num impasse. Ao se confrontarem com um dilema, eles podem apoiar-se no conhecimento do que fazem bem e optar por usar essas competências para resolvê-lo. O que poderíamos dizer a nosso casal sobre sua competência?

TERAPEUTA: *Quero dizer-lhes o quanto estou impressionado com sua capacidade de enfrentar o problema e não se preocuparem com as questões gerais sobre riqueza. Vocês realmente dão suficiente importância à situação de Marilyn para tentarem chegar a um acordo e são capazes de deixar o assunto para quando os dois se sentirem aliviados e satisfeitos. Bom trabalho!*

Em termos do ciclo interativo, Jim e Loretta foram capazes de investir sua energia plenamente de modo a manter uma figura clara e chegar a uma resolução. Uma disfunção num casal é uma perturbação no processo pelo qual ele funciona. Especificamente, é uma perturbação no ciclo interacional. Vamos examinar novamente Loretta e Jim. Se estivessem num impasse, a conversa deles seria a seguinte:

JIM: *Como você se sente em relação a ajudar Marilyn a pagar o aluguel do apartamento?*
LORETTA: *Isso seria bom, mas se vamos colocar dinheiro em nosso fundo de aposentadoria neste ano, nós não poderemos fazê-lo.*
JIM: *Ela pode não conseguir se equilibrar no início, e eu me preocupo com ela.*
LORETTA: *Eu também, mas precisamos deixar que ela lute com isso para que ela possa aprender.*
JIM: *Como eu queria que fôssemos ricos.*
LORETTA: *Esse não é o problema. Você está sonhando acordado de novo. Nós temos de enfrentar a realidade como ela é.*
JIM: *Qual é a realidade?*
LORETTA: *Você já deveria saber.*

JIM: *Diga-me novamente.*

LORETTA: *Ela precisa de mil dólares por mês para sobreviver, e é isso o que ela ganha atualmente.*

JIM: *E se ela for viajar?*

LORETTA: *Ela terá de sacrificar alguma outra coisa para economizar para a viagem.*

JIM: *Quais são nossas responsabilidades reais para com um filho crescido?*

LORETTA: *Pessoas diferentes lidam com isso de modos diversos. Os Donoghues deram a Mark uma quantia considerável na formatura.*

JIM: *Bem, isso é surpreendente! A renda deles nem é tão alta quanto a nossa.*

LORETTA: *Talvez devêssemos nos encontrar com eles e pedir a sua opinião.*

JIM: *Deveríamos ser capazes de resolver isto sozinhos.*

LORETTA: *Eu vi Les Donoghue outro dia no supermercado. Ele parecia ótimo.*

JIM: *Nós não os vemos há semanas.*

LORETTA: *Estou ficando com dor de cabeça...*

No segundo diálogo, Jim e Loretta não foram capazes de terminar o que começaram. Não há sensação de completude e de satisfação. No momento em que eles começaram a falar sobre a renda dos Donoghues, mudaram de direção, defletindo de seu objetivo principal, que era chegar a um acordo sobre como lidar com a recém-descoberta independência de sua filha.

Em termos do ciclo, podemos dizer que há um impasse na *awareness*. Eles têm necessidade de reunir mais dados para saber se estão fazendo a coisa certa, mas não têm energia suficiente para decidir qual o melhor modo de agir. O contato bom e sólido não é possível, e um deles está começando a ficar magoado. Também não foram capazes de tomar uma decisão temporária e se encontrar com os amigos. Eles estão num impasse. Entretanto, ainda podemos dizer que se saíram bem, porque mesmo assim vemos competência. É sempre bom ouvir que nos saímos bem antes de sermos informados sobre nossas dificuldades. O terapeuta poderia dizer:

TERAPEUTA: *Gosto da paciência que vocês têm um com o outro e como um tenta responder às perguntas do outro. Gosto de sua curiosidade e de seu senso filosófico.*

Mais tarde, pode-se dizer:

Terapeuta: *Vocês têm dificuldade de chegar a um acordo e resolver a questão, pois levam muito tempo discutindo todas as possibilidades e contingências envolvidas.*

Se você vê um casal compartilhando informações, fazendo e respondendo perguntas, tentando influenciar-se mutuamente, e permitindo que a energia cresça e que a excitação flua e prenda a outra pessoa, eles estão se saindo bem. Se você vê qualquer interrupção no processo – perguntas feitas, mas não respondidas; informação dada de modo mesquinho ou negada; longas pausas, discussões que perdem o foco; uma pessoa falando e a outra perdendo o interesse, mas não dizendo nada a respeito; uma pessoa dizendo que quer fazer algo acerca de um problema, mas não investindo energia nem tentando alcançar a outra pessoa –, então o casal tem um problema.

Qualquer situação que se sobressaia pode transformar-se numa intervenção poderosa. Mesmo que você só tenha esta tela para filtrar, verá muitas coisas que seus clientes precisam aprender. O modelo do ciclo Gestalt lhe dá uma linguagem com a qual você pode compreender o processo das interações humanas. E ele lhe dá um modo de transmitir ao casal aquilo que você vê e que desperta o seu interesse.

2. *Questões de conteúdo.* Até agora, estivemos supondo que você fosse orientado para o processo. Como você evita sucumbir à tentação de se intrometer naquilo que o casal está discutindo quando é tão convidativo e sedutor comentar sobre o conteúdo da conversa? Há algo que você faça com seu corpo, em sua mente, ou no ambiente como modo de não ser pego pelo conteúdo? Minha resposta é que nossa função não é prestar atenção ao conteúdo. Nossa tarefa é ver o processo – *como* os clientes dizem, e não *o que* eles dizem. Este é um verdadeiro desafio. É apenas quando somos preguiçosos que fluímos com o conteúdo. Pense em todas as questões potenciais de conteúdo que poderiam ser uma armadilha para o terapeuta no segundo diálogo sem serem minimamente úteis para nosso casal.

"Aos 22 anos de idade Marilyn está bastante crescida para cuidar de si mesma, vocês não acham?"
"Mil dólares não é muito dinheiro para se viver atualmente."

"Mil dólares é bastante dinheiro para uma jovem gastar todo mês. Ela precisa de sua orientação."

"Por que não incentivar Marilyn a encontrar alguém para dividir o apartamento? Ela teria mais dinheiro desse modo."

Deixamos de "trabalhar" no momento em que nos enredamos ao conteúdo. Nosso trabalho é ver o processo do casal e ajudá-los a mudá-lo. O deles é seguir com seu conteúdo. Se simplesmente nos juntarmos ao casal em seu conteúdo, não seremos mais consultores adequados para o seu processo.

Nossa suposição é a de que a disfunção do sistema ocorre de modo repetido, independentemente daquilo que o casal estiver discutindo. Eles podem estar falando de sexo, dinheiro, ou de mudar-se para outra cidade, mas as áreas de interrupção tenderão a ser as mesmas. E isso é o processo. O impasse deles não está no conteúdo. Isto não quer dizer que alguns conteúdos não sejam mais problemáticos que outros, mas é no processo que os problemas acontecem com mais freqüência.

Um casal pode entrar num impasse processando demais em sua fase de *awareness* e não ficar suficientemente energizado para fazer um contato forte. Por exemplo, se eles estão tentando resolver um problema financeiro, podem falar por um longo tempo a respeito de dinheiro, mas enquanto não investirem sua energia em fazer com que algo aconteça, seus esforços serão infrutíferos. Ou eles podem falar a respeito de mudar para outra cidade, mas se não gerarem energia e excitação, sua conversa não os levará a uma resolução.

Ficar preso na *awareness*, sem excitação, faz com que nossa experiência das coisas seja desenergizada, independentemente do conteúdo. O investimento de energia na fase de *awareness* é relativamente baixo. Ainda não produz excitação. Não estamos tentando conquistar ninguém com ela. Estamos simplesmente expondo as coisas. A própria *awareness* é uma modalidade de baixa energia. E é importante que ela permaneça baixa porque ela é experimental. Nós queremos poder jogar fora metade de nossas idéias porque, se não o fizermos, tudo se tornará importante e acabaremos num impasse eterno.

E, se o casal alcança um ciclo suave e pede que lhe forneçamos informação? Como devemos lidar com isto? Nossa opinião a respeito de algumas coisas é mais informada do que a da população em geral, e por isso as pessoas que vêm até nós têm o direito de esperar que forneçamos opções sobre algumas questões. Por exemplo, um casal pode perguntar o que achamos de mandar um filho para uma escola particular: Qual o efeito disso? Que idade a criança deveria ter? O que eles deveriam observar? Ou podem nos perguntar o que pensamos a respeito de o pai ou a mãe voltar a trabalhar. Que idade a criança deve ter quando um deles voltar a trabalhar? O efeito é bom ou mau? Outro casal poderia pedir nossa opinião sobre ter parentes morando com eles: achamos que é uma boa idéia, ou pensamos que traria estresse demais para a família?

Esses momentos são um desafio, pois não importa nossa especialização, nem em que acreditamos. Realmente, não sabemos o que é melhor para outra pessoa. Porém, também faz parte de nosso trabalho arriscar dizer aquilo que acreditamos ser o melhor. O que torna esta área especialmente traiçoeira é que, em geral, são os sistemas retrofletidos, aqueles com fronteiras mais fechadas e os que não nos fazem nenhuma pergunta, que nos fazem querer emitir nossa opinião porque existem muitas coisas que eles obviamente não sabem. É difícil aconselhar um casal que não lhe pergunta nada, mas que tem informações de conteúdo que nos parecem bastante incorretas. Por exemplo, você pode acreditar que as crianças se saem bem em situações em que o pai e a mãe trabalham, mas seus clientes dizem que isso seria ruim porque as crianças não se sentiriam amadas ou se tornariam delinqüentes. Você irá sentir uma enorme tentação nesse momento, porque deseja muito corrigir a opinião deles.

Nessas situações, recomendamos aos terapeutas que não intervenham. Esperem até que haja uma pergunta. A chance de ser ouvido será mínima se não houver nenhuma pergunta. Não é aconselhável abandonar o trabalho com o processo e emitir uma informação de conteúdo. Entretanto, como profissionais, quando nos fazem uma pergunta (mesmo sabendo que não seria necessariamente o melhor), podemos dar uma opinião, e ela deve ser apresentada como tal.

Existem momentos em que intervimos com questões de conteúdo sem que haja uma pergunta. Mas o contrato que estabelecemos no início é que devemos observar o processo do casal e lhes falar sobre o mesmo, em vez de lhes dar informação de conteúdo. Temos de esperar que haja uma pergunta para colocar uma informação de conteúdo, e isso não é necessário com a informação de processo. A razão para isto é que nos sentimos muito mais livres com a informação de processo e mais certos de que nossos valores estão claros. Acreditamos que será útil que eles aprendam essas coisas, e assim estaremos mais dispostos a intervir. Além disso, na intervenção sobre o processo estamos muito mais claramente ancorados nos dados que emergem na terapia.

3. *Desequilíbrios de polaridades ou outros desequilíbrios.* Há uma intervenção em potencial no momento em que percebemos uma polaridade desviada ou desequilibrada. Se o sistema for saudável, cada parte desenvolve muitos potenciais. Se uma pessoa está investida demais em uma função e a outra não, elas encorajam polaridades em desequilíbrio e criam dificuldades intrapsíquicas e interpessoais. Elas irão sentir-se piores ou melhores que a outra pessoa, irão admirar ou desprezar demais o outro. Se esta condição desequilibrada existe por um tempo muito longo, ela irá resultar em estagnação e apatia psicológica ou em agitação psicológica, raiva e irritabilidade.

Como a polarização ocorre em nosso desenvolvimento? E o que acontece quando nos juntamos com outra pessoa? Haverá partes do eu que permanecem não desenvolvidas por um longo tempo, simplesmente porque, por alguma razão, estamos desenvolvendo outras partes em nós mesmos. O resultado é que todos nós desenvolvemos alguns traços psicológicos à custa de outros. Por exemplo: cuidar dos outros pode ser bem desenvolvido, mas cuidar de mim mesmo pode não ter recebido atenção suficiente. Ou talvez a seriedade seja bem desenvolvida, mas o humor seja pouco.

Pode ser tentador ver em outra pessoa uma característica que é pouco desenvolvida em você. É fácil obter essa parte pouco desenvolvida simplesmente juntando-se à outra pessoa; de repente você tem humor ou cuidado consigo mesmo, um senso de vivacidade ou de organização. É uma auto-realização instantânea e uma sensação maravilhosa. Nós o chamamos de "apaixonar-se". Você se sente completo e, de fato, nesse momento você está completo. E a outra pessoa, que tem coisas diferentes a desenvolver, também achará atraente a pessoa amada. Assim, vocês se juntam e se transformam numa unidade e adoram isso por algum tempo. Juntos, como casal, vocês formam uma pessoa nova e inteira.

Entretanto, depois de vários anos, as coisas começam a não dar certo e, ironicamente, por causa de seu lado pouco desenvolvido. Parte disto se deve ao fato de você não valorizar essa característica do mesmo modo que valoriza aquilo que desenvolveu. Mas, ao mesmo tempo você acha que ela é importante e muito boa. Você tem sentimentos ambivalentes com relação a essa característica. Permanece com seu parceiro e vive os lados positivos dessa característica específica. Por exemplo, com relação ao humor, você pode ter obtido resultados positivos como vivacidade, momentos agradáveis e sentimentos bons. Entretanto, não demora muito para você começar a entrar em contato com o lado sombrio desse prazer: o humor tem uma qualidade defletiva, um toque de crueldade, uma capacidade para afastar a seriedade quando esta é necessária. E você passa a não gostar da mesma coisa que antes. Fica irritado com o humor de seu parceiro.

Este é o momento mais difícil, que precisa ser transcendido em todos os relacionamentos: desviar a atenção daquilo que seu parceiro faz bem e do que faz mal e retomar aquilo que você faz bem e/ou mal. É necessário que você reconheça aquilo que aprendeu com seu parceiro sobre determinada característica e o que aprendeu ao viver com aquela característica sua que você projetou em seu parceiro[7]. Você deve parar o processo de fixar a atenção em seu parceiro. Não precisa amar ou odiar o humor de seu parceiro se tiver desenvolvido seu próprio humor – você pode viver com ambos. Você pode ou não gostar dele sabendo que é responsabilidade de seu parceiro lidar com isso. Você pode desviar de seu parceiro, pois o humor não estará mais pouco desenvolvido em você. Se tiver desenvolvido seu próprio humor, você conhecerá as complexidades e não estará mais apegado positiva ou negativamente ao humor da outra pessoa.

O que você, como terapeuta, pode fazer quando vê polaridades em desequilíbrio? Por exemplo, você percebe que ele continua fazendo piadas enquanto ela parece estar sofrendo muito e quer relatar suas dificuldades. Uma intervenção potencial seria:

TERAPEUTA: *Quero parar por um minuto. Eu gostaria de lhes falar sobre algo que observei: existe tanto seriedade quanto humor em sua interação. Por alguma razão, um de vocês é sério e o outro é engraçado, e vocês parecem manter isso assim. Vocês já notaram isso? Fazem isso em casa também?*

Depois que eles respondessem, você pode perguntar:

TERAPEUTA: *Por que vocês não dizem um ao outro como se sentem a esse respeito? Vocês gostariam de fazer isto ou gostariam de tentar algumas mudanças?*

Se eles estiverem interessados e quiserem fazer mudanças, você pode sugerir experimentos como o de inverter os papéis, o que os levaria a uma maior *awareness* de suas polaridades.

No segundo diálogo de Jim e Loretta observamos que Jim coloca dilemas e faz perguntas, enquanto Loretta dá respostas. Uma intervenção para eles poderia ser formulada do seguinte modo:

TERAPEUTA: *Quero falar sobre o que observei no processo de solução de problemas. Notei que, em geral, Jim questiona, faz perguntas e provoca, enquanto você, Loretta, explica, justifica e encontra possibilidades. Vocês percebem que dividem as tarefas deste modo?*

Depois de discutirem suas reações a este fenômeno das polaridades em desequilíbrio, você pode formular um experimento.

TERAPEUTA: *Gostaria que vocês tentassem um pequeno experimento. Inverter papéis poderia ser útil: Jim, você pode dar soluções para os problemas, enquanto Loretta levanta as questões e os dilemas. O que vocês dizem? Querem ver o que acontece?*

Qualquer polaridade em desequilíbrio pode ser usada como uma intervenção para elevar a *awareness* do casal a respeito de algo que você acredita ser um fator de perturbação.

Quando vemos polaridades em desequilíbrio num casal, podemos fazer uma afirmação diagnóstica de que, como indivíduos, essas pessoas não são bem desenvolvidas. Entretanto, ninguém é completamente desenvolvido em todos os aspectos possíveis. O desenvolvimento pleno de todas as características é o ideal que ninguém alcança. Cada um de nós escolhe algumas características para serem nossa definição primária de eu.

Num nível mais elevado de desenvolvimento, temos *awareness* de nossas escolhas. Sabemos que não iremos colocar energia no desenvolvimento de todos os aspectos do eu só porque não queremos nem precisamos. Podemos apreciar o que a outra pessoa traz para o relacionamento, não gostar, e mesmo assim viver com isso. Por exemplo, se o marido é mais social e expansivo que a mulher, ela pode optar por deixar que ele seja como é, e ela pode apreciar o quanto isto acrescenta à sua vida. Ela pode saber que não valoriza tanto a sociabilidade dele e não conseguir entender por que ele investe tanto nisso, ou por que isso é tão importante para ele, mas se ele se sente bem assim, para ela também está tudo bem. Não é uma característica que aprecie nele, mas ela também não precisa detestá-la – não precisa fazer nada a respeito. Esse equilíbrio é semelhante ao ponto zero da "indiferença criativa" mencionada nos capítulos anteriores.

No início, a mulher pode ter se sentido inferior a seu marido: "Ele não é maravilhoso? Como ele é amigável!". Depois ela pode ter se sentido superior: "Como ele pode desperdiçar seu tempo com coisas superficiais? Ele é uma pessoa tão superficial". Porém, onde existe uma complementaridade madura existe um senso filosófico a respeito do outro e não sentimentos de inferioridade ou de superioridade. Quando um casal atinge a complementaridade, a polarização não fica no caminho de seu processo. As polarizações não desaparecem; elas são percebidas e tratadas de modo diferente. Elas não têm mais a energia vinculada à projeção.

4. *A complementaridade e o terreno comum.* A *fusão* com outra pessoa é uma experiência muito atraente e arrebatadora. É o primeiro princípio, o sonho original, o primeiro sonho de união com a mãe. No início da vida esta fusão não era "amor" no sentido comum. Esta "necessidade", esta imagem, é um tipo de anseio indiferenciado – antes de as palavras existirem, antes de dizer "amo você" ou "anseio por algo" –, é uma sensação psicológica sem *awareness*. Nesse período – das sensações fisiológicas –, se a necessidade de união não for preenchida de alguma forma, a criança pode ser prejudicada para sempre.

Só mais tarde é que esse enorme anseio adquire palavras. Essas palavras são diferentes nas diversas culturas. As várias sociedades desenvolveram modos dessemelhantes de satisfazer essa necessidade não satisfeita. Portanto, o amor tem significados distintos em diferentes momentos da vida de uma pessoa, mas a experiência de se apaixonar e a necessidade de fusão continua sendo um mistério essencial que independe das palavras; é uma forma de alquimia psicológica. Existe algum reconhecimento de que não se é inteiro sem a outra pessoa, não se é plenamente si mesmo, mas também inexiste um reconhecimento do outro como pessoa inteira. Existe, em grande parte, uma leitura daquilo que o outro é – a fantasia supera o senso de curiosidade a respeito do outro real. A união é como a alquimia ao juntar coisas e criar uma nova forma. Na alquimia, os nossos ancestrais tentavam juntar metais opostos na tentativa de fazer ouro. Isto, em certo sentido, é o que pensamos a respeito da aliança de noivado e de casamento. Existe também uma alquimia na biologia da sexualidade. O outro é diferente, e o mistério inerente à diferença é que é tão atrativo.

Mas a fusão fracassa. O feto morre se permanecer no útero. Se um jovem permanece em casa com a mãe e o pai, ele morre espiritualmente e também de outros modos. A fusão precisa ser seguida pela separação, e a separação sempre envolve a diferenciação. Diferenciação significa que o casal começa a se afastar da fusão e precisa desenvolver seus próprios eus. Em termos junguianos, isto é a *individuação*, enquanto na Gestalt-terapia o termo é *formação de fronteiras*. Em Gestalt-terapia dizemos que o único modo de ter um contato adequado é ter fronteiras adequadas. Você não pode ter um contato com uma massa amorfa, e também não pode ter um conflito com uma massa amorfa. Você precisa desenvolver-se de uma bolha psicologicamente homogeneizada para um organismo diferenciado e separado por suas próprias idéias, sentimentos, preferências e vivacidade. Então, quando você se reúne ao outro, a partir de sua pessoalidade especial, você experiencia o fogo. O fogo, neste caso, não só consome alegremente, mas também ilumina.

O que acontece num sistema de duas pessoas é um ritmo de fusão e de separação. Tocamos um ao outro em diferentes lugares nas nossas vidas e nos nossos ritmos cotidianos. Também tocamos um ao outro com intensidades diversificadas. Algumas vezes tocamos com êxtase, outras com fúria, mas na maior parte do tempo apenas com um agradável toque de magnetismo. Depois desse toque, nós nos afastamos. E nos juntamos novamente. Esse processo de mover-se em direção ao outro e afastar-se dele é o suco dinâmico pulsando pelo relacionamento.

O tema da fusão e da separação é uma experiência que dura a vida toda, que aparece de formas diversas, de acordo com diferentes momentos. Os casais experienciam a fusão quando se apaixonam, são inseparáveis. Sentam-se e olham-se nos olhos, professam amor eterno. Mais tarde, à medida que se familiarizam, ocorre um processo lento e sutil de separação. Durante este período, existe um maior reconhecimento das diferenças e um retorno à tarefa de auto-realização. A fusão se torna mais difícil quando nascem os filhos. Ela pode ser sublimada no sistema que inclui os filhos e a família como um todo. A separação é novamente experienciada quando os filhos crescem e vão embora. O casal está sozinho mais uma vez, possivelmente como adultos mais maduros, e separados, que escolhem tornar-se íntimos um com o outro. Mais tarde, a doença e a morte confrontam o casal com a separação e a fantasia (ou realidade) da fusão com algum poder eterno além deles mesmos numa experiência de transcendência.

Somos trazidos para o mundo apenas para nos entregarmos repetidamente.

A necessidade de afirmar o "eu" – como entre mãe e filho – segue-se à fusão. Depois da experiência de se apaixonar, cada um se afirma separadamente e mais uma vez é confrontado pelo eu – suas necessidades internas, conflitos e talentos especiais interiores. Cada parceiro estabelece sob medida seu modo de funcionamento na relação, na parceria, para que esta funcione. Cada pessoa precisa obter uma *awareness* de si como entidade separada, diferente da *awareness* do outro. Cada um precisa aprender a diferenciar sua experiência interna da aparência, *awareness* e experiências do outro. O terapeuta apóia as fronteiras individuais e assim pode pedir que cada pessoa diga frases como "eu sinto..." e "você parece...". A introjeção, a projeção e a confluência são as resistências mais comuns ao contato neste nível: "sinto que você parece estar com fome" ou "eu me sinto tenso e você parece tenso" ou "você parece estar com raiva de mim".

Antes de o casal poder experienciar o "nós" do contato, precisam articular o "eu" de suas fronteiras pessoais:

"Eu tenho a sensação de que...".
"Eu sinto...".
"Eu quero...".
"Eu não quero...".

Cada pessoa diz essas coisas de modo não-reativo ao outro. Só muito depois, quando suas visões internas separadas tornaram-se iluminadas, é que cada um pode verdadeiramente validar e se importar com a experiência do outro. No entanto, antes que isto possa acontecer, o contato de confluência precisa ser substituído pelo contato de conflito. Não pode haver diferenciação sem conflito. Mas muitos casais foram condicionados a sentir que o conflito significa que "nós não nos amamos mais" ou que "realmente não combinamos", e eles podem nunca ter testemunhado a resolução de conflitos – seguida pela expressão de cuidado – em suas próprias famílias de origem. O casal pode estar assustado pela imagem fantasiosa que faz do conflito e pelo medo de que o relacionamento fracasse.

Neste ponto, o Gestalt-terapeuta precisa ajudar o casal a lutar de modo limpo, resolver e integrar as diferenças, de modo a que promova ambos e não provoque perda de estima em nenhum dos dois. O terapeuta valida a experiência de cada um e incentiva o respeito mútuo em cada situação. Só então o terapeuta segue e apóia o "nós", incentivando o casal a encontrar uma integração criativa de suas características divergentes[8]. O calor do conflito resolvido faz com que o casal se sinta atraído com interesse renovado e muitas vezes até paixão. A diferenciação é seguida pela fusão. E assim este ritmo continua e a Natureza segue seu curso.

Por outro lado, algumas diferenças não são reconciliáveis e precisam ser aceitas como tal. Pode-se amar e respeitar o parceiro e aprender a aceitar a realidade existencial de que nem todos os problemas podem ser resolvidos. Do mesmo modo que romances e filmes nos venderam o mito do amor como fusão, o movimento do crescimento pessoal nos vendeu o mito de que todos os problemas interpessoais são passíveis de resolução. Esta ética introjetada força alguns casais a negociar e renegociar fanaticamente todas as diferenças até que ambos estejam exaustos, experienciando vergonha, fracasso e desapontamento na relação.

As diferenças são essenciais e mantêm vivo um relacionamento maduro. Mas levadas ao extremo, provocam não só uma saudável separação, mas também uma ruptura irreparável no relacionamento.

A *complementaridade* é o aspecto funcional da diferenciação. É o modo como a diferenciação é vivida. De um ponto de vista desenvolvimental, um parceiro escolhe o outro para complementar as partes de si mesmo que não são *awareness*, que não são aceitas, ou que são esteticamente repugnantes. As características são vistas no outro sob uma forma romantizada. Duas meias-pessoas se juntam para compor um ser inteiro, que pode lidar mais efetivamente com o mundo.

A função da complementaridade é aceita e apreciada no outro enquanto ela não é experienciada em si mesmo. Depois, quando essa característica não reconhecida começa a surgir na superfície de si mesmo, o comportamento complementar do parceiro pode ser experienciado com incômodo, raiva, irritação e vergonha. O que havia sido romantizado agora é visto com muita crueza – o extrovertido social é visto como um "tagarela", enquanto o introspectivo é visto como "deprimido". Neste ponto, o Gestalt-terapeuta pode ajudar cada um dos parceiros a experienciar a polaridade não reconhecida em si mesmo, como já foi discutida na seção anterior. Alguns modos complementares – questões tanto de caráter quanto de estilo – continuarão sendo traços estáveis num dos parceiros, independentemente de quanto crescimento pessoal aconteça. É aqui que a complementaridade verdadeira (não neurótica, não projetada) pode funcionar trazendo variedade e empolgação à vida do casal. Quanto mais plenamente os dois parceiros se desenvolverem, mais suas polaridades estarão preenchidas e estendidas, e mais poderão apreciar o comportamento "maluco" ou idiossincrático do outro.

A complementaridade enfatiza as diferenças, enquanto o terreno comum atrai as semelhanças. A vida acontece no meio, não nos extremos. Em sua maior parte, a vida é apenas comum. Isto também acontece com a vida dos casais. Existem trabalhos, contas a pagar, tarefas a cumprir, telefonemas, banhos matutinos, refeições etc. e, depois de um longo dia, o descanso, um nos braços do outro. É apenas quando nos damos um tempo, paramos, olhamos e refletimos, que os aspectos extraordinários da vida aparecem.

À medida que a complementaridade aumenta a empolgação da vida do casal, o terreno comum proporciona um lugar para descansar, um lugar em que a energia é calma em vez de ativada – e os níveis de energia se sincronizam. Enquanto a complementaridade estimula o conflito, o terreno comum é o repositório da confluência tranqüila.

A sobrevivência e o crescimento do casal são determinados por um equilíbrio entre a complementaridade e a confluência. A figura das diferenças só é significativa contra um "fundo" de acordos, compreensões, compromissos e prazeres comuns. A figura da confluência só é viável contra um terreno de cores, diferenças, discussões vivas, argumentos e explosões emocionais. Pode-se dizer que o índice de sobrevivência de um casal está na proporção entre a confluência e o contato diferenciado, ou entre o terreno intermediário e a complementaridade.

Para determinar o terreno comum e equilibrar o trabalho, além da percepção que o casal tem de si mesmo, o terapeuta pode querer fazer perguntas como:

Como vocês se encontraram?
O que vocês gostaram um no outro?
Que crenças vocês têm em comum?
O que vocês gostam de fazer juntos quando as coisas estão bem?

As respostas a estas perguntas lembram o casal sobre seu terreno comum: sua lealdade, devoção, amizade e trabalho duro. Ou o terapeuta pode descobrir rapidamente que o terreno intermediário desse casal não é estável, mas, sim, uma fina folha de gelo. Na verdade, que eles não fizeram um bom julgamento ao se aproximar um do outro. Cada um pode ter negado sentimentos pessoais e mentido para o outro, criando uma amizade empobrecida. Por fim, o terapeuta pode descobrir que a lealdade e a devoção estão estranhamente ausentes nesse casal.

O terapeuta pode julgar no aqui-e-agora quanto conflito esse sistema específico pode tolerar sem se romper. O casal pode precisar confrontar-se com essas questões – e pode ser necessário perguntar-lhes se estão dispostos a começar a construir esse terreno básico de confiança para poder sustentar o tipo de conflito em que estão envolvidos.

5. *Prestando atenção às resistências.* Resistências são os acontecimentos que ocorrem na fronteira entre quaisquer dois subsistemas e, desse modo, são uma forma de contato. A resistência pode ocorrer na sua fronteira de contato, ou o casal pode formar um subsistema ao resistir às intervenções do terapeuta. Em geral, pessoas têm resistências "favoritas"; elas são sintônicas ao ego e caracterologicamente verdadeiras. Isto é, um casal usará o mesmo tipo de resistências em suas interações com o terapeuta e no relacionamento um com o outro. Por exemplo, as pessoas que retrofletem umas com as outras irão ficar juntas como um sistema e evitar o contato com o terapeuta retrofletindo. O relacionamento como casal, com o terapeuta, irá espelhar o relacionamento de um com o outro.

Muitas vezes falamos sobre resistência como se fosse um fenômeno exclusivamente intrapsíquico: "eu sou um retrofletor" ou "eu sou um projetor" ou "eu sou confluente", mas as resistências se originam nas interações. São necessárias duas pessoas para produzir uma resistência. As resistências se tornam intrapsíquicas quando se tornam habituais e as mesmas interações são repetidas vezes sem conta. A pessoa responde a cada nova situação como se fosse uma situação antiga, sem observar as outras coisas que estão acontecendo e, portanto, levando intrapsiquicamente para as novas situações aquilo que aprenderam de forma interativa.

Como já discutimos em detalhes as diversas resistências, só abordaremos aqui a operação da resistência num sistema como uma oportunidade para a intervenção do terapeuta. Quando o terapeuta olha para uma resistência dentro de um sistema interativo, é crucial reconhecer o conluio dentro do sistema para manter a resistência. Ninguém pode manter resistência ao contato sozinho. Toda resistência pode ser convertida numa experiência de contato por qualquer uma das pessoas. Vejamos novamente Jim e Loretta.

LORETTA: *Eu vi Les Donoghue outro dia no supermercado. Ele parecia ótimo.*
JIM: *Faz semanas que não nos vemos...*
LORETTA: *Estou ficando com dor de cabeça...*
TERAPEUTA: *Gosto do modo como vocês são pacientes um com o outro e como tentam responder às perguntas do outro. Gosto de sua curiosidade e de seu senso filosófico quando falam sobre Marilyn. Então, fiquem com isso.*

Aqui o terapeuta aponta aquilo que o casal faz bem antes de passar àquilo que obviamente precisa ser feito.

JIM: *É, nós estudamos filosofia na faculdade.*
LORETTA: *Obrigada. Nós falamos bem. Talvez devêssemos falar sobre Kathy enquanto estamos nisso.*
JIM: *Tudo bem. O que você tem em mente? Kathy está para se formar. E o que ela vai fazer com o diploma de Literatura Inglesa?*
LORETTA: *Bem, nós sempre incentivamos as meninas a buscarem uma educação liberal em artes. Suponho que ela possa continuar estudando e se tornar professora de inglês. Ela teria de conseguir uma bolsa de estudos ou alguma forma de ajuda.*
JIM: *O que devemos fazer? Falei com ela outro dia e ela disse que está confusa quanto a continuar a estudar. Ela deseja fazer uma pausa nos estudos e se afastar da universidade e dos trabalhos de conclusão.*
LORETTA: *Nós não tirávamos férias quando éramos universitários. Esta geração é mimada. Eles querem tudo.*
JIM: *O que há de errado com férias? Talvez esses jovens sejam mais espertos do que nós: trabalhando duro e sempre pensando no futuro.*
LORETTA: *Nós tínhamos um senso de propósito. Você queria o diploma para poder me sustentar quando tivéssemos filhos.*
JIM: *As coisas mudaram. Eles não pensam em bebês até completarem trinta anos.*

Jim e Loretta abordaram um assunto muito vasto, em pouco tempo, e parecem ter perdido de vista sua intenção inicial de conversar a respeito de sua filha Marilyn e sua dificuldade em ter de se sustentar sozinha. Eles desviaram do assunto falando sobre a outra filha, depois sobre suas próprias experiências na faculdade, e agora estão discutindo as diferenças de geração. Pode ser útil se eles observarem mais de perto esse padrão em suas interações.

TERAPEUTA: *Desculpem-me. Quero compartilhar com vocês aquilo que estou observando. Como vocês discutem muito sobre todas as possibilidades e as contingências envolvidas, encontram dificuldade para chegar a um acordo e sentir que um assunto está plenamente terminado. Por exemplo, vocês deixaram de lado a questão do aluguel de Marilyn e passaram a falar sobre a reunião com os Donoghues. Agora parecem estar se esquecendo de Kathy. Cada vez que um de vocês focaliza uma coisa, o outro muda de assunto. Nós chamamos isto de deflexão.*

(Loretta olha para o terapeuta de modo estranho, como se estivesse devaneando. Jim está impassível e parece estar examinando uma árvore do lado de fora da janela.)

LORETTA: *Jim, veja o relógio de lua que o terapeuta está usando. É exatamente o que eu queria comprar para você. Exatamente!*
JIM: *Eu gosto do meu relógio...*
TERAPEUTA: *Vocês são surpreendentes! Acabei de indicar como vocês defletem e agora vocês estão defletindo comigo. Vocês têm dificuldade de se conectar um com o outro e se desconectam de mim do mesmo modo.*
LORETTA: (para o terapeuta) *Não sei o que você está querendo dizer.*
JIM: *Ele estava acabando de falar como nos distraímos e começamos a distraí-lo com essa conversa sobre relógios.*
LORETTA: *Agora temos um nome para aquilo que fazemos:* digressão.
TERAPEUTA: Deflexão.
JIM: *Deflexão! Fazemos isso o tempo todo um com o outro e agora estamos fazendo com você. Isso me deixa louco.*
LORETTA: *Bem, vamos ver se podemos terminar nossa conversa sobre Kathy?*

Outra situação em que é possível fazer intervenções é quando indicamos ao casal as resistências típicas que os impede de ter contato um com o outro. Neste caso, foi deflexão.

205

RECAPITULAÇÃO

Sugeri diversas situações que podem ocorrer na interação do casal e prover material potencial para uma intervenção.

1. *Competências e fraquezas no processo do casal.* Para completar um ciclo – isto é, iniciar, desenvolver e terminar uma situação – de forma saudável o casal deve receber nossa atenção.
2. *Questões de conteúdo.* É verdade que você, terapeuta, é especialista em comportamento humano. Você sabe como responder a certas situações da vida. Mas tenha cuidado porque você não sabe, necessariamente, aquilo que é melhor para os outros. Lembre-se sempre que o conteúdo é sedutor, mas o trabalho com o processo é o modo de obter mudanças no sistema do casal.
3. *Polaridades em desequilíbrio ou outros desequilíbrios.* Um sistema será saudável se cada pessoa desenvolver mais partes de si em vez de habitualmente relegar algumas funções ao parceiro. Essas funções precisam ser apontadas e exploradas com *awareness* e experimentação.
4. *Complementaridade e terreno comum.* A fusão com o outro cria o "nós", enquanto a separação do outro cria o "eu". Esse ritmo de juntar-se e separar-se é a coreografia ou a dança do casal, que muda de forma para seguir a "música" dos diversos momentos. A complementaridade é o aspecto funcional da diferenciação. É o modo como a diferenciação se expressa no sistema do casal. A complementaridade baseia-se nas diferenças, enquanto o terreno comum é composto pelas semelhanças. A vida, como já dissemos, acontece no meio, não nos extremos. O terreno comum literalmente proporciona uma base estável de confiança e de mutualidade sobre a qual as figuras empolgantes – às vezes tempestuosas, tremendo de excitação – podem aparecer, ser expressas, ser apreciadas e permitir que o casal, como indivíduos e como um sistema, cresça e amadureça.
5. *Dar atenção às resistências.* As resistências são um fenômeno do sistema. Quando o casal percebe os modos de cooperação para interromper o contato, suas habilidades de contato irão melhorar gradualmente e eles irão experienciar uma maior satisfação em estar juntos.

Vamos considerar agora *como* fazer intervenções.

Como Intervir

Intervir é fazer com que algo se torne figura para o casal; dizer-lhes algo que você vê ou experiencia em relação ao comportamento deles, que eles não conseguem perceber.

1. *Intervenha com coragem.* Seu próprio senso de excitação sobre suas observações deve estar presente para que sua afirmação seja recebida. Examine suas objeções a ser corajoso. Você pode perguntar-se: "E se eles não acharem isso relevante?". Então, você pode perguntar-lhes: "O que eu disse que não se encaixa para vocês?". Deste modo, você irá obter mais informações sobre os pensamentos e sentimentos do casal. Nunca argumente tentando provar seu ponto de vista quando sua observação for recebida com objeções, pois você simplesmente iria provocar o aumento da resistência. Em vez disso, seja curioso a respeito de como o casal experiencia a si mesmo.

Você pode ficar preocupado se o casal não reconhecer a sua observação. Nesse caso, é provável que você não tenha feito uma afirmação suficientemente forte para ser ouvida. Isto é verdade se o casal estiver totalmente envolvido e retrofletido para investir energia nos outros. Se este for o caso, você pode optar por chamar a atenção deles para a observação. Lembre-se de que você está sempre em terreno seguro *quando sua intervenção está baseada no material que você observou.*

2. *Dê dados fenomenológicos.* Sempre use dados fenomenológicos como apoio quando você vir ou ouvir algo que deseje usar como intervenção. Assim, você será ouvido. O difícil é encontrar uma forma de dizer a todo o sistema aquilo que você ouviu e não apenas a um indivíduo e, ao mesmo tempo, colocar a frase do modo mais útil possível. Por exemplo, você pode dizer ao casal:

TERAPEUTA: *Eu gostaria de compartilhar algo que observei enquanto vocês falavam. Notei que todas as vezes que você falou, Hans, Adriana o interrompeu antes que o seu pensamento se completasse e você não pareceu notar isto ou distraiu-se. Vocês parecem se revezar fazendo isto. Assim, vocês perdem a clareza do problema presente. Vocês sabiam disto?*

O terapeuta faz observações pertinentes ao casal e descreve o papel de cada um, na criação da perda de clareza. A intervenção tem maior probabilidade de ser bem-recebida porque ela não traz um julgamento. Como Hans e Adriana podem usar esta observação? Eles até podem ter observado isto e descoberto que não conseguiam parar de repetir o mesmo comportamento. Se o casal reconhece a observação, o terapeuta pode continuar com uma sugestão:

TERAPEUTA: *Sugiro que vocês se observem mais detalhadamente e deixem que o outro complete um pensamento. Se você se sentir interrompido, diga que ainda não terminou. Vocês terão oportunidade de falar. Prometo que vou garantir isto.*

Observe que o terapeuta toma cuidado de não criar um vilão. Ele demonstra claramente que ambos terão atenção igual. Eis uma intervenção que poderia aumentar a resistência:

TERAPEUTA: *Gostaria de compartilhar algo que observei em sua conversa. Adriana, você interrompe Hans o tempo todo.*

Hans se transforma na "criança ferida" e se sente favorecido, mas sem perceber que ele permite as interrupções. Adriana naturalmente se sente quase como se tivesse "levado uma palmada", e não percebe que ela também permite que Hans a interrompa. A mudança de comportamento parece ter de vir apenas dela e não dele – o que é uma distorção daquilo que precisa acontecer para que o sistema mude. O casal é tratado como se fossem crianças punidas e não como adultos competentes.

O casal pode não observar que um interrompe o outro. Nesse caso, o terapeuta pode pedir que continuem a conversa, acrescentando:

TERAPEUTA: *Vejam se vocês conseguem perceber o momento em que interrompem ou são interrompidos. Chamarei a atenção se perceber que vocês não notaram.*

Portanto, uma "boa" intervenção:
• Descreve o que está realmente ali.
• Afirma como todas as pessoas contribuem para o fenômeno.
• Implica uma ação potencial que cada participante pode tomar para melhorar o sistema.

3. *Relate o que é evocado.* Relatar o que é evocado em você, o terapeuta, pode ser uma intervenção poderosa. Isto é especialmente verdadeiro depois de você ter visto o casal em várias sessões e ter conquistado a confiança deles. Imagine-se dizendo:

Enquanto eu me sento aqui com vocês, sinto-me invisível, sem ser visto por ninguém.
Quero dizer que vocês me comovem com o cuidado que tomam em responder um ao outro de modo tão gentil.
Sinto-me como um tradutor nas Nações Unidas.
Fico tão desamparado, sentado aqui com vocês! Se eu ao menos tivesse uma varinha de condão!
Depois de vinte minutos com vocês, comecei a me sentir letárgico e sonolento.
Nossa sessão começou há apenas alguns minutos e eu já me sinto como se alguém estivesse dando voltas ao meu redor. Sinto-me tonto e desorientado.
Vocês estão indo tão bem que estou suficientemente confortável para preparar uma xícara de chá.

Quando você sente algo profundo e o compartilha de modo claro e forte, as pessoas muitas vezes respondem interiormente no mesmo nível de onde a sua mensagem partiu. Este não é um truque, uma técnica ou uma questão de apenas inventar metáforas. É uma mensagem sincera que você desenvolve a partir de sua generosidade emocional como testemunha de um drama com o qual você se importa.

Se, por alguma razão, você não conseguir se importar, não se dê ao trabalho de compartilhar seus sentimentos – a menos que a "falta de cuidado" seja evocada pelo modo de ser do casal. Dizer-lhes como você fica frio na presença deles é um outro modo poderoso de fazê-los ver a si mesmos.

4. *Ensine.* Ensinar é um outro modo de intervir. É um prazer ensinar quando um casal pede ajuda diretamente. Lembre-se, no início você lhes deu a opção de voltarem-se para você e pedir ajuda. Muitas vezes um casal está tão retrofletido que a energia é voltada para dentro e eles não têm o ímpeto de se voltar para você. Eles podem não estar totalmente conscientes de sua presença como um recurso importante. Afinal de contas, eles têm se comportado do mesmo modo rígido e limitado com o resto do mundo antes de procurá-lo.

Se eles resolverem pedir ajuda, você terá a oportunidade de ensinar. Ensinar é uma arte. Nem sempre é dar informações, embora a informação muitas vezes traga muita ajuda e alívio. Você também pode falar a respeito de livros que leu, de experiências que teve, ou pode lhes contar uma história sob medida para o dilema deles. O objetivo de ensinar é tocar a mente e o coração do casal, informar, inspirar e deixar que sigam seu caminho. Você se lembra de como seus pais ou outros adultos contavam histórias que estavam além de seu nível de interesse mesmo quando você começava a se interessar pelas experiências deles? Tenha isso em mente como uma figura "paternal" para o casal.

Entretanto, compartilhar experiências ou contar histórias atrai atenção demasiada para o terapeuta e pode ser usada como um modo de aliviar o tédio ou pode refletir egoísmo. Torne a sua história bem curta e relevante para a questão do casal e então restabeleça suas fronteiras claramente e mande o casal de volta ao trabalho.

5. *Sugira um experimento.* Sempre podemos intervir sugerindo um experimento. Os experimentos são situações estruturadas nas quais novos comportamentos podem ser evocados e praticados[9]. Um experimento em geral envolve a seguinte seqüência desenvolvimental, embora isso possa variar, pois é um processo orgânico que se desenvolve no tempo:

- Estabelecimento das bases do trabalho.
- Negociar consenso entre o terapeuta e o sistema-cliente.
- Graduar o trabalho em termos da dificuldade experienciada pelo sistema-cliente.
- Trazer à tona a *awareness* de grupo do sistema-cliente.
- Localizar a energia do sistema-cliente.
- Focalizar a *awareness* e a energia para o desenvolvimento de um tema.
- Gerar auto-suporte para o sistema-cliente e para o terapeuta.
- Escolher um experimento específico.
- Realizar o experimento.
- Questionar e instruir o sistema-cliente – *insight* e fechamento.

Vamos voltar ao nosso primeiro casal, Jim e Loretta, e examinar como se forma um experimento à medida que sua sessão de terapia se desenvolve. Quando deixamos Jim e Loretta, eles estavam enredados em deflexão e a dor de cabeça de Loretta estava voltando.

TERAPEUTA: *Certo. Vamos tentar um pequeno experimento. Escolham qualquer um dos assuntos que vocês discutiram e pratiquem não mudar de assunto, não defletir até que vocês dois estejam satisfeitos, sentindo que algo foi terminado. Vocês estariam dispostos a tentar?*
JIM: *Tudo bem. Vamos fazer isto.*
LORETTA: *Sim, vamos. O que você acha de voltarmos à questão do apartamento de Marilyn?*
JIM: *Bem, acho que deveríamos decidir ajudá-la com o depósito inicial do seguro.*
LORETTA: *Isto está bem para mim se também nos sentarmos com ela e examinarmos a situação financeira dela ou, pelo menos, nos oferecermos para fazer isto. E se as coisas parecerem estar bem, deveremos deixá-la sozinha.*
JIM: *Suponho que ela terá de lutar com isso como nós fizemos. Tudo bem, estou satisfeito.*
LORETTA: *Eu também. Que alívio!*
TERAPEUTA: *Qual é a sensação de ter terminado este problema? Vocês percebem alguma diferença quando terminam?*
LORETTA: *Uma coisa está diferente. Minha dor de cabeça foi embora!*
JIM: *Eu também me sinto melhor. Sinto-me mais próximo de você.*
LORETTA: *Você quer jantar fora esta noite?*

6. *Uso de terapia individual.* Quando uma parte do sistema está paralisada de algum modo, que não permita que o sistema inteiro vá adiante, você pode intervir apenas com essa parte. Você pode fazer terapia individual com a pessoa imobilizada que está perturbada demais para se reunir com seu parceiro e trabalhar em conjunto. Digamos que Loretta fique quieta, chorando silenciosamente. Nenhuma intervenção sistêmica dirigida a ambos, Jim e Loretta, parece ajudá-la a sair do impasse. Um trabalho individual com Loretta poderia ser iniciado da seguinte forma:

TERAPEUTA: *Loretta, observei que isto está sendo difícil para você. Jim, você se incomodaria se eu falasse um pouco com Loretta?*
JIM: *Não, não me importo.*
TERAPEUTA: *Bom. Logo voltarei para você, Jim. Apenas fique sentado conosco por alguns minutos.*

Passar para a terapia individual com Loretta deve significar afastá-la temporariamente do par. Jim pode observar o terapeuta trabalhando com Loretta, testemunhando a interação e mantendo um senso de conexão como um parceiro temporariamente "silencioso".

TERAPEUTA: *Então, Loretta, está difícil para você, não é?*
LORETTA: (depois de uma longa pausa) *Todos esses anos* (ela começa a chorar suavemente) *eu tenho tentado agradá-lo e ele nunca me pergunta o que quero, o que desejo.*
TERAPEUTA: *É mais fácil contar para mim agora.*
LORETTA: *Sim.*
TERAPEUTA: *Você quer tentar dizer isso para Jim agora, ou ainda é difícil demais?*
LORETTA: (com lágrimas rolando pelo rosto) *Eu gostaria de tentar.*
TERAPEUTA: *Vá em frente e tente.*
LORETTA: (virando-se para Jim) *Você nunca me pergunta o que quero e isso me deixa muito triste, porque eu te amo.*
TERAPEUTA: *Jim, você pode voltar a falar com Loretta agora, e pode responder enquanto ouço. Tudo bem?*
JIM: (para Loretta) *Eu nunca soube que você me queria... que isso importava para você.*
LORETTA: *Você nunca...*
JIM: *Por favor, não diga nunca. Me sinto tão mal quando você faz isto!*
LORETTA: (levantando a voz, com mais paixão, mais energia) *Eu gostaria que pelo menos uma vez você me convidasse ou me surpreendesse com algo que realmente importasse para mim.*
JIM: *Eu a convidei. No ano passado, lembra, nós fomos a Washington.*

O lugar paralisado em Loretta foi ultrapassado e agora eles podem olhar para a dinâmica interacional que a impediu de dizer o que queria e o que o impediu de perguntar a ela. Nós estamos indo em frente.

TERAPEUTA: *Loretta, você fica tão ocupada com sua auto-suficiência, que o Jim não consegue nem perguntar. Jim, você fica tão ocupado sendo servido e fazendo o seu trabalho, que deve sentir que ela realmente não precisa de muita coisa. Desse modo, Jim, Loretta está pronta, agora, para aceitá-lo.*
JIM: *Loretta, o que você quer de mim? O que lhe agradaria, querida? Quero dizer, neste fim de semana, o que poderia fazer para lhe agradar?*

Ao fazer o trabalho individual, precisamos ter cuidado para não transformar uma pessoa em paciente identificado. Se você fizer terapia individual com uma pessoa, assegure-se de fazê-lo com o consentimento e na presença do outro parceiro. Além disso, observe a delineação cuidadosa das fronteiras recém-formadas para o trabalho: a formação de uma nova fronteira ao redor de Loretta e do terapeuta e, depois, a recriação da fronteira ao redor do casal com o terapeuta claramente de fora mais uma vez. O casal é sempre a figura principal do drama que o terapeuta acentua e ao qual dá suporte.

7. *Possibilite o retorno.* Finalmente, lembre-se de terminar uma sessão de terapia ajudando o casal a voltar ao mundo comum. Como num vôo, a reentrada é a diminuição da altitude e a aterrissagem de volta à terra. Deste modo, o casal pode sair do consultório sentindo os pés na terra novamente. A aterrissagem é realizada com uma conversa comum, que faz o seguinte:

- Mantém a presença do terapeuta e o relacionamento com o casal num nível humano e compassivo.
- Define limites claros para o que é terapia e o que não é; o que é o casal e o que não é. O terapeuta "empresta" o sistema para a hora da terapia, e depois o devolve a si mesmo.
- Reforça o aprendizado ao lembrar o casal de dar seguimento aos novos comportamentos ou *insights*. Por exemplo, o terapeuta sugere "lição de casa": "Jim, eu gostaria que você experimentasse perguntar a Loretta o que ela quer. Loretta, eu gostaria que você tentasse contar a Jim o que você quer. Vocês querem tentar isso durante a semana?".
- Equilibra o tom da sessão deixando as coisas mais leves ou mais sérias: "Loretta, quando você estiver contando a Jim o que quer, não lhe peça aquela Mercedes que você viu no estacionamento – ele pode entrar em pânico!".
- Dá apoio, de modo que o casal vai embora sabendo que o terapeuta se importa com eles e com o seu bem-estar.

TRABALHANDO UMA QUESTÃO DE CASAL NUMA TERAPIA INDIVIDUAL

É preciso ter muito cuidado quando vemos em terapia individual um problema conjugal, porque o terapeuta pode se transformar no objeto de amor e ser percebido como colaborando com o cliente para romper o relacionamento com o parceiro que não está em terapia. O cliente pode olhar para o terapeuta e dizer: "Minha mulher é mesquinha comigo e você é tão gentil". Esta ameaça de separação ou alienação, quer venha do ambiente como uma situação catastrófica, da psicoterapia, ou de alguma outra experiência interna, desequilibra claramente o sistema e pode lançar o casal numa crise potencial.

A transferência pode se tornar um substituto para lidar com o casamento. Como os psicanalistas bem sabem, as afirmações do(a) cliente sobre o terapeuta deveriam ser consideradas não só como simples elogios ou críticas, mas como possíveis afirmações a respeito dos pais, dos irmãos ou do marido/mulher do(a) cliente. Essas afirmações deviam fazer com que o terapeuta levante questões sobre os relacionamentos significativos do(a) cliente e estimular a *awareness* deste(a) a respeito dos problemas nesses relacionamentos.

O que quero enfatizar aqui é que o terapeuta pode apoiar involuntariamente os problemas num casamento, não trazendo à *awareness* do cliente as implicações de seu apego crescente ou de seus sentimentos com relação ao terapeuta. Embora tenhamos um indivíduo sentado em nosso consultório, estamos constantemente conscientes e atentos ao impacto de nosso trabalho nos "círculos exteriores" de nosso cliente: família, cônjuge, filhos, empregador, amigos. É ingênuo assumir que nosso impacto e nossa responsabilidade estejam limitados apenas ao indivíduo sentado à nossa frente.

Em geral, pode ser mais fácil trabalhar com um cliente do mesmo gênero (num sistema heterossexual) – amar e cuidar do cliente – sem colocar o sistema em perigo. Tenha em mente que se o casal for homossexual, você pode se transformar num rival ou numa ameaça potencial mesmo que você e o cliente sejam do mesmo sexo.

É possível ver apenas um dos parceiros, mas "dar atenção ao sistema"? Num momento de crise, não é suficiente apenas dar atenção. Precisamos convidar a outra pessoa para vir ao consultório e trabalhar com os dois. Pode não ser suficiente estar atento à existência do parceiro ausente e compreender o sistema. O dilema ético do terapeuta é, por um lado, o desejo de incluir o parceiro e expandir o trabalho, e, por outro, respeitar o desejo do cliente de ser visto individualmente. Quando é feita a opção pela terapia individual, o terapeuta precisa saber como lidar com eventuais ansiedades sobre o futuro do casal sem projetar essa ansiedade no cliente.

Você não pode trabalhar para o desenvolvimento de um parceiro sem afetar o do outro. Se um parceiro está trabalhando em seu lado não desenvolvido e oculto – a "sombra" em termos junguianos –, o outro parceiro também precisa trabalhar seu lado oculto e não desenvolvido.

A probabilidade de problemas aumenta quando apenas uma pessoa está trabalhando seu lado sombrio.

Gabriel (e Sue): Terapia Individual para um Conflito

Vamos considerar o trabalho intrapsíquico em um conflito com um parceiro[10]. A terapia individual por causa de um conflito pode permitir que o cliente volte ao parceiro com uma maior apreciação do ponto de vista da outra pessoa. Só nos é possível apreciar o ponto de vista da outra pessoa quando ela está mais plenamente integra-da ao *self*.

TERAPEUTA: *Gabriel, fale sobre alguns dos conflitos entre você e Sue, sua esposa.*

GABRIEL: *Eu não gosto que ela seja tão mole e apague às oito da noite.*

TERAPEUTA: *E como você fica quando ela apaga?*

GABRIEL: *Fico meio dividido. Se ela vai dormir, tenho a casa só para mim e posso fazer o que quiser, mas eu também quero estar perto dela e me divertir com ela.*

TERAPEUTA: *E você tem alguma energia quando ela apaga?*

GABRIEL: *Sim.*

TERAPEUTA: *Quais são os outros conflitos?*

GABRIEL: *Eu gostaria que houvesse mais excitação sexual. Não é tão excitante como eu gostaria que fosse. Isso é básico. Eu gostaria que ela pudesse estar mais comigo e que fôssemos capazes de deixar as crianças de lado. Sinto que isso não acontece. Quando volto para casa, sinto que há tarefas me esperando. Assim, dou um jeito de ficar muitas horas fora de casa.*

TERAPEUTA: *Quais são essas tarefas?*

GABRIEL: *Ah, as coisas básicas, como cozinhar, limpar.*

TERAPEUTA: *Estou interessado no conflito de excitação e no conflito sexual. Com qual você gostaria de trabalhar?*

GABRIEL: *Bem, eles estão relacionados – são primos próximos.*

TERAPEUTA: *Sim, eles são. Vou lhe dizer o que tenho em mente. Eu gostaria que você imaginasse que esse seu conflito com Sue é também um conflito interno, seu. Dentro de você há uma parte Sue, e que você busca essa Sue para viver esta parte com ela, para externalizá-la, porque à primeira vista lhe parece mais fácil desse jeito. Proponho que você coloque "sua" parte Sue naquela cadeira e que você coloque a parte Gabriel sexualmente insatisfeita nessa outra cadeira, e tenham um diálogo. Mas lembre-se de que você está falando com uma parte de si mesmo e não com a Sue. Está claro?*

GABRIEL: *Percebo, em certa medida, o que você disse e estou disposto a experimentar.*

TERAPEUTA: *No momento, a polarização ainda não está clara. Então, use ao menos alguns minutos procurando a polarização, enquanto fala.*

GABRIEL: *Enquanto eu ouvia, alguma coisa pareceu tomar corpo. Eu posso começar.*

TERAPEUTA: *Eu vou estar bem aqui.*

GABRIEL 1: *Eu estou realmente excitado. Eu estou tão excitado! Acabei de ter cinco novas idéias. Estou falando comigo mesmo?*

TERAPEUTA: *Sim, você está falando consigo mesmo.*

GABRIEL 2: *Cinco novas idéias? E o que acontece com as outras 101 novas idéias?*

GABRIEL 1: *Essas novas idéias são excitantes! A primeira é tão maravilhosa, que acabei de pensar sobre ela quando estava a caminho, e quero lhe contar.*

GABRIEL 2: *Daqui a pouco! Preciso verificar os extratos da conta bancária.*

GABRIEL 1: *Acabei de ter essa idéia sobre o livro em que estou trabalhando e essas são realmente boas idéias.*

Gabriel percebe que no último diálogo ele estava falando como Sue teria falado, em vez de como uma parte de si mesmo. Ele diz que não teria feito os comentários sobre o extrato bancário, mas que Sue os teria. O terapeuta incentiva Gabriel a responder como ele mesmo.

GABRIEL 2: (num ritmo muito mais lento) *Há muitas outras novas idéias, e é disso que você precisa, de algumas outras novas? Ainda há muitas idéias antigas inacabadas.*

TERAPEUTA: *Preste atenção como, na segunda cadeira, você está diminuindo o ritmo.*

GABRIEL: *E eu me sinto mais firme.*

TERAPEUTA: *Isso é bom. Permita-se sentir do que você sente falta aqui* (apontando para a primeira cadeira).

GABRIEL 2: (lentamente) *Você sabe, existe uma coisa com a gravidade. Eu a sinto. Ela me prende em minha cadeira e faz os meus pés trabalharem. Eu a sinto nos dois pés enquanto estou sentado na cadeira. Conforme eu me sento nessa cadeira e olho para você na outra, você não parece estar dando muita atenção à gravidade. Você parece decolar numa direção, e depois em outra.*

GABRIEL 1: (sorrindo) *É engraçado, não é?*

GABRIEL 2: *Aí está você, flutuando como uma borboleta. Sinto uma grande tristeza.* (Um choro quieto passa por seu rosto; há um longo silêncio.)

TERAPEUTA: *Você sabe qual é essa tristeza?*

(Depois de outro longo silêncio, Gabriel acena que sim com a cabeça.)

TERAPEUTA: *Como você se sente agora?*

GABRIEL: *Calmo.*

TERAPEUTA: *Eu gostaria de fazer uma ponte para este trabalho, embora eu saiba que nós ainda não terminamos. O que você gostaria de dizer para o Gabriel excitado sobre ele e Sue, o que teria a lhe ensinar que ele pudesse levar para casa? O que você poderia ensinar-lhe a partir dessa parte de si mesmo, de modo que, a próxima vez em que ficar entediado e precisar de mais excitação, ele saiba como lidar com isso?*

GABRIEL: *Quando você entrar em casa, haverá algo agradável em relação ao que você chama de "tarefas". Isso tem uma base e um objetivo.*

TERAPEUTA: *Troque isso por ela.*

GABRIEL: *Você tem uma base. Com quem estou falando?*

TERAPEUTA: *Você está falando com Gabriel a respeito de Sue. Quando você entrar em casa e tudo isso estiver acontecendo, você será o conselheiro dele.*

GABRIEL: *Quando você entrar em casa, haverá algo agradável em relação ao que você chama de "tarefas". Essas são as tarefas básicas da vida que permitem que você voe por aí. Você tem algum lugar para onde voltar. Você tem Sue para quem voltar. Quando você está em casa, Sue pode voar e voltar para você. Ela também precisa fazer isso. Existe excitação e também enraizamento. Não desvalorize aquilo que você tem em casa, porque sem tudo isso o seu esvoaçar não teria centro.*

TERAPEUTA: *Diga a ele o que você gostaria que ele apreciasse em Sue e que ele termina criticando. Você vê, existem partes dela que ele* (apontando para a primeira cadeira) *realmente critica. O que ele poderia começar a apreciar em Sue e que ele tem criticado até agora?*

GABRIEL: *Não estou certo do que eu critico em Sue, exceto isso de "por que você não é mais...".*

TERAPEUTA: *"Por que você não é mais excitante?". Então, o que você gostaria de dizer para ele? Ele é a pessoa que precisa de tanto estímu-*

217

lo. O que você poderia dizer a ele que tornasse mais fácil lidar com a crítica que ele coloca em Sue a respeito de ter de ser mais excitante? O que você pode dizer a ele, a partir deste seu centramento, de seu senso de gravidade?

GABRIEL: *Essa parte de mim é estúpida... o que é bom. Eu não tento pular a cada palavra que você está dizendo. Não tento entender cada pedaço.*

TERAPEUTA: *Acho que esta é a resposta. Por que você não transforma isso em algo bom e usa essa idéia como um auxílio?*

GABRIEL: (para a primeira cadeira) *Eu quero que você entenda que o tempo que você passa aqui* (na segunda cadeira) *– o tempo que você considera superficial, estúpido, de recuperação, tempo passado sem fazer nada – é essencial.* (Para o terapeuta) *Isto provavelmente é mais intrapsíquico e não estou certo de como Sue participa nisto.*

TERAPEUTA: *Você tem dificuldade em fazer essa ponte.*

GABRIEL: *Ela sempre está interessada em minha excitação.*

TERAPEUTA: *Certo, e então ela pode ter os pés no chão e ser monótona e manter tudo. Deixe-me tentar fazer uma ponte para você aqui. Se eu estivesse representando você, eu diria, usando as suas idéias: "Gabe, permita-se ser estúpido. Está tudo bem em permitir-se ser estúpido. Permita-se esse prazer". Experimente dizer isso agora com base em sua estupidez.*

GABRIEL: *Sinto que, com base na minha estupidez, permaneço dentro da minha pele e não pulo para a sua. Em minha estupidez tenho meu próprio território. Você tem o seu. Em minha estupidez, eu lhe dou espaço.*

TERAPEUTA: *Quem é o "você" aqui?*

GABRIEL: *Sue.*

TERAPEUTA: *Então, agora vamos mudar. Vamos colocar Sue naquela cadeira. Agora você tem uma percepção melhor daquilo que precisa fazer para estar com ela e lidar com esse conflito?*

GABRIEL: *Existe muita riqueza aqui. Não me sinto insatisfeito.*

TERAPEUTA: (de modo leve) *Ah, você teve muitas idéias novas?*

GABRIEL: *Não, e eu não sinto como se fosse saltar com todas essas novas idéias. Sinto que as idéias que recebi desta experiência estão dentro de mim – elas não estão lá fora – elas estão aqui, em mim.*

TERAPEUTA: *Obrigado.*

O que acabou de ser demonstrado não foi terapia de casal, mas permitiu que Gabriel explorasse um conflito com sua parceira. Essa mesma intervenção pode ser usada na terapia de casal, fazendo com que uma pessoa lhe dê um ou dois conflitos experienciados com um parceiro. Deixe que um parceiro trabalhe por quinze minutos, como se o conflito fosse intrapsíquico, e depois troque os papéis e faça a mesma coisa com o outro parceiro. Isso dá a cada um o gosto de assumir o que for visto no outro como sendo oposto a sua natureza.

Era com isso que Gabriel estava lidando. Em vez de criticar a forma prática, tranqüila e pé no chão de Sue, ele lidou com essas características dentro de si mesmo e encontrou uma união interior. Provavelmente, se você xinga o seu parceiro, você está lutando com uma parte de si mesmo da qual você não gosta, tem vergonha ou com a qual fica incomodado, ou simplesmente uma parte que ainda lhe é desconhecida. Você pode pegar o que lhe pareçam ser as piores características em outra pessoa e aprender algo. Na verdade, você pode aprender mais com seu inimigo do que com seu amigo, embora não estejamos recomendando que você se associe intimamente demais com seus inimigos.

CONCLUSÃO

Neste capítulo, dei uma idéia de como usar minha teoria do ciclo interativo e a teoria de sistemas para fazer terapia com casais. Entre outras coisas, dei sugestões de como estabelecer as situações de terapia, como escolher as intervenções a serem feitas, como prestar atenção às resistências e como criar experimentos.

Agora que você já tem uma boa base nesta abordagem sistêmica da Gestalt e acabou de ler sobre sistemas de duas pessoas, é importante lembrar que um casal, como observado no Capítulo 3, é realmente composto de três subunidades: os dois indivíduos e o relacionamento ou o espaço relacional entre eles. Um casal, quando tomado isoladamente como uma unidade, é um sistema em si. Colocar o mesmo sistema independente dentro do sistema maior da família o transforma num subsistema dentro de um todo maior. E, naturalmente, não é necessário um grande esforço de imaginação para continuar subindo na hierarquia social e incluir a família dentro da comunidade, a comunidade dentro do estado, o estado dentro do país, e assim por diante. Como veremos no próximo capítulo, muito do que já foi dito sobre o trabalho com casais pode ser aplicado ao trabalho com famílias. Mas existe algo a que devemos dar atenção. Uma família é necessariamente mais complexa que um casal, e assim deve-se ter uma perspectiva maior e mais abrangente para entender os fenômenos. Para dar ao leitor essa perspectiva, minha apresentação está baseada numa série de suposições e princípios orientadores básicos.

NOTAS DO CAPÍTULO 8

1. Conceituo isto como o Ciclo Interativo de Experiência, como descrito no Capítulo 4.
2. Veja o Capítulo 7 para uma discussão da "presença" do terapeuta.
3. A estrutura básica de como estabelecer uma sessão de terapia e como e quando intervir num sistema de casal está baseada em anotações de Sonia M. Nevis, conforme foi apresentado a nossos alunos no Instituto Gestalt de Cleveland.
4. No Capítulo 3, discuto os casais como um sistema; no Capítulo 4, explico o Ciclo Interativo de Experiência.
5. O Capítulo 6 discute as resistências a mudança.
6. Veja o Capítulo 7 para maior aprofundamento sobre a criação de fronteiras.
7. A discussão nesta seção é extraída de J. Zinker (1992), "Gestalt approach to couple therapy", *in*: E. C. Nevis (ed.). *Gestalt therapy: Perspectives and applications*. Nova York, Gestalt Institute of Cleveland Press. Também recomendo os seguintes trabalhos: "On stimulation: A conversation with dr. Wes Jackson" (1981, inverno), *News* (Center for the Study of Intimate Systems, Gestalt Institute of Cleveland), *1*(3), 1-2; "Couples: How they develop and change: An interview with Barbara DeFrank Lynch, Ph. D." (1982, outono), *News* (Center for the Study of Intimate Systems, Gestalt Institute of Cleveland), *2*(1), 1-2; "Intimacy and sexuality: An interview with Sol Gordon, Ph. D." (1984, outono), *News* (Center for the Study of Intimate Systems, Gestalt Institute of Cleveland), *4*(2), 1-2; "Marriage: The impossible relationship: A conversation with Sonia March Nevis, Ph. D., e Joseph Chaim Zinker, Ph. D." (1985, outono), *News* (Center for the Study of Intimate Systems, Gestalt Institute of Cleveland), *5*(1), 1-2; "What do you think?"(1987, primavera), *News* (Center for the Study of Intimate Systems, Gestalt Institute of Cleveland), *7*(1), 1-2.
8. Um modelo desse trabalho com casais – que requer que eles ouçam um ao outro, assumam as projeções e estabeleçam um compromisso com outro sem sentir-se mal – é apresentado em J. Zinker (1977). *Creative process in Gestalt therapy*. Nova York, Vintage Books.
9. Para uma discussão detalhada do uso do experimento, veja J. Zinker (1977). *Creative process in Gestalt therapy*. Nova York, Vintage Books, especialmente os capítulos 6 e 7.

10. Esta demonstração específica foi extraída, numa forma editada, de J. Zinker (1981). *Complementarity and the middle ground: two forces for couples' binding*. Cleveland, OH, Gestalt Institute of Cleveland. Foi realizada originalmente durante uma apresentação na Conference on the Gestalt Approach to Intimate Systems, Gestalt Institute of Cleveland, abril de 1980. (Reconheço com gratidão o trabalho original de transcrição e a edição cuidadosa de Philip Rosenthal.)

9 Intervindo nos Sistemas de Famílias[*]

A "família" não é um objeto introjetado, mas um conjunto introjetado de relações.

R. D. Laing

Os princípios que aplicamos quando trabalhamos com casais também se aplicam quando trabalhamos com famílias. Quando uma família vem até você para terapia, o primeiro passo é fazer com que os membros desta façam um contato inicial, falando uns com os outros. Sua tarefa é sentar-se e permitir-se prestar atenção naquilo que vê, ouve e experiencia com eles. Quando algo se torna figural, você deve decidir como construir sobre essa *awareness*. Existem várias escolhas: você pode fazer com que a família converse sobre algum aspecto daquilo que você observou nela; pode apresentar um experimento para expandir sua observação ou, ainda, ensinar algum comportamento novo relacionado à sua observação. O passo final é trazer a unidade do trabalho – a aprendizagem da família – a uma conclusão.

Entretanto, existem algumas diferenças importantes entre terapia de casal e de família que precisam ser levadas em conta.

---

[*] O núcleo deste capítulo foi concebido, esboçado e escrito por Sonia Nevis.

Aspectos Únicos da Terapia de Família

Um maior número de pessoas envolvido numa terapia de família do que na terapia de casal faz com que todos os arranjos sejam mais complexos e exige que o terapeuta dê mais atenção à estrutura das intervenções. A mecânica e o formato associados à terapia de família podem ser bem diferentes do que com casais, simplesmente porque existem mais pessoas envolvidas. Por exemplo, o seu espaço de trabalho precisa ser maior para acomodar uma família, e é importante dar atenção à estrutura de acomodação para que as pessoas não precisem sentar-se no mesmo lugar em todas as sessões ou durante uma sessão.

Em geral, é difícil acertar/combinar um horário com a família inteira, especialmente durante o horário comercial, dadas as diferenças entre os horários de trabalho e de estudo, e devido ao maior número de atividades que uma família tem de coordenar diariamente. O terapeuta e a família muitas vezes se defrontam com o problema da falta de alguém numa sessão por esse motivo. Por causa das complicações inevitáveis, com freqüência, o terapeuta terá de trabalhar com partes da família, e ambos podem sentir-se sem tempo ou espaço. Podemos tentar diminuir as dificuldades, dando atenção a essas questões e à sua dinâmica.

Muitas vezes pode-se realizar uma sessão com mais de uma hora de duração: sessões de três horas não são incomuns, dependendo do tamanho da família e das idades dos filhos. A duração da terapia – isto é, o número de sessões – pode ser menor, com apenas uma, duas ou três sessões numa terapia de família. A descrição do processo da família pode ser um objetivo em si mesmo, de modo que quando a família possa corrigir-se por si mesma, saia da terapia preparada para trabalhar na direção da mudança.

O processo de trabalho com famílias é mais complicado do que com casais, simplesmente devido à maior quantidade de dados. Não importa quão complexo o sistema seja, o processo é discernível e o trabalho continua sendo essencialmente o mesmo. Entretanto, o trabalho com famílias apresenta muito mais aspectos de formação de figura por causa do potencial de diferentes subsistemas e também da questão de maior ou menor poder.

Os subsistemas de adultos têm mais poder que o dos filhos, ou pelo menos deveriam idealmente ter. Devemos prestar atenção ao modo como o poder é usado entre os subsistemas, pois o número de pessoas cria muitas combinações potenciais de interação. Pode ser complicado observar essas mudanças, embora os princípios básicos sejam os mesmos.

Quando há mais pessoas, existe mais ação e os acontecimentos tendem a ser mais rápidos. O conteúdo com famílias é diferente do com casais, mas o processo básico de identificar as maneiras em que um sistema é forte, e também como ele interrompe o processo básico de formação de Gestalts, pode ainda ser visto como no caso dos casais. A família não irá se reunir em torno de um projeto ou objetivo se a *awareness* for escassa, se houver pouco fluxo de informação, se os pais não expressarem sentimentos e pensamentos, se as perguntas forem desencorajadas.

Os co-terapeutas muitas vezes espelham os sistemas com que trabalham, e este aspecto da co-terapia é especialmente útil quando trabalhamos com sistemas complexos. Parte da observação de um casal ou de uma família consiste em ser confluente com o sistema – começar sentando-se do mesmo modo, falando do mesmo jeito, assumindo os mesmos sentimentos (angústia, raiva, tristeza, animação e assim por diante). Quando os co-terapeutas se tornam confluentes, cada um com uma pessoa do casal ou da família, as interações dos dois terapeutas serão similares às dos clientes. Esta fonte de dados apreendidos sem *awareness* e depois observados, refletidos, e levados em conta, é mais útil quando um casal ou família parece confuso para os terapeutas. Nenhum padrão claro emerge até que os co-terapeutas examinem seu próprio comportamento e percebam que estão inconscientemente espelhando o sistema que estão aconselhando. Por exemplo, quando terapeutas que geralmente têm facilidade em falar um com o outro observam que estão hesitando ou se contendo, eles devem considerar este fenômeno de espelhamento.

Premissas Básicas e Princípios Orientadores

Obviamente, os terapeutas adotam posturas teóricas e bases de valores diferentes para fazer escolhas e intervir nos sistemas de famílias. Estes criam princípios que guiam as opções dos terapeutas. Refiro-me aos princípios que sigo como *princípios orientadores*. Este termo é útil porque sugere que os princípios trazem uma perspectiva, mas que não estão "gravados em pedra" nem são imutáveis e monolíticos. Terapeutas diferentes irão naturalmente ter princípios orientadores diferentes, baseados em seus próprios valores.

Por trás de cada princípio orientador para a intervenção terapêutica existe um valor central, uma *premissa básica*, com relação à vida familiar satisfatória, que define o critério de saúde mantido pelo terapeuta. Esta seção esboça os princípios orientadores principais que guiam meu trabalho, juntamente com as premissas básicas subjacentes a cada um. Eu os apresento sem uma ordem especial, pois todos eles me parecem igualmente importantes.

1. Celebrar o Bom Funcionamento

O bom funcionamento é um ponto lógico de partida.

– PREMISSA BÁSICA: *Um sistema familiar saudável sustenta a si mesmo ao conhecer aquilo que faz bem.*

– PRINCÍPIO ORIENTADOR: *As famílias muitas vezes não têm consciência daquilo que fazem bem: ajudá-las a ver aquilo que fazem bem tem um grande impacto no comportamento da família.*

Quando você acentua aquilo que a família faz bem, as pessoas tornam-se interessadas em descobrir aquilo que estão fazendo, têm menos medo do processo terapêutico e aceitam melhor seu potencial para mudança. Dizer às pessoas que vêm para terapia familiar aquilo que elas fazem bem pode parecer uma negação ou uma deflexão de seus problemas. Porém, descobrimos que reconhecer o bom funcionamento dá suporte à tarefa de encarar os aspectos negativos ou disfuncionais do processo da família. Na verdade, isso freqüentemente mobiliza a energia para lidar com os problemas ao acrescentar uma aura de esperança de que as coisas podem e irão melhorar.

– PREMISSA BÁSICA: *É difícil viver em família; nenhuma família pode manter constantemente um nível ideal de funcionamento.*

– PRINCÍPIO ORIENTADOR: *O terapeuta deve reconhecer e celebrar o "suficientemente bom" e não exigir perfeição.*

As teorias de bom funcionamento são apenas teorias. Nem sempre estão presentes: uma *awareness* rica, a reunião fácil, ações cheias de vida, e finais claros estão presentes. Aceitar o viver "confuso" que consegue prosseguir é muitas vezes mais importante do que ater-se a um ideal. Os terapeutas, como modelos para a família, precisam observar e aplaudir qualquer processo que mostre criatividade ou vivacidade.

A família Coleman é um exemplo dessas premissas e princípios. Harry, Bess e suas filhas adolescentes Leslie e Miriam vieram nos ver quando Leslie entrou para a faculdade e Miriam estava no terceiro ano do segundo grau. Na primeira sessão, Harry mencionou de modo hesitante que ele estava se sentindo "triste" desde que Leslie tinha ido morar longe (ela estava em casa nesse fim de semana específico). Miriam quis saber como era isso para o pai: Isso afetava o trabalho dele? Do que exatamente ele sentia falta? Bess interrompeu, dizendo a seu marido, "Você tem estado agitado ultimamente, Harry. Eu pensei que fosse pressão no trabalho".

Ficamos tentados em focalizar a patologia do superinvestimento da família naquilo que cada membro estava sentindo – um movimento para dentro, em vez de olhar para fora, para o mundo, para onde a vida das filhas estava indo. Em vez disso, decidi focalizar a intervenção naquilo que eles faziam bem: quando um membro da família expressava um sentimento, todos mostravam interesse pelos sentimentos daquela pessoa.

A intervenção deu exemplos concretos de como cada pessoa tinha respondido à sensação de perda do pai. Isto teve um efeito animador em todos. O sentimento de resposta da família foi: "Nós somos boas pessoas. Qualquer que seja o problema, nos preocupamos uns com os outros. Sabemos como investigar a experiência dos outros e como mostrar nosso cuidado por intermédio de perguntas". Esse senso positivo preparou o terreno para intervenções mais críticas, posteriormente, na sessão.

2. Definindo a Família

Os limites de uma família são fluidos.

- Premissa Básica: *A definição de quem está incluído numa família muda continuamente, e os limites variam para os diversos acontecimentos da vida.*
- Princípio Orientador: *A awareness fenomenológica, mais do que dados estruturais, informa o terapeuta sobre a definição "cotidiana" da família.*

Esta premissa e este princípio focalizam a determinação de quem e do que constitui a família. Implicam uma definição criativa e não estática da família que, em determinado momento, pode incluir amigos, parentes distantes, e "agregados"*. "Agregados" são pessoas que parecem não fazer parte desse sistema específico, mas que, na verdade, têm um papel importante na família. Não é necessário ser um participante muito ativo, fazer ou dizer algo que seja útil ou que crie problemas para ter um impacto. Em alguns casos, uma pessoa pode ter impacto simplesmente por existir: um patrão abusivo ou um ex-marido, por exemplo. Assim, esta pessoa se torna um membro importante do sistema familiar ao fazer parte do campo fenomenológico.

Não existe uma resposta fácil para a questão de quem é a família. As fronteiras podem ser estabelecidas de qualquer modo que faça sentido para a sessão em particular ou para uma interação específica dentro de uma sessão. Talvez haja um vizinho que esteja com um membro da família todos os dias. Esse vizinho faz parte da família ou não? Uma avó ausente e distante é parte da família? É importante fazer uma escolha e delinear um limite para um trabalho específico, que precise ser realizado, se não para todas as funções da família. A qualquer momento você pode lidar com uma unidade ou configuração. Você pode definir uma unidade maior ou menor para propósitos de uma intervenção específica. Muitas vezes eu trabalhei com famílias em que a avó ou a tia em visita vieram para as sessões para lidar com determinado assunto ou para promover uma melhor comunicação geral.

Se prestarmos atenção ao ponto em que são estabelecidas as fronteiras de uma família, veremos que elas se modificam com a mudança nos eventos. O filho que se casa ou que sai de casa para ir à universidade pode verdadeiramente estar fora do campo de trabalho para algumas questões familiares. Do mesmo modo, a quem a família conta as coisas, ou a quem as coisas precisam ser ditas, não permanece constante. Pessoas diferentes são escolhidas para serem incluídas em diferentes eventos familiares, embora as famílias muitas vezes façam essa escolha sem uma *awareness* consciente. Com freqüência, vejo a tensão se desenvolver numa família quando ela planeja uma comemoração, como um casamento: "Quem será convidado e quem não será?". Tem de ser estabelecido algum limite com relação a quem será incluído no círculo da família. As pessoas que são convidadas definem as fronteiras da família naquele momento, depois, pode ser formado outro círculo.

---

* Em inglês, *bystanders*. (N. R. T.)

Aprendendo a redefinir constantemente a família, o terapeuta expande o campo de observação e de intervenção além do trabalho estruturalmente dirigido à família nuclear, para incluir as definições de famílias expandidas que mudam com o tempo.

– PREMISSA BÁSICA: *As famílias têm ciclos de vida.*
– PRINCÍPIO ORIENTADOR: *A intervenção deve levar em conta as necessidades dos adultos e dos filhos em cada estágio de desenvolvimento.*

A capacidade de mudança no decorrer do tempo é crucial para a saúde da família. A maioria das mudanças não ocorre na terapia. As mudanças acontecem porque as situações são novas e, portanto, exigem novas soluções, acontecem no dia-a-dia. As famílias ficam em sérias dificuldades quando o processo fluido da vida familiar entra num impasse porque não surgem novas soluções. Por exemplo, geram-se problemas quando as regras que funcionavam com um garoto de 11 anos de idade permanecem rigidamente as mesmas quando o mesmo garoto tem 16 anos. Neste ponto, normalmente as famílias pedem ajuda.

É natural que haja mudanças no decorrer da vida, e isso é esperado em todos os sistemas abertos. O terapeuta deve estar familiarizado com os estágios de desenvolvimento das famílias e com as mudanças que são esperadas dentro de cada estágio. As intervenções devem ser "adequadas ao estágio".

– PREMISSA BÁSICA: *Cada família é tão única quanto cada membro individual.*
– PRINCÍPIO ORIENTADOR: *A intervenção deve levar em conta que cada família tem sua própria configuração experiencial e estrutural e que o aumento da* awareness *familiar sobre a sua dinâmica pode ser um estímulo para a mudança.*

Cada família tem sua própria configuração específica. Tem seu modo único de lidar com as tarefas da vida, alguns subsistemas se reúnem com maior ou menor freqüência, alguns indivíduos são mais importantes e outros menos.

A amplitude daquilo que é "suficientemente bom" nas famílias é enorme. Esta é uma das razões pelas quais enfatizamos tanto a contratransferência. A contratransferência é o fenômeno no qual as percepções e os comportamentos de um terapeuta com determinada família são fortemente influenciados por suas experiências pessoais em seu próprio casal, círculo familiar imediato ou família de origem. As intervenções baseadas na contratransferência, com freqüência, estão ligadas não tanto às necessidades da família em tratamento, mas às questões inacabadas da própria vida dos terapeutas. Se, por exemplo, um terapeuta conseguiu sobreviver a uma situação familiar difícil, mudando-se para longe do pai, da mãe e do irmão, e mantendo um contato pouco constante com eles, ele pode ser tentado a sugerir uma solução semelhante a um adolescente que esteja tendo problemas em casa. Ou um terapeuta que vem de uma família em que eram mantidos limites rígidos entre os filhos e os adultos pode preferir a rigidez na separação entre esses dois subsistemas numa família cliente – mesmo que a família na verdade necessite de um afrouxamento desses limites. É fácil demais ver pela tela das poucas famílias que conhecemos bem e olhar para a família terapêutica como se fosse a mesma da qual viemos – o que significa que consideramos a família como umã família "boa" ou "má" dependendo de como avaliamos nosso próprio sistema familiar.

Os fenômenos da contratransferência vêm de todas as experiências passadas dos terapeutas e não só das situações inacabadas ou distorcidas em nossa própria família. Algumas noções ideológicas ou religiosas – a respeito de como os homens, as mulheres e as crianças devem ser tratadas, o que constitui uma aberração sexual, o que é uma boa educação ou qual deve ser a dieta adequada para a família – podem influenciar fortemente as visões ou as opiniões sobre uma família em tratamento. Precisamos confrontar constantemente o que é ou foi "bom" ou "mau" para nós, e o que é verdadeiramente adequado e realista para uma família específica em tratamento.

Por esta razão, devemos tentar "supervisionar" o trabalho uns dos outros como colegas, assistir a *workshops* para nos desenvolvermos como terapeutas e voltarmos para a terapia pessoal nos momentos em que os acontecimentos nas vidas dos clientes desencadeiam sentimentos difíceis, dolorosos ou irracionais em nós. Também acredito que terapeutas experientes precisam estar conscientes da natureza das diversas famílias que vivem lado a lado em suas cidades. Por exemplo, os italianos católicos são diferentes do irlandeses católicos, os judeus religiosos são diferentes dos judeus reformistas, os negros de classe média alta são diferentes dos negros do centro da cidade. Um bom terapeuta familiar, competente, é parte sociólogo, parte antropólogo, parte filósofo e, mais importante, um *observador confiável* que está verdadeiramente interessado no modo como *esta* família funciona dentro de sua própria vizinhança e de seu meio social.

Sempre devemos estar atentos às nossas reações a uma família quando:

- Reagimos *depressa demais* com um comentário ou uma opinião.
- Sentimos "amor" ou "ódio" intensos por uma família, por um casal ou por uma pessoa.
- Estamos *convencidos* do que "é bom" para determinada família, sem dedicar muito tempo a observá-la, fazer perguntas e descobrir suas competências, suas dificuldades e sua história passada.
- Começamos a discutir com um membro da família e não conseguimos voltar atrás, ou quando assumimos uma postura particularmente rígida com uma família.
- "Tomamos partido" de um membro ou subsistema de uma família contra outra parte da família.
- Sentimos que uma família é "ótima" e não precisa ser examinada criticamente.
- Toleramos um comportamento excessivamente abusivo ou qualquer comportamento extremo porque ele lembra o nosso próprio passado e nós supomos que "todas as famílias tendem a fazer isto".

Estou certo de que você pode acrescentar mais itens a esta "lista de perigo" de contratransferência e o convido a fazer uma para si mesmo. Ela irá ajudá-lo a estabelecer limites mais fortes entre o que é bom ou mau para você e os dados da família que levam a uma "boa" intervenção, feita especialmente sob medida para as necessidades deles.

A nossa intenção, como terapeutas, não é mudar a configuração ou os padrões de uma família específica: o modo como eles gostam de estar juntos ou como gostam de resolver seus problemas. Procuramos ver se alguém está sendo prejudicado pelo padrão específico ou se a família não consegue realizar o que deseja e não consegue funcionar como uma unidade de trabalho. Os terapeutas são incentivados a ficar fascinados com a configuração particular de cada família específica e a respeitar cada configuração. O respeito ao "que é" reforça a mudança[1].

- PREMISSA BÁSICA: *A família é uma unidade de trabalho.*
- PRINCÍPIO ORIENTADOR: *O terapeuta precisa avaliar com que qualidade a família ou uma subunidade do sistema realiza suas tarefas diárias.*

A família tem de manter uma casa, criar os filhos, vesti-los e alimentá-los, e realizar todas as tarefas diárias da vida. Para tanto, deve ter uma boa unidade de trabalho. Se o trabalho não pode ser realizado, o terapeuta tem de descobrir por quê. O que está atrapalhando? Os padrões estão estabelecidos de tal modo que uma pessoa absorve o impacto quando as coisas não vão bem? Se for este o caso, muitas vezes essa pessoa se transforma no bode expiatório ou no "paciente identificado". Muitas vezes, uma pessoa ou um local no sistema sente a dor. Existe energia demais ou energia insuficiente concentrada ali. Esse ponto é "quente demais" ou "frio demais".

A tarefa do terapeuta é avaliar totalmente o sistema da família. Como já foi afirmado anteriormente, as famílias precisam conhecer aquilo que fazem bem e como elas são competentes. A maioria das famílias conhece melhor seus defeitos e fracassos do que seus talentos e sucessos. A *awareness* de seus pontos fortes impele a família a repetir o comportamento competente. Por outro lado, a ênfase nas dificuldades e nos fracassos não estimula necessariamente a mudança positiva. Um bom terapeuta pode encontrar modos de usar os pontos fortes da família para superar suas fraquezas.

- PREMISSA BÁSICA: *As influências culturais têm maior probabilidade de aparecer na terapia de família do que na terapia de casal.*
- PRINCÍPIO ORIENTADOR: *As famílias são as transmissoras da cultura e, portanto, é importante que os valores religiosos, sociais, culturais e comunitários sejam claramente articulados.*

Quando um casal tem filhos e se transforma numa família, as visões, os hábitos e os valores da comunidade mais ampla tornam-se importantes. As influências religiosas, étnicas, de classe social, e da família extensa são mais evidentes nas famílias do que nos casais. As famílias transmitem valores por intermédio da educação dos filhos. Esse valores são menos evidentes num casal sem filhos.

O desejo de dar boa impressão ao terapeuta pode ser mais uma questão na terapia de famílias porque os pais se sentem responsáveis pelo comportamento de seus filhos. O terapeuta representa o mundo exterior.

A cultura dos filhos muitas vezes está em conflito com a de seus pais, pois cada geração tem seus próprios comportamentos, jogos, linguagem, música, arte e objetivos.

Muitas vezes, os pais e os filhos defendem suas ações com o argumento de que "eles" agem assim. "Eles" normalmente é uma entidade maldefinida que estabelece as regras e representa a família extensa, a vizinhança, a comunidade social ou religiosa: Johnny tem de ir para o maternal porque todas as outras crianças de três anos da rua vão.

Ao estar consciente de que tanto os objetivos da família quanto os da comunidade precisam ser articulados e respeitados, o terapeuta proporcionará um modelo e dará suporte para que a família examine, discuta e aprecie o contexto mais amplo. O terapeuta muitas vezes é o mediador nos conflitos entre os valores da família e os da comunidade.

3.Subsistemas da Família

Se pensar em termos de sistemas quando estiver trabalhando com um casal, você também deve pensar em cada indivíduo como um sistema em si mesmo[2]. Quando falamos a respeito de colocar uma parte de nós mesmos na "cadeira vazia"[3], estamos tirando vantagem do fato de que, como indivíduos, somos intrapsiquicamente parte de um sistema que precisa funcionar como um todo coerente. Quando uma pessoa não opera como um todo coerente, essa pessoa sente que suas partes não têm como se unir a uma figura única, a um pensamento claro ou a um gesto.

Quando você está trabalhando com uma família, o número de subsistemas potenciais aumenta necessariamente. Se uma família não tem um modo de formar uma figura única, fica com o mesmo sentimento de fragmentação de um indivíduo. Como uma família tem mais subsistemas, eles mudam freqüentemente: primeiro, você tem um dos pais e um filho; depois outro filho entra e forma-se um subsistema totalmente novo; logo a seguir outro subsistema se cria se uma pessoa sai da sala e outra entra.

As fronteiras em torno de cada subsistema formam uma figura, e esta figura continua mudando. Todas as combinações de interações são importantes porque cada uma tem o potencial de enriquecer a vida da família. Em uma família você verá alguns subsistemas que funcionam bem e nos quais as pessoas se sentem bem, e outros nos quais as pessoas não se sentem tão bem.

— PREMISSA BÁSICA: *Um família é melhor vista como uma organização de subsistemas numerosos, flexíveis e em mudança freqüente. Quanto maior o número de subsistemas que funcionam bem, mais saudável é a família.*

— PRINCÍPIO ORIENTADOR: *A função do terapeuta inclui ajudar a família a ver a estrutura e as qualidades dinâmicas desses subsistemas.*

Quando atende uma família, você precisa perceber a mudança dos subsistemas: Como esses sistemas estão organizados? Quais subsistemas funcionam bem e fazem com que as pessoas se sintam bem neles? Quais são evitados quando possível? Quais são dolorosos porque as pessoas não sabem como estar juntas?

Se você enxergar o movimento fluido de uma fronteira clara, e depois desfazer-se para formar outra fronteira em outro subsistema, você estará testemunhando um bom processo. Ao procurar este momento você fica alerta aos subsistemas que nunca se formam, aos indivíduos que quase nunca falam um com o outro de modo claro para que os outros membros da família permaneçam desconectados, e quais são aqueles que estão sempre amarrados uns aos outros. Se um pai não pode estar com um filho, *e* com cada filho, *e* com dois filhos, *e* com todos os filhos, você vê um ponto de problemas em potencial, que impõe como preço um funcionamento familiar ruim.

- PREMISSA BÁSICA: *Os subsistemas da organização da família são tão importantes para o bem-estar quanto para o sistema total da família.*
- PRINCÍPIO ORIENTADOR: *O terapeuta nem sempre trabalha com o sistema total da família; em alguns momentos a opção será trabalhar com os subsistemas.*

Em qualquer sessão ou grupo de sessões, você ou está trabalhando com o sistema todo ou com um subsistema. Sempre que algo surge repentinamente e se transforma numa figura, é com esse sistema que você vai optar por trabalhar, quer ele inclua ou não a família inteira. Freqüentemente, precisa ser feito um trabalho com parte da família ou com um relacionamento específico para preparar a aprendizagem da família como um todo.

Neste processo, é crucial que o terapeuta não transforme um subsistema específico no paciente identificado, e que ele evite apontar um ou dois membros da família como o local de todos os problemas familiares. Isto é realizado ao se trabalhar com muitos ou com todos os subsistemas. Primeiro você irá trabalhar com um subsistema, depois com outro, e depois com outro. Não se iluda com a percepção de que um único subsistema seja o problema, porque todos na família contribuem para o processo da família. Embora possa parecer que uma pessoa é o foco da dificuldade, você precisa supor que todos estão contribuindo.

Esta perspectiva também é útil por outros motivos. Algumas vezes há coisas demais acontecendo para que se possa lidar com a complexidade da dinâmica total da família. Mesmo o trabalho mais crucial com os subsistemas provém de nossa forte suposição de que a mudança em qualquer parte do sistema irá mudar todo o sistema. A energia é redistribuída quando um subsistema melhora seu funcionamento. Muitas vezes a energia está focada numa pequena parte da família e existe pouca energia disponível para outras partes, ou os outros têm pouco espaço para dar uma contribuição. É como se os subsistemas "deixados de fora" estivessem prensados contra a parede. Conforme você afrouxa o subsistema mais poderoso e ensina seus membros a enxergarem seu processo, a energia fica disponível para as questões inacabadas, outros vínculos, outras pessoas, novos eventos.

Uma pequena mudança em um subsistema permite que os outros subsistemas se "re-formem" em novos modos. A natureza da mudança é menos relevante do que o fato de ela ter acontecido. Quando se chega a uma resolução num conjunto de relacionamentos – entre mãe e pai, filha e mãe, irmã e irmão – o alívio passa por toda a família, como se todos tivessem expirado depois de um longo período segurando a respiração. Uma mudança em um subsistema é poderosa e gratificante para todos e abre a possibilidade de mudança em outras áreas do sistema familiar.

INTERLÚDIO: ACESSANDO TEMAS TRANSGERACIONAIS POR INTERMÉDIO DO TRABALHO COM SONHOS

Também é possível afetar o relacionamento entre gerações quando se trabalha com um único membro do sistema em relação a outro membro, que está ausente ou falecido, mesmo que este trabalho se estenda por várias gerações passadas[4]. Tenho tido muito sucesso em acessar temas transgeracionais por intermédio de técnicas gestálticas com sonhos em combinação com as terapias sistêmicas de famílias. Esta é uma abordagem incomum e singular por ser um método existencial-experimental que pode ser prontamente usado para desencavar e explorar temas multigeracionais.

Embora os terapeutas de casais e de família em geral não utilizem o trabalho individual com sonhos como uma técnica-padrão, eles têm um considerável interesse nos temas transgeracionais. Aplicando as idéias do modelo de sistemas familiares às variedades do trabalho com sonhos, podemos abordar a recorrência de padrões no decorrer de diversos períodos de tempo. Esses padrões – que na superfície podem ser resolvidos num breve período de tempo – normalmente indicam a presença de processos mais profundos, mais longos para serem completados. Na próxima sessão, o terapeuta usa o tradicional método da "cadeira vazia" como um caminho para acessar os temas transgeracionais. O "sonho de Samuel" – relatado a seguir – é longo e complicado. O trabalho envolve um diálogo com partes intrapsíquicas de Samuel e também com seu pai introjetado. A profundidade do trabalho é surpreendente e bastante comovente. Um tema se desenvolve e se transforma na cadeia que conecta o bisavô de Samuel com ele mesmo. É dada atenção tanto ao conteúdo quanto ao processo conforme o tema do sonho é cuidadosamente seguido e destrinchado de modo suportivo e cuidadoso.

O sonho de Samuel

SAMUEL: *Tive um sonho ontem à noite, que se parecia com o que estou fazendo agora. Correndo. No sonho, eu estava correndo em círculos de uma sala para outra. Eram salas pequenas; era como se fosse uma conferência. E eu encontrei um homem por quem estava procurando e que, no dia seguinte, iria aparecer na televisão e ser apresentado ao mundo inteiro. A lua estaria certa, e tudo estava certo para que ele trouxesse sua grande pedra preciosa. Ele iria mostrá-la, e bateria nela com um martelo especial e ela se quebraria em seis pedaços. Um dos pedaços seria meu, e eu não queria esperar por esse momento. Eu sabia, de algum modo, que havia pessoas do FBI em quem eu não podia confiar. Havia muita gente lá em quem eu não podia confiar. Minha colega Jane estava lá. Convenci o homem a aparecer e ele quebrou a pedra. Agarrei o meu pedaço e comecei a correr, e o sonho inteiro continua assim, uma luta depois da outra para manter o meu pedaço. Eu tive até mesmo um encontro sedutor com Jane num banheiro. Ela agarrou o meu pedaço e o enfiou embaixo de sua saia.*

TERAPEUTA: *Ela queria um pouco da ação. Então, esse foi o fim do sonho? Você conseguiu ficar com o seu pedaço?*

SAMUEL: *Sim, consegui ficar com ele, mas fui interrompido.*

TERAPEUTA: *Bem, fale sobre a sua ambição. Como você gostaria de colocá-la? Esta poderia ser uma fala presidencial. Você pode falar a esse respeito com ambição ou apenas contar isso.*

SAMUEL: *Comecei a pensar em contar esse sonho a meus pais e como poderia contar a eles. Não é tão grande quanto uma fala presidencial, ou poderia ser.*

TERAPEUTA: *Bem, então você pode imaginar seu pai sentado à sua frente. Você está contando a seu pai a biografia dele, tão bem quanto a conhece. Simplesmente, comece com isto, e eu o ajudarei a continuar.*
SAMUEL: (para o pai) *Ok. Eu sei bastante a seu respeito, por seu intermédio, e muitas coisas minha avó me contou. Essas foram minhas duas fontes, e tenho a sensação de que você queria ser muito especial para o seu próprio pai, ser querido, em seus próprios termos. Ele nunca estava disponível para você, embora lhe oferecesse muitas coisas, como torná-lo encarregado do hotel dele, e o fato de você ter freqüentado as melhores escolas etc. Pelo que você conta, você sempre fugia. Ou melhor, você dizia a ele que não queria isso. Você até se casou com uma mulher que sabia que o seu pai e a sua mãe não aprovariam e eles pagaram para que ela lhe desse o divórcio e fosse embora. E você conheceu a minha mãe e...*
TERAPEUTA: *Desculpe-me, Samuel. Cada vez que você falar uma unidade de informação, diga a ele algo sobre a ambição que ele tinha. "Você foi para todas essas escolas..." e diga algo sobre o nível de ambição dele. "Você se casou..."*
SAMUEL: *Você está pedindo algo que eu não sei.*
TERAPEUTA: *Simplesmente invente, não se preocupe com isso. Ele ainda está vivo?*
SAMUEL: *Sim.*
TERAPEUTA: *E você tem alguma idéia sobre a ambição dele?*
SAMUEL: *Eu sei da falta de ambição dele.*
TERAPEUTA: *Certo! Eu não falei sobre ser muita ou pouca, essa categoria é que é muito importante. "Você teve oportunidade de ir para todas essas escolas..."*
SAMUEL: *Você teve oportunidade de ir para muitas escolas, e até de se casar com outra pessoa, com a qual seu pai queria que você se casasse. Você teve a oportunidade de entrar naquilo que parecia ser um negócio em ascensão. Você teve muitas oportunidades e não quis nenhuma delas. Quando conversamos nos últimos meses...* (começa a chorar e a soluçar) *você disse que a sua vida tinha acabado, que toda a sua vida... estava acabada...* (sufocando e soluçando). *Mas eu ainda preciso de você... eu tenho a experiência da sua morte... e continuo com a minha própria vida...*
TERAPEUTA: *Diga a ele o que você acha que ele fez com a vida dele.*
SAMUEL: *Ele ajudou. Você me mostrou como amar, como cuidar das outras pessoas. Eu acho que você teve sucesso...*

237

TERAPEUTA: *O que você está interrompendo? Você começou a chorar e sentiu alguma coisa e então parou.*

SAMUEL: *Eu interrompi a minha raiva.*

TERAPEUTA: *Diga isso a ele.*

SAMUEL: *Você está com 75 ou 76 anos de idade agora, e eu realmente não quero que você saiba como tenho estado bravo com você. O que deixei de lado foi: "Deixe-o morrer em paz".*

TERAPEUTA: *Eu gostaria que ele morresse em paz e que você nascesse em paz. Você tem o direito de dar a ele a sua raiva para que essas duas coisas aconteçam. Veja, é uma coisa interacional.*

SAMUEL: *Você não me mostrou como fazer as coisas, eu saí e aprendi como fazê-las por mim mesmo. E eu o desprezei por isto. Por sua negligência, por seu egoísmo, por sua adolescência contínua, por seus lamentos, por você ser um fedelho mimado. A sua mãe sempre cuidou de você e depois você arrumou uma esposa para cuidar de você. Você não tem nenhum amigo. Você não tem amigos. Nenhum amigo, nem homem, nem mulher. Você diz que tem a sua família. O seu modo de lidar com sua esposa, a minha mãe, e a loucura dela, foi ficar surdo e não colocar um aparelho que o ajude a ouvir. Você me dá nojo.*

TERAPEUTA: *Diga a ele como ele desperdiçou a vida.*

SAMUEL: *Toda a sua família era formada por pessoas brilhantes e criativas. Artistas, políticos, enfermeiras e você foi o filho predileto, o bebê. E quando as coisas não vinham de modo tão fácil como deveriam, você ficava bravo, porque estava acostumado a tê-las facilmente. E você não ia puxar o saco de ninguém, o que quer dizer que você não ia cooperar com ninguém para ir em frente.*

TERAPEUTA: *"E eu sou seu filho." Comece dizendo: "E eu sou seu filho".*

SAMUEL: *Você se recusou a cooperar com qualquer pessoa para conseguir ir em frente, e eu sou seu filho. Você está acostumado a ser mimado e a conseguir tudo o que queria, e a não precisar trabalhar para isso, e eu sou seu filho...*

TERAPEUTA: *O que o está parando agora?*

SAMUEL: *Existem coisas que não se encaixam.*

TERAPEUTA: *Se coisas se encaixam bem ou não, virá do sonho, porque você vai contar o sonho a ele. "E eu, seu filho, vou lhe contar um sonho que tive, porque só o seu filho poderia ter tido este sonho. Você me deixou segurando a sua bolsa." E você pode contar-lhe como ele o deixou segurando a bolsa dele. De que maneira você é igual a ele e o que está tentando fazer para deixar de ser como ele? Tudo bem? Faz mais sentido?*

SAMUEL: *Eu vou lhe contar esse sonho que eu acho que vai me ajudar a ter uma idéia melhor de como estou segurando a sua bolsa.*

TERAPEUTA: *Certo.*

SAMUEL: *No sonho, eu estou num lugar que é um tipo de hotel. Há uma conferência acontecendo com muitas pessoas importantes por lá. Eu sei o que vai acontecer, e que eu vou receber o que virá como um presente especial. Não algo que cai do céu, mas algo pelo qual trabalhei, e que é meu.*

TERAPEUTA: *Ok. Pare aí. Diga isto novamente. Preste atenção ao que você está dizendo. De que modo você é filho dele e de que modo você não é filho dele. Só essa introdução inicial.*

SAMUEL: *Ficando com muitas pessoas...*

TERAPEUTA: *Ok. Como você é igual a ele ou diferente dele por ficar com muitas pessoas?*

SAMUEL: *Me parece que aquilo que eu sei sobre você, de quando você era mais jovem, é que você era querido, tinha muitos amigos, e nessa época você bebia muito. E você era muito parecido com seu pai, meu avô, por ser muito livre com seu dinheiro, e que você gostava de animação e de dançar e foram essas coisas que me contaram. Eu gosto de dançar, de beber, de estar com muitas pessoas, de animação. Ao contrário de você, eu não me isolo ou me retraio do contato com as pessoas. Ao contrário de você, eu gosto de ficar no fundo, e gosto de servir. Diferentemente de você, pois acho que trabalhei duro por muitas coisas, por algumas que já conquistei e outras que ainda não. Eu acredito que elas virão. Eu ainda não desisti.*

TERAPEUTA: *O que isso significa: "Eu ainda não desisti"?*

SAMUEL: *Eu sempre sinto que isso é possível.*

TERAPEUTA: *Ele está lhe deixando essa herança, para que você desista? Diga a ele que: "Segundo o seu script, segundo o seu karma...".*

SAMUEL: *De acordo com aquilo que vivi com você, você foi desistindo progressivamente no decorrer dos anos, e o seu próprio pai também fez isso. Ele e a sua mãe, segundo outras pessoas, durante a Queda da Bolsa, simplesmente entregaram terras, dinheiro e tudo mais de um modo louco. Portanto, ele desistiu. E eu o vi desistindo. Tenho medo de que eu vá desistir, de que eu fique esgotado. Isso é aterrorizante. Eu estava bem solitário no sonho. Eu estava sozinho, exceto por esse homem muito especial, no início do sonho.*

TERAPEUTA: *E então, o que aconteceu?*

SAMUEL: *É bem frenético. Eu estou correndo de um lugar para o outro...*

TERAPEUTA: *Você está correndo de um lugar para o outro e uma mulher agarra algo seu e o coloca sob a saia. Qual é a sensação que isto traz?*
SAMUEL: *Fúria. Como você ousa fazer isto? Isso é meu!*
TERAPEUTA: *Se é seu, por que você precisa correr?*
SAMUEL: *Eu quebrei as regras do que estava programado. Para obter o que era meu, eu teria de estar no palco com as câmeras e com toda pompa e circunstância.*
TERAPEUTA: *Então, por que você teve de correr?*
SAMUEL: *Eu tinha que pegar. Eu não confiava que receberia minha parte.*
TERAPEUTA: *Ele, o seu filho* (falando para o pai na cadeira vazia), *não pode confiar que aquilo que ele tem seja realmente dele. Você está tendo algum problema com isso?*
SAMUEL: *Como seu filho, papai, não posso confiar que aquilo que tenha seja realmente meu. Que eu realmente o mereça e que eu seja capaz de conservá-lo.*
TERAPEUTA: *"E que eu tenha direito a ele." Samuel, vamos voltar ao sonho. Sua visão é a de que você sabe exatamente como pegar essa coisa e atingi-la de modo tão perfeito, no momento certo, que ela se quebrará em seis partes iguais. No seu sonho você é aquela pessoa. Você também é outra pessoa que vai agarrar uma das seis peças e fugir com ela. Como é isso na sua família? Como é isso de onde você vem? Como isso conta a história de sua família? Isso conta a história de algum modo?*
SAMUEL: *O lado da família do meu pai era rico. Não só materialmente e em prestígio, mas também em criatividade. Mais do que as outras famílias. Havia cinco filhos na família de meu pai, e ele é o segundo, mais novo. O menino mais novo. E quando meu avô morreu, as coisas foram divididas entre eles.*
TERAPEUTA: *O que você recebeu de seu pai, Samuel?*
SAMUEL: *O que me vem à mente, o que me vem primeiro à mente, é a arrogância.*
TERAPEUTA: *Ele lhe deu a sua arrogância?*
SAMUEL: *A arrogância e um tipo de orgulho. Eu ia dizer humildade e depois pensei em ineficiência. Às vezes é humildade, e à vezes é ineficiência.*
TERAPEUTA: *Sim. Mas existem esses dois aspectos em seu sonho. Existe a arrogância do cara que tem o presente. Tudo bem? Ele sabe exatamente o que pode fazer... como vai funcionar e, no momento certo, ele o faz. E então há o cara ineficiente. Ele tem de agarrar e*

fugir. Os dois são você. O você, que você herdou de seu pai. Então, você sente que está firmemente apoiado no chão para poder quebrar essa coisa em seis partes? E que você pode sustentar sua arrogância, de modo que ela seja totalmente sustentada por sua habilidade? Você é arrogante em seu sonho. A sua arrogância é sustentada por sua habilidade?

SAMUEL: *Sim.*

TERAPEUTA: *Seu pai era arrogante. A arrogância dele era sustentada pela habilidade dele.*

SAMUEL: *Não.*

TERAPEUTA: *Bem, você entende isso?*

SAMUEL: *Sim.*

TERAPEUTA: *Então, eu quero que você entre na pele do cara que quebra a coisa. Deixe que outra pessoa agarre a sexta parte e fuja. Veja qual é a sensação que isto lhe traz. Você vê outra pessoa pegando cinco partes.*

SAMUEL: *O FBI recebeu um pouco.*

TERAPEUTA: *Mas veja, você também é o FBI. Veja, o seu poder está projetado neles. A arrogância que é sustentada pela habilidade está projetada nesse homem mágico.*

SAMUEL: *É verdade.*

TERAPEUTA: *Eu quero que você feche os olhos e medite no ângulo da lua. Coloque seus pés no chão, e diante de você está esta pedra. Isto é o que o seu pai não conseguiu, lhe dar suporte, amá-lo. Este homem não tem uma base sólida que ele possa dar a seu filho. Quero que você se aproprie disto. Passe a ser este homem que está firmemente apoiado no chão. Talvez você precise voltar para antes de 1928, para a pessoa que obteve a riqueza original. Entre em contato com a sua solidez. É um homem?* (Samuel acena que sim com a cabeça). *Sua base firme, seu senso de poder e de masculinidade. Qual era o nome dele?*

SAMUEL: *Samuel.*

TERAPEUTA: *O nome dele era Samuel? Era o seu bisavô?*

(Samuel acena que sim com a cabeça.) *O Samuel original volta em seus sonhos e você passa por cima de todos os homens fracos entre o Samuel original e você, e entra em contato com ele. E esta pedra, que está na sua frente, lhe pertence, o palco, a audiência, e o poder lhe pertencem. O conhecimento lhe pertence. Então, você está pronto? Imagine a si mesmo de pé no palco, as luzes iluminando a espada e você pode sentir o poder, a beleza e a clareza desse momento. Aproveite o momento. O poder vem de seu bisavô para o bisneto dele. E quan-*

do você estiver pronto para fazer o movimento simbólico de quebrar essa coisa, você o fará com facilidade, com muito pouco esforço e não irá fugir porque é o seu show. *Deixe que outra pessoa fuja. Eu vou ficar quieto por alguns momentos, e você apenas experienciará o seu próprio senso de poder, de estar pronto, o movimento que você deseja fazer.*
(Samuel empunha a espada e parte a pedra.)
TERAPEUTA: *Como foi?*
SAMUEL: *Havia algo natural...*
TERAPEUTA: *Agora olhe para a sala. Veja, você não pode simplesmente ficar na sua cabeça. Olhe agora ao seu redor.* (Samuel olha para cada pessoa.) *Fale com o Samuel que agarrou a parte e fugiu. Você é o mestre do corte de pedras. Você tem um acordo com ele. Fale com ele. Sinta essas duas partes diferentes de si mesmo. Você teria de fugir agora que está olhando para os rostos deles? Fale e responda.*
SAMUEL: *Sam, você realmente comprou... você comprou a história de que pode se ajustar com menos. E o pouco que você pensa que tem, você tem medo de que isso seja roubado... no fim da história... Eu não sei o que fazer com você...* (enxuga os olhos com as mãos).
TERAPEUTA: *Você sabe o que fazer com ele. Isso é o que o seu pai diria: "Eu não sei o que fazer com você...". Besteira.*
SAMUEL: *Meu pai não ousaria dizer isso.*
TERAPEUTA: *Você sabe o que eu quis dizer. Deixe que ele responda, deixe que ele responda primeiro e depois você pode responder.* (Movendo-se para a cadeira vazia) *Esta é a sua parte, que agarra e foge.*
SAMUEL: (troca de lugar) *Eu realmente não tenho nenhum controle eu... eu estava frenético, e pensei, que se o sonho tivesse continuado, eu poderia tê-la perdido. Eu teria perdido minha parte.*
TERAPEUTA: *Certo. Agora você é o mestre do corte de pedras ali, bisavô Samuel.*
SAMUEL: *Bem, em primeiro lugar, ela não é sua para ser perdida... e é algo que, para ter, para manter, você tem de continuar a fazer algo a respeito. E não é para fugir, é para mostrá-la, polindo-a, acrescentando algo a ela. O modo como você a perde é ao fugir com ela. E sua recompensa não está no futuro.*
TERAPEUTA: *Diga um pouco mais sobre isso para o grupo... "O modo pelo qual eu o farei não é...". Coloque a si mesmo aqui* (movendo a cadeira). *"O modo pelo qual farei não é..."*
SAMUEL: *O modo pelo qual farei não é fugindo, fugindo com ela, não agarrando-a firmemente e segurando-a . Esse é o modo de perdê-la. O que eu preciso fazer é segurá-la, na frente daqueles que podem vê-la, e*

continuar a fazer algumas coisas, polindo-a, para continuar a conservá-la, e ela é minha.
TERAPEUTA: *Qual é a sensação? Agora você pode segurá-la, agora parece um pouco mais que você não tem de ficar trêmulo com ela.*
SAMUEL: *Obrigado.*

"O sonho de Samuel" é um exemplo de como o trabalho com sonhos pode ser usado para acessar temas intergeracionais – neste caso, como o tema da competência e do poder são transmitidos de formas diversas de uma geração para a outra. É importante observar que mesmo que o pai e o bisavô de Samuel não estivessem presentes fisicamente na sessão de terapia, o cliente trabalhou com suas *presenças introjetadas* para resolver um conflito dentro de si mesmo.

- PREMISSA BÁSICA: *Alguns subsistemas criam muita energia, e outros têm pouca energia.*
- PRINCÍPIO ORIENTADOR: *É tentador dirigir a atenção para o subsistema que cria a maior parte da energia. Não seja seduzido a se afastar dos subsistemas que mostram pouca energia. Um sistema está num impasse quando há pouco fluxo de energia; portanto, é necessário que se preste atenção a esse ponto.*

De alguma forma, o terapeuta familiar precisa prestar atenção àquilo que não parece figural. Os pais podem estar tendo uma discussão enquanto os filhos adolescentes os ouvem respeitosamente. A tendência natural seria prestar atenção aos pais, mas o que os filhos estão sentindo e pensando? No momento certo, o terapeuta se volta para os subsistemas mais quietos para explorar a família inteira. Você pode perguntar aos filhos: "Vocês vêem os seus pais brigando com freqüência? Como vocês se sentem quando eles têm uma discussão acalorada?". Ou você pode perguntar: "Vocês podem me ajudar a entender por que os seus pais estão tão aborrecidos um com o outro?".

No exemplo acima, não há nenhum fluxo de energia entre os dois subsistemas. É aparente para o terapeuta que os filhos foram condicionados para ficar fora das disputas dos pais, o que basicamente é uma atitude saudável. Mas esta sessão é uma questão de família, e as idéias e sentimentos dos filhos devem ser usados para entender o sistema mais amplo. Se forem negligenciados, os filhos podem perder o interesse pela sessão da família, e o terapeuta pode não ter a oportunidade de usá-los como consultores em potencial.

Aqui estão algumas das respostas que os filhos poderiam ter dado ao terapeuta: "Normalmente, eles não discutem na nossa frente. Eles são tão educados. Isto é muito empolgante – mamãe e papai são reais!" ou "Quando eles chegam a esse ponto, eu fico mesmo assustado; penso no pior, como talvez papai machuque a mamãe" ou "Eles fazem isto o tempo todo e nada se resolve – eles continuam parados no mesmo lugar".

Ao envolver o "subsistema silencioso", o terapeuta ajuda a espalhar a energia, a *awareness*, a ação e a direção potencial do comportamento da família toda.

- PREMISSA BÁSICA: *A saúde de uma família está diretamente relacionada com sua capacidade de entrar e sair de seus diversos subsistemas.*
- PRINCÍPIO ORIENTADOR: *O terapeuta precisa estar alerta para as gestalten fixadas nos subsistemas familiares. As triangulações são as gestalten fixas mais freqüentes nas famílias*[5].

A saúde de uma família está refletida em sua habilidade para fluir entre as interações adulto-adulto, adulto-criança, criança-criança, e usar livremente todas as combinações possíveis. Qualquer combinação "fixa" que ocorra com mais freqüência do que os outros agrupamentos deve ser notada e abordada em seus aspectos nutridores ou venenosos. O agrupamento fixo mais comum é aquele formado pelos pais e por um dos filhos. Isto pode ser disfuncional, impedindo que os adultos interajam um com o outro, e impedindo que o filho saia livremente.

Os terapeutas que observam quais as combinações que se formam e interagem facilmente, e quais as que nunca interagem ou o fazem de forma dolorosa, terão uma pista quanto ao trabalho que precisa ser feito para capacitar as famílias a se moverem de modo suave ao entrar e sair das interações. É aqui que o experimento é mais útil e as pessoas podem experienciar novos comportamentos e sentimentos.

- PREMISSA BÁSICA: *Os filhos numa família formam um subsistema poderoso e próprio. O grau de saúde em seu subsistema tem um forte impacto no funcionamento familiar.*
- PRINCÍPIO ORIENTADOR: *Uma tarefa importante do terapeuta familiar é reconhecer e apoiar o subsistema dos filhos.*

Os filhos precisam interagir uns com os outros, e não somente com os adultos. Há poder na formação de uma sociedade própria dos filhos. Além do vínculo, a pura presença dos modelos a quem observar e com quem aprender ensina as crianças a lidar com as situações. Isso não significa que os filhos precisam se relacionar suavemente ou que seus relacionamentos estejam livres de dificuldade: algumas vezes os irmãos podem ser muito cruéis uns com os outros. Entretanto, muita aprendizagem sobre a vida acontece com seus pares. As crianças podem se assustar em momentos desagradáveis, mas quando têm um grupo ao qual pertencem e ao qual se sentem ligadas, podem superar essas experiências potencialmente traumáticas.

Conheci e trabalhei com inúmeras famílias em que o sistema parental tinha uma forma ruim, incluindo alguns pais gravemente perturbados, e a sociedade dos filhos provou ser a fonte de apoio para o crescimento dos filhos e sua transformação em adultos bem-sucedidos e razoavelmente felizes. Isto é particularmente verdadeiro, quando há pelo menos três ou quatro filhos na família.

Agora que as famílias são menores, muitas delas com apenas um filho, ouço numerosos comentários tristonhos de pais que desejariam que seus filhos únicos tivessem irmãos e irmãs para "equilibrar as coisas". Isto mostra o reconhecimento da necessidade de interação entre irmãos ou companheiros, o que inclui o compartilhar de sentimentos e queixas a respeito dos pais. Se um filho não tem um irmão com quem fazer isto, um amigo pode ser um bom substituto. Qualquer que seja a combinação entre crianças, a formação de uma sociedade de crianças parece ser um desejo ou necessidade natural das crianças. Isto é especialmente óbvio para os adolescentes, para quem as questões do grupo são muito poderosas, mas é igualmente crucial para as crianças menores.

Os professores e outros educadores mostram entender isto ao focalizar o desenvolvimento social dos estudantes. Atualmente, é interessante ver a formação de grupos de pais sem parceiros, indicando a necessidade de compensar os vazios na sociedade dos pais. Portanto, supomos que o padrão saudável para todas as idades é que as pessoas criem e tomem parte numa sociedade com sua própria linguagem especial, padrões de comunicação e normas, e que os filhos em qualquer família precisam ser capazes de fazer isto como parte de seu desenvolvimento saudável.

4.Dinâmica Pai-Filho

A dinâmica pai-filho inclui uma ampla variedade de interações.

– PREMISSA BÁSICA: *A dose de proteção usada pelos pais com os filhos é um indicador da saúde da família.*

– PRINCÍPIO ORIENTADOR: *Para desenvolver uma família saudável, é importante fazer a "terapia dos pais" como parte das intervenções da família.*

Um bebê irá morrer se não for alimentado e protegido[6]. Quando as crianças são pequenas, a proteção precisa ser total. À medida que as famílias aumentam, a proteção deve diminuir. A quantidade de proteção precisa mudar com a idade dos filhos. Proteção demais ou de menos é prejudicial. Por exemplo, se você faz uma pergunta para uma criança de três ou quatro anos de idade e o pai responde porque a criança é tímida, essa é uma proteção apropriada. A criança pequena que é tímida com um estranho não deve ter de responder. Porém, temos uma resposta totalmente diferente se fazemos uma pergunta para um garoto tímido de 11 ou 12 anos de idade, e o pai responde por ele.

À medida que o filho cresce, os pais precisam abandonar sua tendência a sempre vir à frente para protegê-lo. Aos 11 ou 12 anos, o filho tem de ser capaz de lidar com pessoas estranhas à família, inclusive o terapeuta. Com um filho dessa idade, os pais deveriam saber que uma sessão de terapia é uma situação comparativamente segura. O que eles estão protegendo num filho dessa idade, que entende a situação? Por outro lado, uma criança de três ou quatro anos não entende a situação de terapia e não pode perceber o terapeuta como potencialmente seguro, porque não existe um contexto anterior que traga entendimento. Um pai que diz: "Vá em frente, fale!" para uma criança desta idade não tem claramente idéia das necessidades e recursos de uma criança muito pequena.

Esta dimensão específica, em que vemos proteção demais ou de menos é uma das mais críticas nas famílias disfuncionais. Todas as famílias cometem erros, protegem demais ou de menos em casos específicos. Isto não é prejudicial. Existe uma amplitude média na qual nós todos crescemos com saúde. Ninguém nunca recebe a quantidade exata porque não existe perfeição. No entanto, a maioria das pessoas saudáveis que protege demais irá notar e voltar um pouco atrás, e se está protegendo muito pouco irá aumentar a proteção. Pais saudáveis estão sempre se movendo nesse terreno intermediário, e existe um senso estético geral em sua tentativa de acertar.

Quando você vê um problema nesta área, isto provavelmente quer dizer que há muito trabalho a ser feito no sistema adulto. A coisa mais óbvia é elevar a *awareness* dos pais em relação ao modelo que estão dando, pois as crianças aprendem com seus pais o que é ser adulto. É também crucial porque o medo infantil é incapacitante se não houver um sistema adulto saudável. As crianças não têm como sustentar todo o seu medo sem a segurança de pais saudáveis.

A fobia escolar é um bom exemplo de uma disfunção nesta dinâmica familiar. A criança simplesmente não pode sair de casa, e os pais não podem deixar que a criança vá à escola. Para separá-los é necessário usar força, pura, bruta, porque essa criança de seis anos tem de ir à escola. O ponto é que você *sabe* que existem problemas se a criança já tem seis anos e não pode sair. Se uma criança de três anos ainda se agarra aos pais numa situação estranha, e os pais dizem: "Fique aqui, está tudo bem", o terapeuta não precisa ficar preocupado desde que a criança comece a se afastar um pouco e sentir-se mais à vontade.

As crianças começam agarrando-se firmemente e olhando para o mundo. Se elas se sentem suficientemente seguras, podem se soltar e andar por perto. Então elas ficam assustadas e correm de volta, se escondem atrás dos pais e espiam novamente. Assim que seu medo diminui, elas se afastam de novo. As crianças precisam ter um lugar para correr de volta, onde ninguém as assuste com frases do tipo: "Tenha cuidado, tenha cuidado", nem aumente sua sensação de perigo. Enquanto elas podem voltar para a segurança e esperar que o medo diminua, e enquanto ninguém se incomode se elas se soltam para se aventurar um pouco mais, essa distância vai lentamente aumentando com o passar do tempo.

- PREMISSA BÁSICA: *As crianças devem observar e ouvir o processo dos adultos. Não é saudável que elas sejam participantes ou "capacitantes" neste processo.*
- PRINCÍPIO ORIENTADOR: *O terapeuta familiar trabalha para que os adultos assumam a plena responsabilidade pelos papéis adultos e para a eliminação da "capacitação" por parte dos filhos.*

As crianças devem ser espectadores do processo dos adultos. Elas devem observar e ouvir. Numa família saudável, as crianças se afastam para brincar entre si quando o terapeuta está falando com os pais. Esse segmento adulto da sessão não é interessante para as crianças, e não deve ser. As crianças devem estar numa distância que permita que elas observem e ouçam e, se ficar interessante, elas possam voltar. Os pais estão suficientemente à vontade para deixar que os filhos se afastem desde que eles vejam que o lugar é seguro e que as crianças estão protegidas. Mas eles não precisam ficar vigiando ou ouvindo atentamente o tempo todo. Eles podem manter esse limite de modo leve.

No aspecto prático, é importante ter lápis de cera, papel e alguns brinquedos ou livros à disposição, de modo que as crianças possam ir e vir. O terapeuta deve lhes mostrar como sair da sala e voltar a qualquer momento. As crianças normalmente irão testar isto uma ou duas vezes para ver se é assim mesmo, e depois ficarão bem.

A disfunção acontece quando as crianças são constantemente levadas para a função dos pais. Isto talvez seja mais comum nas famílias em que o pai, a mãe ou ambos são alcoolistas. Os pais não funcionam mais como adultos. Nessas famílias, às vezes a melhor solução possível é ter as crianças agindo como "capacitantes" das funções dos pais. Isso não é maravilhoso, mas alguém tem que ser adulto na família.

Tratei de uma família com apenas um dos pais, na qual a mãe era quase completamente disfuncional. O menino de 11 anos tinha que dizer: "Mãe, é hora de colocar o jantar na mesa", ou "Mãe, você precisa se lembrar de assinar os relatórios da escola para que nós possamos devolvê-los". Esta criança assumia um papel "capacitador" para o adulto. Isso era bom para esta criança? Não, não era. Mas era muito melhor do que se ninguém o fizesse. As intervenções terapêuticas focalizaram no fazer com que a mãe retomasse seu papel maternal, de modo que a criança pudesse se liberar do papel "capacitante".

É trágico quando as crianças não podem se comportar como crianças. O nível de "capacitação" é uma pista de quanto elas estão assustadas e do grau em que elas retrofletiram esse medo.

> – Premissa Básica: *Nas famílias saudáveis, está claro onde se encontra o poder; ele está firmemente nas mãos dos adultos.*
> – Princípio Orientador: *Sempre que existe um poder desigual, ele precisa ser bem administrado.*

As questões de poder são prováveis numa família, pois existem desigualdades embutidas entre os membros individuais e os subsistemas da família. Nas famílias saudáveis, os adultos têm mais poder e o usam de modo apropriado para a idade dos filhos. Eles usam mais poder com as crianças pequenas e menos poder com os filhos mais velhos. Existem duas dificuldades principais numa família pouco saudável:

1. Não existe um foco de poder claro, nenhum princípio líder-seguidor, e assim a vida familiar é caótica.
2. Existe abuso de poder, pois este é aplicado de modo inadequado em relação à idade das crianças envolvidas. Por exemplo, crianças pequenas são espancadas e crianças mais velhas são excessivamente controladas de modo inadequado.

Os terapeutas proporcionam um modelo para o uso do poder. Devido ao seu papel na família, eles podem ser mais ou menos poderosos com relação a aprovar, desaprovar, sugerir soluções, pontos de vista e valores em relação à vida familiar. Este poder tem de ser bem administrado. Quanto mais saudável a família, menos poder os terapeutas precisam usar. Famílias desorganizadas exigem que os terapeutas assumam mais poder e uma liderança mais forte para levar a família a ter um comportamento mais adaptado, que a incentive a agir de modo mais coeso.

Os Millers: Um Estudo de Caso

A família Miller é composta pelos pais, Arthur e Jean, que estão na faixa dos 40 anos, pelo filho Rick, de 18 anos, e pela filha Gail, de 15 anos. O pai é vice-presidente de recursos humanos em uma pequena editora e a mãe é enfermeira. Rick está no primeiro ano de faculdade e Gail está cursando o segundo grau.

Esta família veio para a terapia porque Gail estava se retraindo, ficando em seu quarto, quase sem vida social. Seus amigos estavam preocupados com ela. Recentemente, quando o pai chamou Gail para jantar, ela não respondeu. Ele bateu na porta do quarto, chamou-a, mas ela não respondeu. Depois, quando ele insistiu e tentou entrar, ela o atendeu. Gail parecia estar doente. Os pais também haviam recebido um telefonema da professora de Gail, que sentia que seu trabalho escolar estava decaindo e ela não estava cuidando de sua aparência. Seus cabelos não estavam limpos e ela havia perdido muito peso.

Em nosso tipo de trabalho, esta garota é tida como Paciente Identificado – PI. No trabalho com famílias, nós não nos focamos no PI. Focalizamos a família como um grupo de pessoas que se reúne para criar dificuldade ou sucesso. O PI, então, é o membro da família que é "voluntário" para expressar a dor que existe na família.

Nossa primeira suposição é a de que uma família saudável se sustenta, e a primeira coisa que o terapeuta deseja fazer é ajudá-la a ver o que ela faz bem como família.

Na primeira sessão, os pais foram diretos e conversaram sobre os problemas de Gail e seus sentimentos de impotência por não saberem o que fazer para mudar o comportamento dela. Gail respondeu quando seu irmão lhe perguntou sobre sua perda de peso e sobre o fato de ela ter abandonado suas atividades extra-escolares, mas ela só falou para assegurar a todos que estava bem.

No final da primeira sessão, mostramos aos Millers o que eles faziam bem. Comentamos a respeito da grande preocupação expressa e como os pais são especialmente bons conversando sobre o que está errado. Os filhos também parecem ser capazes de expressar algumas de suas preocupações. É bom que a família demonstre sua preocupação interna, especialmente dentro desses dois subsistemas, e eles o fazem muito bem.

Nas sessões subseqüentes, o lado oposto ficou aparente. Os pais não envolvem os filhos, nem os filhos envolvem os pais com perguntas ou confrontações. Existe um tipo de confluência dentro de cada sistema, e nenhuma interação livre entre os pais e os filhos. Rick e Gail são bons amigos, têm uma relação forte e colaboram um com o outro. A mãe e o pai são um subsistema forte. O elo fraco é a interação entre os filhos e os pais. Há quase que um temor nos rostos dos filhos quando se trata de expressar seus sentimentos. Eles normalmente olham para os pais para ver se está tudo bem em falar.

No passado, os pais estavam voltados para suas próprias carreiras, um cuidando do outro. Eles não se preocupavam muito com as necessidades das crianças e, assim, os filhos foram obrigados a se virar sozinhos. Isto aconteceu porque os pais enfatizavam para que as crianças aprendessem a se divertir sozinhas em vez de serem "entretidas" pelos pais.

No ano passado, o ciclo da vida familiar mudou quando Rick começou a faculdade. Embora ele tivesse escolhido uma faculdade local para poder continuar morando em casa e ficar perto de Gail, a maior parte do tempo ele passava estudando ou em companhia de amigos. Arthur e Jean estão no auge de suas carreiras, aproveitando o sucesso que veio depois de anos de trabalho duro. Gail, sendo mais tímida que seu irmão, não usou as outras meninas do colégio para obter apoio para si mesma na ausência do apoio direto, do incentivo e do estímulo de seus pais. Ela se sente sozinha, solitária, e pseudo-independente: ela realmente não quer ser independente, mas esta é a situação em que se encontra. Fizemos os seguintes comentários para a família com a finalidade de estimular um subsistema mais forte entre pais e filhos:

TERAPEUTA: *Rick e Gail, vocês são muito fortes quando estão falando um com o outro. Vocês são realmente expressivos. E Jean e Arthur, vocês ajudam muito bem um ao outro. Mas observei que vocês, garotos, não falam muito com seus pais, e também que vocês, pais, não falam muito com seus filhos. Nós os incentivamos a fazerem perguntas, a se desafiarem e falarem mais diretamente uns com os outros. Vamos ver se vocês podem fazer isto.*

Podemos começar com um convite geral e ver como eles se saem. Se tiverem dificuldades, poderemos criar experimentos. Por exemplo:

TERAPEUTA: *Incentivei-os a falar com seus pais e vocês, pais, a falar com seus filhos, mas vocês parecem ter encontrado dificuldades, e sempre se voltam uns para os outros. Então, eis o que eu gostaria que vocês fizessem: eu gostaria que os pais falassem um com o outro, enquanto Rick e Gail ouvem.*

O que estamos fazendo aqui é isolar um subsistema específico e dar ao outro subsistema instruções para ouvir. Esse primeiro subsistema será usado como um exemplo de como falar um com o outro. E poderíamos dizer:

TERAPEUTA: *Você podem falar sobre qualquer coisa que seja importante para vocês dois, como os homens da família, e eu ficarei apenas ouvindo. Se vocês entrarem num impasse, eu os ajudarei a continuar.*

No início, pai e filho falham. Arthur tem dificuldade em perguntar a Rick sobre o que está acontecendo na escola, porque ele não tem informação suficiente para fazer perguntas significativas. E então, finalmente, Rick começa a falar como sempre sentiu falta de seu pai se interessar por futebol quando ele jogava no colégio. Rick começa a chorar e diz a seu pai como ele ficava triste por seu pai sempre estar ocupado demais para ir aos jogos. E Arthur também fica emocionado; ele coloca a mão sobre o ombro de seu filho e lhe diz que sente muito

251

– ele estava tão ocupado trabalhando e tentando ganhar a vida que nem pensou que seria uma boa idéia ir aos jogos de seu filho. Jean então tenta interromper:

JEAN: *É, o seu pai costumava dar duro no trabalho.*
TERAPEUTA: (interrompendo-a) *Desculpe, mas por favor fique fora desta interação. Arthur e Rick estão falando agora. Você terá a sua chance de falar com sua filha.*

Os Millers se protegem como família e não permitem a presença de estranhos. Não é uma família muito gregária, mas eles não protegem cada filho individualmente. Na verdade, neste sentido, eles são abertos e permissivos. Ao permitir aos filhos um certo grau de independência, eles nem sempre verificam o que está acontecendo com eles e, portanto, não sabem quando eles estão sofrendo por causa de um rompimento com um namorado ou algo assim. De certa forma, esta família é paradoxal; permanecem isolados como uma família total. Mas permitem que seus filhos se movimentem para o mundo, e isso cria um senso de solidão, pois os filhos sentem falta de contatos satisfatórios com seus pais.

As fronteiras – juntamente com a definição da família – têm mudado desde que o filho entrou na faculdade. Agora que eles estão tentando ter mais autonomia, os pais estão se transformando num casal. A filha, com seus sintomas de depressão, os está obrigando a formarem novamente uma família. Num certo sentido, todos se reúnem para ajudá-la. Embora Gail seja o PI, a disfunção da família é a falta de interação e de energia entre alguns subsistemas. Os sistemas de baixa energia são mãe e filho, pai e filho, e pai e filha.

Um modo de redistribuir a energia da família é incentivá-los a cruzarem as velhas fronteiras e a criarem novos subsistemas. O terapeuta poderia fazer uma intervenção assim:

TERAPEUTA: *Bem, Rick, como você se sente em relação ao que sua mãe está dizendo? Você quer contar a seus pais como você se sente?*

Isto é, se eles não estiverem mordendo a isca e fazendo isto espontaneamente, pode-se estabelecer uma situação em que se peça ao pai para falar com o filho, a mãe com o filho, ou qualquer outro tipo de combinação que você deseje experimentar.

Como vocês viram no exemplo anterior, a energia aumentou e as interações ficaram mais vivas. O filho não precisou sentir-se triste. Por exemplo, ele podia ter expressado raiva: "*Agora* você está me fazendo perguntas? Por quatro anos no segundo grau tive dificuldade com o time e fiquei o tempo todo no banco de reservas. Onde você estava então?". E eles têm uma grande briga. Em termos de mobilização de energia, não importa para o terapeuta se eles choram ou brigam juntos. O que importa é que a energia é elevada nesse subsistema e, portanto, o contato fica mais forte e mais vibrante. Isto aconteceu quando mãe e filha conversaram. Jean estava tentando fazer com que Gail falasse sobre seus amigos da escola, quando Rick interferiu:

RICK: *Você sabe, você está sendo muito doce com Gail, mas ela tem estado deprimida por bastante tempo enquanto você fazia horas extras no hospital e não deu a mínima atenção ao fato de ela ter terminado o namoro e ter ficado muito chateada com isso. Agora você é doce e gentil com ela!*

Depois disto, o terapeuta pode dizer:

TERAPEUTA: *Estou contente por vocês terem sido capazes de falar uns com os outros desta nova forma. Confio muito mais quando vocês conseguem se preocupar com os assuntos dos outros, para variar. Algumas vezes, nas boas famílias, você precisa se meter nos assuntos dos outros quando eles estão sofrendo.*

Nesta família, a qualidade retroflexiva é tal que quando alguém está sofrendo, esta pessoa não pede ajuda, e outra pessoa da família que veja a dor não oferece ajuda. A retroflexão não era imediatamente aparente, porque uma das premissas culturais mais fortes para Jean e Arthur é um senso de responsabilidade para com os outros. Os dois escolheram profissões de ajuda e têm tido muito sucesso. Mas depois de um longo dia no escritório e no hospital, eles tinham apenas um mínimo de energia sobrando um para o outro e quase nenhuma para apoiar seus filhos. Quando vieram para terapia pela primeira vez, os pais apresentaram uma imagem: agora que estamos em terapia, precisamos mostrar preocupação e cuidado por nossa filha na presença do terapeuta, porque esta é a imagem que queremos projetar como pais amorosos. Surgiu um quadro bem diferente quando Rick e Gail começaram a falar sobre suas próprias experiências e sentimentos.

A última premissa básica é que mesmo que nenhuma família vá operar perfeitamente, e mesmo que existam algumas que nunca poderão chegar a um excelente funcionamento, como terapeuta você deseja reconhecer que existem algumas coisas que simplesmente são "suficientemente boas" para esta família. Você deseja encontrar um modo de celebrar com eles o bom processo que alcançaram, mesmo que nem tudo esteja resolvido.

TERAPEUTA: *Num relacionamento íntimo, uma coisa que você tem liberdade para fazer é se queixar com alguém que você ama se estiver se sentindo mal, doente, ou qualquer outra coisa.*

Assim, os Millers começaram a se queixar uns com os outros sobre coisas comuns. Pela primeira vez, Gail começa a contar a sua mãe como tinha sido difícil na escola, e que tem sido difícil se concentrar em seu trabalho escolar depois do fim do namoro. E Jean então pôde contar a sua filha as histórias de quando ela estava no colégio e teve problemas com um namorado. Agora, pela primeira vez, Jean e Gail estão começando a compartilhar coisas uma com a outra.

A característica "suficientemente boa" é que a filha está cada vez menos isolada e não tem de carregar sobre os ombros o problema de sentir-se mal por causa do namorado e de seu trabalho escolar. A mãe, o pai e o irmão podem carregar um pouco da dor, e, portanto, ela perde o *status* como PI. Os problemas do PI são literalmente espalhados entre os outros membros da família. Quando o pai chega do trabalho e Gail está estudando, ele vai até o quarto dela e pergunta-lhe como foi o seu dia, e Gail permite que ele faça isso agora que ela não exige mais tanta privacidade.

Existe uma interação mais normal na família. O paradoxo aqui é que os adolescentes deveriam ser mais independentes e ter permissão para se afastar de casa. Assim, a tentação para este casal poderia ser afastar os filhos no meio do processo de resolver este problema. E o que é um desafio para eles é fazer um bom contato com os filhos para depois abrir mão deles. Quando Gail encontrar outro namorado, esperamos que os pais a incentivem a desfrutar desse novo relacionamento. Quando os adolescentes se sentem próximos de seus pais, e mais seguros, eles podem se afastar mais facilmente de casa porque se sentem enraizados em casa. Deste ponto de vista, eles deveriam ser capazes de ter mais coragem para ir para o mundo, porque sentem-se amados e cuidados de modo mais concreto por seus pais.

Conclusão

Este capítulo apresentou as premissas básicas e os princípios orientadores que podem guiar o terapeuta na condução da Gestalt-terapia com famílias. Novamente, enfatizei a importância de reconhecer a competência da família e aquilo que constitui o funcionamento "suficientemente bom". O capítulo enfatizou o manejo de fronteiras adequado às tarefas desenvolvimentais específicas de uma família. Mostrei como o "calor" de ser um paciente identificado pode ser redistribuído por toda a família, aliviando assim um membro que estava carregando a dor por todos os outros. O trabalho, como espero ter deixado evidente, focaliza a atenção e a *awareness* da família em si mesma e enfatiza a capacidade e a coragem para curar-se.

Alcançar a mudança terapêutica dentro de um sistema familiar é uma tarefa complexa e desafiadora, mesmo com a ajuda da teoria, das lentes, e das técnicas como as trazidas por este livro. E é assim que deve ser, pois o acréscimo de uma única pessoa num sistema aumenta geometricamente a complexidade das interações possíveis. Isto é ainda mais verdadeiro quando o casal ou a família estão lidando com questões transacionais tão complexas como mentira e verdade, ou com acontecimentos traumáticos da vida como a perda de um membro, assuntos que serão tratados nos dois próximos capítulos. Mas, como espero ter deixado claro neste livro, a sua tarefa, embora árdua, não é impossível desde que você esteja apoiado nos princípios de ver, pensar e experienciar os sistemas humanos. Agora vamos nos voltar para o impacto da verdade e da falsidade dentro de sistemas íntimos.

Notas do Capítulo 9

1. Veja o Capítulo 5.
2. Veja o Capítulo 3.
3. Esta é uma técnica de Gestalt-terapia, na qual uma parte alienada do eu é colocada numa cadeira vazia, de modo que a pessoa possa ter um diálogo com essa parte a fim de alcançar a reintegração. Esta técnica foi popularizada por Fritz Perls em tal extensão que, infelizmente, acabou se transformando em sinônimo de Gestalt-terapia na mente do público.
4. Incluído com permissão de J. Andrews, D. Clark e J. Zinker (1988), "Accessing transgenerational themes through dreamwork". *Journal of Marital and Family Therapy, 14*(1), 15-27. Os co-autores deste artigo são Gestalt-terapeutas treinados em diversos Institutos de Gestalt,

estabelecidos há longo tempo em Los Angeles, Chicago e Cleveland, Ohio. Todos se moveram na direção do pensamento sistêmico em sua prática clínica, quer no modelo do Intimate Systems of Couples (J. Zinker e S. Nevis) ou no Gestalt Integrated Family Therapy (GIFT) (J. Andrews e D. Clark).

5. De acordo com H. J. Aponte & J. M. VanDeusen (1991). "Structural family therapy", *in*: A. S. Gurman & D. P. Kniskern (eds.). *Handbook of family therapy* (vol. 1), (Nova York, Brunner/Mazel, p. 314), a triangulação é uma forma de "coalizão" na qual "cada uma das partes oponentes busca unir-se à mesma pessoa contra a outra, com a terceira pessoa achando que, por alguma razão, é necessário cooperar primeiro com uma e depois com outra dessas partes opostas" (p. 314).

6. Para mais informações sobre a dinâmica pais-filhos, veja "Por que Filhos? Uma Conversa com Edwin Nevis, Sonia Nevis e Joseph Zinker" (1984, primavera), *News* (Centro para o Estudo de Sistemas Íntimos, Instituto Gestalt de Cleveland), 4(1), 1-3. Para um vídeo informativo sobre a Gestalt-terapia com famílias, veja C. O. Harris & S. M. Nevis, *Gestalt family therapy*, produzido pelo Centro para o Estudo de Sistemas Íntimos do Instituto Gestalt de Cleveland em colaboração com Harriet Harvey Enterprises e Herbert Wolf, produtor.

10 MENTIRA E VERDADE NOS SISTEMAS ÍNTIMOS*

Uma mentira pode matar mil verdades.

PROVÉRBIO DA ÁFRICA OCIDENTAL

Nossos pais nos ensinaram, categoricamente, a não mentir. Eles estavam certos? Eles estavam certos em dizer que era importante não mentir *para eles*. O relacionamento pai-filho é íntimo, e a mentira causa danos num relacionamento íntimo. Entretanto, o que a maioria dos pais não diz é que nem toda vida é uma situação íntima. Na intimidade obtemos nossa nutrição emocional. Nossas vidas se tornariam estéreis sem intimidade. Mas muitos relacionamentos *não são* íntimos.

Mentir ou dizer a verdade não tem significado fora de um contexto. A afirmação: "Eu sou um judeu" significa coisas diferentes para pessoas diferentes. O que essa afirmação significa para uma pessoa que está controlando com um revólver o piloto de um avião que cruza o Atlântico? O que isso significa para um sacerdote que está estudando o Talmude? O que isso significa quando é dito para o próprio filho? O que isso significa quando é dito por uma mulher recém-convertida ao

---

* O material básico para este capítulo apareceu sob a forma de uma conversa entre Sonia Nevis e Joseph Zinker. Veja "Lies in intimate systems" (1981, primavera), *News* (Centro para o Estudo de Sistemas Íntimos, Instituto Gestalt de Cleveland), *1*(2), 1-2.

catolicismo? O que isso significa para um oficial da imigração em Tel-Aviv, no Egito, em Moscou? Como isso era entendido por um médico da ss em Buchenwald? Como é experienciada por um amigo íntimo?

O valor ou o horror de mentir ou de dizer a verdade é discutido aqui não tanto como uma preocupação em definir mentira e verdade, não com uma preocupação com a ética ou com a moralidade, mas com um interesse específico no *relacionamento* entre as pessoas.

A essência da intimidade é conhecer o outro e ser conhecido por ele. Um amigo que o conhece como judeu é muito diferente de um estranho num avião que venha a saber disto. Neste contexto, não estamos falando sobre mentiras e verdades no sentido epistemológico ou moral – deixemos que os filósofos façam isto[1]. Aqui estamos examinando o ato de mentir e de falar, como as coisas realmente são como fenômenos que afetam a solidez ou a falta de solidez de uma intimidade, considerando-os não como conceitos monolíticos, mas como processos complexos – como veículos que nos aproximam ou nos afastam da intimidade.

Dizer a verdade é lutar.

APRENDENDO A MENTIR

É importante que saibamos que não temos de ser conhecidos, que não temos de contar a verdade a todos os que nos fazem perguntas.

Algumas vezes, numa festa, talvez depois de ter bebido um pouco mais, "mostremos nossa verdadeira face" para um conhecido, apenas para nos sentirmos mal na manhã seguinte quando estivermos sóbrios. A razão disto é que cada um de nós tem uma fronteira psicológica com a qual se sente seguro e protegido. Nós nos sentimos plenamente nós mesmos dentro dela. Os diálogos internos (que são perfeitamente normais) acontecem dentro dessa fronteira para aqueles que têm algum conhecimento profundo de si mesmos, de suas necessidades, motivações e conflitos. Fazemos julgamentos contínuos a respeito daquilo que "permanece dentro" e do que é confortável compartilhar "externamente". Mesmo com amigos íntimos, algumas coisas parecem ter uma "forma melhor" se forem mantidas internamente. Sempre operamos com fronteiras, cuja permeabilidade é controlada pela pessoa que desejamos ser e pela forma que convivemos com pessoas distintas em circunstâncias distintas.

Mentir tem a ver com uma antiga doutrina de sobrevivência, e praticamos esta habilidade de muitas formas inocentes. Esta é a experiência de um garoto de 16 anos encontrado numa barraca do acampamento feminino à noite: "O diretor do acampamento, que parecia ter dois metros e meio de altura, entrou e vociferou: 'O que você está fazendo aqui?'. Eu não podia dar um motivo que não me metesse em problemas, e assim comecei a falar em iídiche. Falei muito rapidamente, até que ele me tirou dali. Dizer ao diretor por que eu estava lá teria envolvido um total estranho num conteúdo íntimo. Ele não podia me conhecer naquele momento num contexto íntimo"[2].

Um amigo íntimo está tendo um caso com uma mulher casada. Outro amigo pergunta se isto está acontecendo. O que você faz? Como você pode ser verdadeiro com um amigo e não trair a confiança do outro? É difícil ser discreto de maneira graciosa. Você poderia responder: "Eu gostaria de lhe dizer aquilo que sei, mas não tenho liberdade para falar-lhe sobre algo que não me pertence" e assim estaria se arriscando a cutucar a ferida.

Dizer a verdade é um salto de confiança. Eu tenho de confiar que serei recebido com gentileza. Se eu disser a um estranho num avião: "Eu sou psicólogo, trabalhei duro todo o fim de semana, estou cansado, e não gostaria de conversar agora". Será que essa verdade seria recebida com tanta gentileza quanto a desejada? Se não, se a pessoa sentir-se ofendida e ficar tensa, nós dois sofreremos com a tensão durante o resto do vôo. Às vezes é mais simples, e muitas vezes mais sábio, mentir ou evitar contar a verdade, simplesmente ficando quieto.

Mentir para uma Pessoa Íntima

O que acontece quando alguém mente para uma pessoa íntima[3]? Uma mentira cria imediatamente uma distância entre a pessoa que a diz e aquela que a recebe. Ela diz: "Não quero que você me conheça". Muitas vezes as pessoas dizem: "Menti para não magoá-lo". Esta provavelmente é uma projeção, pois aquilo que está sendo expresso é o medo de *ser ferido* em retaliação pela pessoa que foi decepcionada ou traída. Assim, protegemos a nós mesmos da mágoa que pode ser causada por nossa própria verdade.

Se você está tendo um caso amoroso e ainda está comprometido com sua mulher, continuar ocultando dela o fato criará uma distância entre ambos. A terceira pessoa é agora uma barreira entre vocês dois. Os problemas que o levaram ao caso não são confrontados no relacionamento primário e, em vez disso, são lidados de modo indireto com o novo parceiro.

Mentir é decidir não conhecer o outro e não se tornar conhecido de algum modo especial pela pessoa de quem se é íntimo. Existem vários tipos de razões complexas pelas quais podemos decidir não ser conhecidos, mas a outra pessoa geralmente experienciará isto como uma perda. Quando "protegemos" alguém que amamos, nós também perdemos uma parte do relacionamento que é potencialmente preciosa, poderosa ou enriquecedora. É lamentável; é uma perda.

A mentira não só separa e aliena, mas também impede o outro de escolher como experienciar e agir numa realidade compartilhada. A mentira bloqueia a liberdade do outro para reagir e responder à "realidade" e o coloca num limbo em que só é possível responder ao que "parece" existir no relacionamento.

Se, por exemplo, você estiver procurando outra pessoa por causa de um problema sexual com seu parceiro, o seu parceiro não terá como falar sobre o lado dele do problema, não tem como confrontá-la com seu lado da dificuldade, ou de oferecer ajuda para resolvê-lo. Além disso, seu parceiro não tem como experienciar a raiva, o espanto ou o desapontamento por sua traição, nem pode agir em resposta a esses sentimentos.

As falsidades ou as distorções da verdade mais comuns nos casais estão ligadas ao dinheiro e às relações sexuais com outras pessoas.

Mentiras ou falta de abertura em relação a dinheiro tem a ver com manter o controle ou o poder sobre o outro. Em alguns casamentos tradicionais, os maridos não revelam suas posses financeiras a suas esposas e simplesmente depositam quantias pré-combinadas nas contas delas. Em casamentos mais contemporâneos, a situação não é tão simples, pois muitas mulheres trabalham fora de casa e contribuem financeiramente para a manutenção da casa.

O segredo a respeito de encontros sexuais fora do relacionamento tem características similares. O parceiro que está "atuando" mantém o controle e o poder sobre o outro e não conta a verdade. O parceiro "enganado" não tem oportunidade de responder, de ameaçar, de levar adiante, de chorar e se enraivecer, de abandonar o relacionamento ou de assumir liberdades semelhantes fora do relacionamento. A mentira mantém um *status quo* no relacionamento do casal.

Alguns terapeutas acreditam que o *casal* coopera inconscientemente para convidar uma terceira pessoa (triangulação) – um tipo de "terapeuta sexual" – para ajudá-los a manter a estabilidade de um relacionamento íntimo fraco ou titubeante. Tenho visto evidências disto

260

em alguns casos, nos quais *toda a comunidade* sabe das indiscrições do parceiro, mas, como o marido nunca faz perguntas reveladoras, o caso é reforçado e perpetuado. Marido e mulher vivem alienados numa agonia silenciosa durante anos.

A teoria de sistemas parece afirmar que a pessoa que é "enganada" coopera inconscientemente com o mentiroso, por exemplo, não confrontando o parceiro a respeito de diversos assuntos. As pessoas nem sempre pressionam seus parceiros a respeito de sua renda ou de outras questões financeiras. Mas se a pessoa que é "enganada" simplesmente não for capaz de contextualizar uma situação como sendo enganadora, como ela poderia formular um confronto sem sentir-se "louca" ou "paranóide"? Apesar disto, existe uma expressão: "Se você se sente paranóide, talvez alguém esteja tentando pegá-lo!"[4].

Os casais raramente se confrontam, pois parecem não querer saber. O conhecimento é negado, afastado e reprimido por ser muito doloroso. Quer a verdade oculta se refira a encontros sexuais, dinheiro, ou a outro assunto importante para o casal, o resultado é quase sempre uma perda de proximidade e de intimidade.

Escolhendo Entre a Verdade e a Mentira

Quando você oculta algo importante de alguém que ama, precisa carregar isso sozinho, juntamente com sua culpa e auto-reprovação. Esse ocultamento faz com que você focalize sua atenção em você mesmo e traz uma sensação de peso e de solidão. A mentira ou o ocultamento o mantém isolado. Uma grande tristeza e uma sensação de vazio o envolvem e, como você se afastou da pessoa amada, você não tem ninguém para confortá-lo.

A verdade difícil tem suas próprias conseqüências. Se for compartilhada num relacionamento íntimo, ela pode ser discutida e examinada de todos os pontos de vista. Ela será sustentada por pelo menos duas pessoas. Você passa a ser conhecido de um modo novo pelo outro. Esse novo conhecimento faz com que você pareça mais complexo ou mais difícil aos olhos do outro e, como conseqüência, a outra pessoa pode sentir-se profundamente comovida ou desapontada. O seu parceiro pode ter a possibilidade de lhe mostrar uma outra parte da natureza dele, estimulado por esse novo conhecimento a seu respeito. Uma nova forma nasce no espaço entre vocês dois. Esse trabalho relacional pode ser preenchido por sentimentos ou pensamentos que não existiam anteriormente entre vocês.

A mentira isola. A verdade também pode isolar, dependendo da resposta que for evocada, mas dizer a verdade tem o potencial de unificar, reunir as pessoas, tornar um compartilhar mais profundo. Quando se trata de relacionamentos íntimos, a vida não nos promete resultados simples; ela não nos oferece garantia de sucesso. Não existem fórmulas lineares para aquilo que acontece entre as pessoas. Mas nós precisamos continuar tentando ser as melhores pessoas que pudermos, pois como disse Epíteto: "Mas o que diz Sócrates? – 'Um homem encontra prazer em melhorar sua terra, outro com seus cavalos. O meu prazer se encontra em ver que eu mesmo melhoro a cada dia'"[5].

CONFIANDO NA VERDADE

Começamos os relacionamentos com mentiras ou com "pequenas verdades" ao simplificar aquilo que sabemos sobre nós e sobre o outro. Dizemos coisas como: "Você tem olhos bonitos" ou "Eu sou psicólogo". Essas são mentiras porque não contamos ao outro tudo o que vemos, nem contamos muito sobre aquilo que pensamos ou sentimos.

A confiança aumenta quando temos experiências repetidas de interações bem-sucedidas, quando compartilhamos algo, desenvolvemos um tema e temos uma sensação de satisfação e de resolução no final. À medida que a intimidade aumenta, podemos contar cada vez mais a verdade, mais do que apenas o esqueleto de nossos sentimentos e pensamentos.

A verdade é proveitosa, íntegra e complexa. Se alguém de quem você gosta lhe perguntar: "Você me ama?", você precisará de uma tarde inteira para dizer tudo o que sente. Quando diz a verdade, você tem de se esforçar para articular como se sente e o que pensa. É difícil dizer a verdade porque nem sempre você gosta daquilo que sente, nem sabe aquilo que pensa, até dizê-lo. E você também não sabe como isso será recebido até que seja dito. Dizer a verdade é pintar o quadro inteiro:

> Bem, eu amo sua mente – o modo como você simplifica as coisas importantes. Entretanto, algumas vezes acho difícil quando você fica de "dona da verdade" em relação àquilo que sabe. É a parte "dona da verdade" em você que me afasta. Suponho que isso acontece porque não gosto de meu próprio jeito de ser "dono da verdade".

E eu gosto do modo como você ensina: alto, claro e direto – um aluno se sente seguro com você.

A sua paixão é especial para mim. Algumas vezes você me surpreende com sua praticidade. Você diz: "Eu tenho duas coisas para fazer esta noite: revisar um manuscrito com você e depois fazer amor com você – como seria isso para você?". Você me deixa perplexo e depois me aquece. Você me encanta.

Você tem um jeito de objetivar o sentimento.

Você é graciosa a maior parte do tempo. Na verdade, eu nunca a vi se mover de modo pesado. Você anda e dança de modo gracioso. Você nada de modo gracioso. Só uma vez, quando você estava ensinando numa classe avançada e um aluno fez uma pergunta provocativa, você ficou defensiva e perdeu a sua graça.

Eu amo os seus confrontos e as suas queixas. Eles me mobilizam e me avivam. Mas quando viajo, tenho dificuldade de lidar com suas queixas ao telefone. Não consigo lidar com elas quando não vejo seu rosto e quando minha energia está baixa.

Esta é apenas uma parte do trabalho de contar a verdade a uma pessoa íntima. Mesmo com o maior esforço para contar a verdade, existe alguma "mentira" mínima – deixando de fora coisas que são dolorosas demais para serem ditas em voz alta ou que quebram a boa forma, ou enfatizando o lado forte do amor para um acontecimento especial como um aniversário. A modulação do que e de como algo é comunicado é parte do trabalho de dizer a verdade.

Podemos rejeitar alguém com uma mentira rápida, mas dizer a verdade implica contar a história inteira, buscando as palavras certas que representem nossa verdadeira experiência. É necessário *tempo* para compartilhar a experiência real. É difícil obter intimidade.

Quando algo é revelado e repentinamente nos sentimos conhecidos demais, expostos demais, magoados ou traídos, se não houver um tempo para que o rasgão seja consertado – a abertura no tecido emocional – as mentiras reaparecerão para ajudar a amenizar o contato. Nós nos afastamos ao contar mentiras, ao não dizermos certas coisas simplificando algo, evitando ou mudando de assunto. Temos de prestar atenção tanto a dizer quanto a receber a verdade – isso não pode ser feito apressadamente.

Como podemos receber bem a verdade? Isso depende de quanto estamos enraizados, apoiados em nós mesmos, em nosso próprio centro, e de quão fortes nos sentimos em oposição a estarmos vulneráveis ou de guarda baixa. Sob condições ideais, deixe que a afirmação do outro passe sobre você, sem se apressar e sem responder prematuramente. Deixe que o outro fale totalmente. Permita-se desfrutar daquilo que é bom, nas palavras e nas frases que se encaixam, e deixe que as coisas que não se encaixam, ou que trazem dor, fiquem como estão, sem engoli-las. Deixe-as de lado para pensar em um momento futuro em que você se sinta sóbrio e não envolvido; tente experimentá-las e veja o que acontece. Se, nesse momento, as afirmações ainda não fizerem sentido, você tem duas opções:

1. Fazer perguntas para obter maior esclarecimento.
2. Jogar o material numa lata de lixo psicológica de coisas que parecem "indigestas" e que não valem a pena ser desenvolvidas nem mesmo com um amigo íntimo.

A Verdade como "Veneno"

Sempre suspeitamos da pessoa que começa uma frase com: "Para dizer a verdade...". Esta linha introdutória algumas vezes é uma flecha dirigida para ferir o seu orgulho ou o seu senso de ser uma boa pessoa. Essas "verdades" muitas vezes são usadas para magoar e abusar dos outros.

"Para falar a verdade, eu não me importo com *o que* você vai fazer..."
"Para falar a verdade, eu não me importo muito com você..."
"Para falar a verdade, eu não me importo se você vai ficar ou ir embora..."
"Para falar a verdade, tenho pensado menos em você do que nas notícias de jornal..."
"Para falar a verdade, as pessoas estão dizendo que você sempre se compromete..."

Dizer a verdade pode ser cruel e doloroso quando a intenção é magoar. Esta intenção pode até mesmo não ser consciente. Dizer uma verdade dolorosa numa atmosfera de ternura, cuidado ou arrependimento tem um efeito totalmente diferente da dor que é causada pela intenção de magoar. Não que a verdade dita de forma gentil magoe menos, mas o compartilhar gentil tem mais possibilidades de transformar a mágoa em um conhecimento mais rico, numa tristeza, numa sabedoria sobre o modo como as coisas são *versus* o *congelar*, a proteção, a defesa. Numa situação totalmente íntima, as verdades difíceis podem ser ditas se toda sua complexidade puder ser reconhecida. Não é inevitável que nos fechemos para o outro; podemos ficar mais tristes e mais sábios com isso.

MENTIRA E VERDADE NUM RELACIONAMENTO TERAPÊUTICO

A terapia é um relacionamento íntimo de sentido único. O terapeuta só se deixa conhecer em pequenas doses ao cliente. Isto é feito para manter o cliente livre da interferência de qualquer influência parental. O terapeuta mantém um campo claro (tábula rasa) onde os fenômenos do casal ou da família possam aparecer.

Este não é um princípio formal da psicoterapia. É simplesmente uma questão prática, que garante ao casal ou à família, na terapia, trabalhar em *seus* problemas, em *seus* pontos de impasse. Portanto, dizer a verdade ou mentir pertencem ao casal ou à família. É a verdade do casal ou da família, seu modo de conduzir suas vidas e seu modo de falar um com o outro que irão interessar para a terapia. Portanto, a psicoterapia é uma intimidade de sentido único, pois o terapeuta não pode compartilhar abertamente a busca de sua própria alma ou sua dor pessoal com os clientes.

Então, como contar verdades e mentiras por parte do terapeuta se revela na terapia? As intervenções do terapeuta estão baseadas nos dados brutos, observados no espaço interativo do casal ou da família. Nesse contexto, a "verdade" é tão boa quanto os dados observados. Ao dizer a um casal: "Me parece que você, Josh, fala as coisas e você, Sally, ouve e faz perguntas", um terapeuta está simplesmente relatando ao casal aquilo que viu e ouviu. O terapeuta pode dizer: "Continuem falando, prestem atenção a isto e vejam se é verdadeiro para vocês". Ou ele poderia fazer uma pergunta: "Este padrão acontece em casa ou estou observando algo único nesta situação?". O terapeuta é a câmera. Só a "verdade" é aquilo que está lá.

Nesse contexto, o mentir do terapeuta pode tomar a forma de intervenções que *não* sejam baseadas nos dados fenomenológicos. Se o terapeuta diz: "Vocês dois não sabem o que é um casal", ele pode estar respondendo a algum tipo de incômodo emocional pessoal e não ao que está acontecendo com o casal. Nessa medida, o terapeuta está mentindo. Por outro lado, se ele afirmar: "Vocês têm dificuldade de ouvir um ao outro" e substancia esta afirmação com exemplos concretos, o terapeuta está chegando o mais perto possível da verdade da situação imediata real. Com base no conhecimento de que ouvir bem é uma habilidade necessária para os casais, o terapeuta relata aquilo que está realmente sendo visto e ouvido, e o que o casal pode receber e digerir e tem possibilidade de mudar.

A dramaticidade da primeira afirmação: "Vocês dois não sabem o que é um casal", coloca o casal na defensiva, faz com que o foco deles se dirija à pessoa do terapeuta e mobiliza uma resistência profunda. Mesmo que o terapeuta possa pensar isto numa sessão com um casal jovem e imaturo, é responsabilidade dele selecionar a verdade que possa ser digerida pelo casal, que seja simples e concreta e que implique uma habilidade tangível e útil para melhorar a situação.

Tanto a afirmação dramática quanto a observação mais concreta podem conter verdade, mas a afirmação dramática é muito mais difícil de digerir ou de engolir, mesmo que possa ser comprovada.

O terapeuta escolhe algo pequeno, "envolve-o em chocolate" e o oferece para ser consumido de forma possível para o casal numa experiência de aprendizagem ego-sintônica. Neste sentido, o conhecimento tático do terapeuta, sua *awareness* da dose adequada, e um senso geral de fazer afirmações de boa forma podem ser considerados *manipulações*. Manipulamos todas as vezes que dizemos algo bem e temos um impacto quando geramos entusiasmo para mudança. Esse é o nosso trabalho, não é um palavrão.

A *manipulação* se transforma num palavrão quando atravessamos a resistência do cliente, quando não nos dirigimos diretamente à sua *awareness* e produzimos resultados comportamentais que, apesar de convenientes, não tiveram a participação ativa dele. Esta, então, pode ser uma forma de enganar, uma forma de mentir – até mesmo um tipo de traição – no sentido de que o terapeuta não honra os desejos e a experiência do cliente.

E com relação à mentira de um cliente individual dentro do casal ou de um subsistema individual da família? Como é entendido este fenômeno? Qual é o papel do terapeuta nesta questão de comportamento enganoso com casais e com famílias? O terapeuta não obriga ninguém a assinar contratos de que dirá a verdade. Não há um juramento de dizer a verdade ou cometer perjúrio. O papel do terapeuta também não é determinar o que está distorcido ou em que existe mentira e corrigir isto revelando "como as coisas realmente são". O papel do terapeuta é ajudar o casal ou a família a conversar bem juntos e a criar um *processo* no qual os indivíduos não cheguem a um impasse em suas comunicações e assim aprendam a superar os obstáculos.

Experiências bem-sucedidas repetidas de conversar e de trabalhar os problemas reforçam a confiança. Quando se é bem-sucedido ao contar a verdade, por vezes repetidas, o casal e a família ficam progressivamente preparados para revelações mais difíceis e dolorosas de verdades até então ocultas. Assim, a tarefa do terapeuta é construir um processo forte e suave dentro do qual os sentimentos e pensamentos possam ser compartilhados com segurança, sem um medo excessivo de resultados catastróficos.

Precisamos nos lembrar de que não dizer a verdade é um contrapeso efetivo num sistema autocrático em que o poder é usado incorretamente ou em que se abusa dele. Os filhos irão mentir aos pais que não dizem a verdade, que os punem se disserem a verdade "errada" – uma verdade que eles não desejam ouvir, uma verdade que ameace seus valores, imagens e percepções narcísicas. Algumas mulheres mentem para sobreviver ao espancamento. Alguns maridos mentem porque não podem confiar nas intenções ou nas motivações de suas mulheres.

O terapeuta vive em apuros com pequenas mentiras, com grandes mentiras, com distorções, com verdades comuns e ameaçadoras. Essas questões estão presentes o tempo todo na prática clínica cotidiana. Nós recebemos o sistema-cliente do modo como ele existe e, na maior parte do tempo, não permitimos julgamentos. Não fazemos propaganda de nós mesmos como padres ou rabinos, mas como pessoas que resolvem problemas. Supomos que existam razões para que as pessoas mintam e não supomos que dizer a verdade é categoricamente bom nos relacionamentos que não são íntimos. Damos suporte ao bom processo; não *àquilo* que deveria ser confessado ou revelado.

O terapeuta tem a recompensa de ajudar a alcançar e de compartilhar resoluções profundamente satisfatórias com casais e famílias. O preço que o terapeuta paga é que ele pode carregar sozinho a diversidade de histórias difíceis, de verdades e mentiras que não podem ser compartilhadas no processo da terapia. O *sharing* precisa acontecer dentro das fronteiras do casal ou da família. As histórias não pertencem ao terapeuta e não lhe cabe revelá-las de fora dessas fronteiras.

Cuidado com a pessoa que "diz a verdade" sem compromisso. Ela é estúpida, ingênua ou impiedosamente cruel. A "verdade" é usada de todas as maneiras, para diversos propósitos, e com diversas motivações. A verdade pode ferir e não apenas curar.

Como Contar a Verdade

A troca de informações acontece entre duas ou mais pessoas. Primeiro, você precisa perguntar a si mesmo: quais são os meus motivos para dizer aquilo que preciso dizer? O que eu estou querendo ao dizer isto? Antes de qualquer coisa, você precisa olhar para o outro e perguntar a si mesmo: "Esta pessoa tem auto-suporte suficiente para receber minha verdade?". Em termos de seu relacionamento, pode ser que você deseje perguntar a si mesmo: "Como isso irá afetar nosso relacionamento?". Além de si mesmo, você deseja levar em conta a outra pessoa e o seu relacionamento – a "terceira entidade" que os torna uma dupla. Aqui estão alguns pontos básicos de como dizer a verdade:

- De modo gentil e suave, prestando atenção à vulnerabilidade do outro.
- Sem nenhum traço de petulância ou de julgamento.
- Quando o outro está centrado e não no meio de outras coisas.
- Num clima de contato, num momento em que se está bem conectado ao outro.
- Com compaixão (do modo que você gostaria que ela lhe fosse dita).
- Com clareza a respeito de seus verdadeiros motivos e sobre *o que a verdade é* para você naquele momento.

A verdade é o "ar" respirado pelo relacionamento, mantendo-o vivo e vibrante. À medida que sua quantidade e qualidade forem afetadas, o mesmo acontecerá com a saúde do sistema do casal ou da família. É também importante lembrar que não existe uma única verdade; existe apenas a "minha verdade" e a "sua verdade", que se transformam na "nossa verdade" por meio do diálogo aberto, de paciência, e de compreensão.

Conclusão

Incluí este capítulo sobre verdade e mentira em sistemas íntimos dada a miríade de acontecimentos e de mudanças impostas sobre o sistema no decorrer da vida, que fazem com que nossas verdades pessoais freqüentemente fiquem aprisionadas no domínio "das *awareness* intoleráveis e de ações difíceis demais" descritas no Capítulo 6. Isto é especialmente evidente quando um sistema sofre a morte de um de seus membros. Um fato tão traumático evoca algumas das "verdades" mais dolorosamente inexprimíveis da condição humana – angústia, medo, perda, culpa, raiva e luto. Esses acontecimentos têm enormes efeitos sobre os casais e as famílias e, por isso, o trabalho com essas experiências na terapia de casal ou de família pode levar a algumas das mais profundas verdades pessoais e interpessoais de nossa existência.

NOTAS DO CAPÍTULO 10

1. Para um exame filosófico da mentira e da verdade, conforme relacionada a questões existenciais como "má-fé" ou "autenticidade", veja J.-P. Sartre (1957). *Being and nothingness: an essay on phenomenological ontology*. (H. E. Barnes, trad.) Nova York, Philosophical Library. Ao distinguir entre "má-fé" e o simples mentir, Sartre afirma:

    Devemos reconhecer que a má-fé é uma mentira para si mesmo, desde que possamos distinguir a mentira para si mesmo da mentira em geral. Mentir é uma atitude negativa; todos nós concordamos com isto. Mas esta negação não afeta a consciência em si mesma; ela visa apenas ao transcendente. A essência da mentira implica o fato de que o mentiroso de fato possui totalmente a verdade que está ocultando. Um homem não mente sobre aquilo que ele ignora; ele não mente quando espalha um erro pelo qual ele mesmo foi enganado; ele não mente quando está equivocado. A descrição ideal do mentiroso seria uma consciência cínica, afirmando a verdade dentro de si, negando-a com suas palavras, e negando essa negação como tal [p. 48]...

    A situação não pode ser a mesma para a má-fé se, como já dissemos, esta for uma mentira para si mesmo. Certamente, aquele que pratica a má-fé está ocultando uma verdade desagradável ou apresentando uma inverdade agradável. A má-fé, então, aparenta ter a estrutura da falsidade. Mas o que muda tudo é o fato de que na má-fé eu escondo a verdade de mim mesmo. Portanto, a dualidade de quem engana e de quem é enganado não existe aqui [p. 49].

    Veja também S. Bok (1989). *Lying: Moral choice in public and private office*. Nova York, Vintage Books; M. Heidegger (1977). "On the essence of truth", em *Basic Writings*. Nova York, HarperCollins; J.-P. Sartre (1992). *Truth and existence*. Chicago, University of Chicago Press.

2. Além de ser uma história terrivelmente traumática, maravilhosamente embaraçosa e muito divertida (tantos anos depois!), ela também se relaciona fortemente à experiência de ser objetificado e envergonhado pelo "Olhar" do Outro, conforme explorado por Sartre em seu famoso exem-

plo de ser "pego-espiando-pelo-buraco-da-fechadura". Veja J.-P. Sartre (1957). *Being and nothingness: Na essay on phenomenological ontology.* (H. E. Barnes, trad.) Nova York, Philosophical Library.

3. Um livro inteiro poderia ser dedicado a responder apenas esta questão: "O que acontece quando alguém mente para uma pessoa íntima?". Embora existam profundas conseqüências filosóficas, psicológicas e espirituais deste comportamento demasiadamente humano – que para fazer justiça seriam abordadas no alcance do trabalho atual –, os meus pensamentos se voltam para as idéias de enganar não apenas o Outro, mas também a si mesmo; às conseqüências de separação e alienação; ou, de acordo com Buber, à *autocontradição*. Veja M. Buber (1958). *I and thou.* (R. G. Smith, trad.) Nova York, Charles Scribner's Sons. O trecho a seguir foi extraído do livro de Buber, *I and thou:*

   O que é autocontradição!

   Se um homem não representa o *a priori* da relação em sua vida com o mundo, se ele não elabora e percebe o recém-nascido *Tu* naquilo que encontra, então isso o atinge internamente. Ele se desenvolve sobre o objeto não-natural e impossível do *Eu*, isto é, ele se desenvolve onde não existe nenhum lugar para seu desenvolvimento. Portanto, o confronto do que está contra ele acontece dentro dele mesmo, e isso não pode ser um relacionamento, presença ou interação fluente, mas apenas autocontradição. O homem pode buscar explicá-lo como uma relação, talvez como uma relação religiosa para se afastar do horror do sósia interior; mas ele está fadado a descobrir repetidamente o engano dessa explicação. Esta é a margem da vida, o vôo da vida não-realizada para a aparência sem sentido da plenitude, e sua busca incerta num labirinto onde perde-se cada vez mais profundamente [pp. 69-70, grifo original].

   E, para um breve exame do ser falso consigo mesmo, veja W. F. Fischer (1985). "Self-deception: an empirical-phenomenological inquiry into its essential meanings", *in*: A. Giorgi (ed.). *Phenomenology and psychological research.* Pittsburgh, PA, Duquesne University Press.

4. Autor desconhecido, embora provavelmente possamos supor que o dito foi cunhado por alguém com tendências paranóides: o autor certamente sabia o que estava dizendo.

5. Epíteto (1937). "The golden sayings of Epictetus" (trad. H. Crossley), *in*: C. W. Eliot (ed.). *The Harvard classics.* Nova York, Collier.

1 1 PERDA, LUTO E USO DO RITUAL

*Lamentamos aquilo que perdemos, mas precisamos
celebrar aquilo que tivemos.*

C. J. WELLS

"Nem quero pensar sobre isso – que meu pai está morto – que o corpo dele está frio – que o espírito dele se foi para sempre. Uma parte de mim sente-se entorpecida, sem pensamentos, em outro lugar, ignorante, descrente."

Esses eram os meus pensamentos a caminho do funeral de meu pai.

Como diria Judith Viorst, a vida é cheia de *perdas necessárias* – nascimento, ir para a escola, doença, separação, morte[1]. A morte tem muitas faces, mas sua expressão imutável é sempre de perda: do trabalho, do orgulho, do amor, da estima, da segurança, da terra natal. É dilacerante e remota.

Essas experiências de perda acontecem dentro das estruturas básicas de nossa sociedade – com casais, amizades, famílias e equipes de trabalho. O espírito humano é nutrido nos relacionamentos e sofre suas perdas e dores também por intermédio deles.

A perda e o luto são parte do drama humano total. Cada perda, grande ou pequena, está incluída na tessitura de nossos relacionamentos, de nossos apegos e de nossas evasões. O modo de colorirmos nosso mundo é fabricado por cada perda. A perda não segue regras nem lógica. As pessoas partem de repente ou morrem inesperadamente. Elas ficam doentes e perdem o amor pela vida. Ficam decepcionadas com aqueles por quem tinham imensa admiração, afastam-se umas das outras por causa da ambição, do rancor, da vergonha ou simplesmente para evitar sofrimento.

Isso também acontece com as famílias. A energia que mantém a família unida e a mantém viva é a mesma força desencadeada quando surgem os conflitos, quando os sentimentos investidos são tratados sem sensibilidade, quando se experiencia a rejeição, e quando acontece a perda. A perda não provoca apenas dor e tristeza; ela também pode ser acompanhada por sentimentos de alívio, ira, vingança e culpa.

Em uma família, dois irmãos são colocados como rivais pelo amor de seus pais. A família é sedutora e encantadora no mundo exterior, mas não expressa o necessário amor e a apreciação uns pelos outros. Assim, os meninos seguem caminhos separados para provar a si mesmos. Um se rebela e se transforma num pequeno ladrão, vendedor e ocasional traficante de cocaína. Ele é durão, corajoso, e faz alarde de seus atos. O outro irmão decide provar que é bom mostrando à mãe que pode se sair melhor que seu pai. Ele sacrifica sua juventude abrindo seu caminho nos estudos. Atinge proeminência em seu campo e envia seus trabalhos publicados para seus pais.

Os irmãos ficam cada vez mais distantes. Os dois têm a esperança de poderem ficar amigos quando a mãe e o pai morrerem, mas, no final, o sistema prevalece. Os pais deixam um testamento em que o "bom" filho recebe tudo e o "ruim" não herda nem um centavo. O vitorioso dá um pagamento de consolação ao perdedor, mas a vitória resultante e a sensação de traição são tão grandes que a separação dos irmãos fica garantida. Os dois homens se afastam para sempre, pois ver o rosto um do outro é renovar a dor, a raiva e a fome de toda uma vida.

É deste modo que as perdas são entremeadas no tecido de uma família específica. A intensidade dos amores antigos e dos velhos anseios vem a ser igualada pelas sombras da amargura e do ódio.

Viver plenamente exige investimento no trabalho, no contato com os outros, em relacionamentos amorosos e íntimos. Isso significa que investimos energia e afirmação nessas atividades e nessas pessoas. Nós as internalizamos – isto é, nós trazemos a atividade ou a pessoa para dentro de nosso ser. Nos relacionamentos amorosos, trazemos a pessoa amada para dentro de nossas almas, nossos corações, e quando somos rejeitados ou traídos, ou quando elas morrem, nossos corações ficam "quebrados".

Quando experienciamos a morte de alguém amado, essa pessoa é arrancada de nossos corações. O acontecimento é desorientador.

Eleanor, casada há trinta anos, descreve desta forma sua experiência quando o marido morreu repentinamente: "Nada parecia estar conectado. Passei para o 'piloto automático' – como meu filho fala – fazendo o que o hábito ditava a partir da experiência, sem pensamento nem concentração porque toda a percepção consciente estava em algum outro lugar – na memória e numa verdadeira náusea, que é a resposta física".

Um homem cuja esposa morreu de câncer escreveu isso sobre sua experiência:

> Márcia era minha afirmação de vida. Eu queria viver, aproveitar minha vida e os processos que dão vida. Eu queria me expandir para o mundo. Eu comia e bebia com prazer; acolhia as "partes boas" da vida... Quando Márcia morreu, eu não tive nada em que me ancorar, nada para me lembrar de que sou querido no mundo, ninguém para me tocar e me lembrar que existo, que tenho uma história; ninguém para cheirar minha pele e fazer amor comigo... ninguém com quem conversar sobre os acontecimentos comuns da vida cotidiana. Sem ter a imagem concreta dela à minha frente, tentei evocá-la em minha imaginação, mas as imagens internas só duravam alguns segundos. Fiquei ausente e quieto. Senti como se a afirmação de vida que tinha dado a ela tivesse sido enterrada profundamente com ela, no solo negro e úmido do outono... Era fácil chorar quando chovia. Eu chorava até dormir, segurando meus joelhos dobrados de encontro a meu peito. Eu me sentia como uma criancinha abandonada na floresta. Eu não conseguia olhar ou provar a comida. Eu acordava às quatro da manhã, me sentindo totalmente alerta e pronto para começar o dia. Mas para fazer o quê? No início, eu simplesmente queria estar sozinho, mas à medida que as semanas foram passando, comecei a falar com meus amigos a respeito da dor de minha perda.

OFERECENDO APOIO POR MEIO DE TESTEMUNHO E DOS RITUAIS

É tentador negar a insuportável dor da perda quando nos defrontamos com ela, ou quando ficamos perdidos na escuridão e no desespero da dor. Queremos ver a dor, mas também queremos fugir dela. A pessoa que está morrendo oscila entre esses dois processos. Também existe raiva, mágoa, arrependimento, culpa. O que um terapeuta faz? A afirmação e o apoio muitas vezes vem de simplesmente se *estar presente* como ser humano – testemunhando plenamente os acontecimentos, sentindo e demonstrando compaixão, mas mantendo os próprios limites.

Eleanor, que sentiu impulsos suicidas depois da morte do marido, disse o seguinte a sua terapeuta Sonia Nevis: "A luta não se realizou sozinha. Anteriormente, Sonia tinha me dito a mais importante de todas as mensagens: 'Sim, você quer morrer, mas espere alguns anos antes de decidir!'. Ela não ficou assustada comigo, pelo contrário, ela pesou a minha luta e brincou com a resposta final... Havia uma qualidade ritualística no tempo que eu passava com ela – tempo inviolável, não terapia – só um tempo de ser. Não havia nenhum substituto, nenhum, para um lugar seguro em que as lágrimas e a raiva não eram 'loucas' e o pensamento obsessivo podia ser externalizado".

Ser testemunha de alguém, neste contexto, significa:

- Permanecer com o processo da pessoa e ouvir.
- Não pressionar por resultados.
- Mostrar respeito pelo que estiver presente.
- Ver a utilidade e mesmo a beleza do modo de os outros expressarem seu luto e senso de perda.
- Permitir-se ser um terreno firme no qual o outro possa estar.
- A presença do terapeuta e seu testemunho permitem que a família veja seu próprio processo, em vez de fugir de si mesmos; que tenham *awareness* da dor e da sensação de desamparo.

Os Harrisons: Enfrentando o Luto

A família Harrison veio para sua primeira sessão de terapia em meio a uma crise, antecipando uma perda avassaladora. Eles se arrastaram para o consultório. Max, o filho mais velho, era magro e sombrio, enquanto seu irmão Frank, o filho do meio, era musculoso e vigoroso. Os dois pareciam inconsoláveis. Atrás deles estavam seus pais, um casal de meia-idade, com aparência jovem, com a filha: uma garota de olhos brilhantes chamada Bella. Max tinha 18 anos, Frank 16, e Bella tinha acabado de fazer dez anos. Alger, o pai, tinha 45 anos, e Ellen, a mãe, 42.

Assim que a família se acomodou e começou a falar, surgiu o seguinte: havia alguns meses, Max tinha recebido o diagnóstico de leucemia. Sua expectativa de vida era de aproximadamente três anos. Os pais reclamavam que Max não estava tomando seu remédio e se sentiam impotentes. Os dois filhos mais novos concordavam, acenando com a cabeça, enquanto os pais falavam. Max se mantinha impassível.

O terapeuta falou com a família por alguns minutos, e depois orientou-os a respeito de como a sessão seria conduzida. Pediu que conversassem entre si de modo que o terapeuta pudesse conhecê-los melhor.

A família conversou ativamente. O tema central era a queixa a respeito de Max estar deixando as coisas mais difíceis para todos porque se recusava a tomar seus remédios. Enquanto todos reclamavam, Max nada dizia.

TERAPEUTA: *Eu gostaria de interrompê-los para dizer aquilo que estou vendo. Todos vocês estão insistindo repetidamente para que Max tome seu remédio, preocupando-se muito. E você, Max, simplesmente fica na sua posição e não toma o remédio. Eu os vejo fazendo isso com insistência. Vocês sabiam disso?*

ELLEN: *Bem, é claro que sei que fazemos isso. Nós só queremos que ele se cuide!*

ALGER: *Eu não tinha percebido que fazíamos tanto isso, mas seria bom se ele se cuidasse melhor.*

BELLA: *Mas o médico diz que ele deveria tomar o remédio.*

FRANK: *Temos medo que ele piore.* (Ele faz uma pausa, olha para as mãos em silêncio, e depois volta a falar, num tom de voz um pouco mais suave.) *Mas uma pessoa deve poder fazer aquilo que deseja.* (Ele olha para a mãe como se estivesse verificando se ela poderia suavizar sua posição.)

MAX: *É isso! Quero ficar sozinho!* (Ele se volta para o terapeuta.) *É, você está certo. É exatamente isso o que eles fazem! Eles me importunam e eu sei disso!*

TERAPEUTA: *Fico contente por vocês saberem como estão lidando com isso, e, principalmente, vejo que estão satisfeitos com o modo que estão lidando com a situação. Talvez você seja a exceção, Frank.* (Os membros da família acenam que sim à medida que o olhar do terapeuta passa pelo grupo.)

A família continuou sua discussão pelo resto da hora. Basicamente, Max estava sendo pressionado por todos, exceto Frank, a cumprir as ordens do médico. Num momento, Bella chorou em silêncio e seu pai acariciou seu cabelo enquanto os outros falavam. Antes do fim da sessão, o terapeuta falou novamente:

TERAPEUTA: *Todos vocês encontraram um jeito de responder a esta crise que, de algum modo, se adequa a cada um de vocês. O que eu gos-*

taria de sugerir é que vocês prestassem atenção ao modo como continuam se sentindo em relação a Max. Se ficarem insatisfeitos, liguem para mim e poderemos marcar outra sessão.

A sessão terminou.

Aproximadamente um ano depois, Alger ligou para marcar uma consulta. Pelo telefone, ele disse: "Acho que não estamos mais lidando satisfatoriamente com a doença de Max". Já na sala de espera eles pareciam diferentes do ano anterior. Estavam mais quietos. Max estava visivelmente doente, abatido e desanimado.

TERAPEUTA: *Para começar, quero ouvi-los.*
ALGER: *As coisas estão diferentes agora. Acho que você sabia que elas mudariam.*
TERAPEUTA: *Sim, eu sabia.*
ELLEN: (parecendo muito triste) *Tem sido um ano difícil.*
FRANK: *Na verdade, não há muito a dizer.*
TERAPEUTA: *Reconheço. Obrigado por me contar.*
MAX: *Sabe, está sendo difícil para eles.*
TERAPEUTA: *E eu acho que isso faz com que fique difícil para você, Max.*

Bella sentou-se silenciosamente, parecendo partilhar da depressão de sua mãe.

TERAPEUTA: *Bella, se você não quiser, não precisa dizer nada. Vou explicar o que vamos fazer: conversem uns com os outros a respeito de algo importante para vocês e, novamente, eu os observarei. Direi quando vir algo que seja útil para vocês. Por favor, peçam ajuda se sentirem que precisam ou se ficarem empacados de algum modo. Tudo bem?*

Mais uma vez, o terapeuta se apóia fortemente naquilo que está sendo realmente experienciado na família. Há muitas possibilidades e elas podem emergir na sessão. A ênfase pode se voltar para qualquer assunto: o sistema pode, por exemplo, querer explorar como eles experienciam sua perda; como dão forma a seu pesar; ou como podem desejar mobilizar energia para articular frustração, raiva, temor, conflito ou dor. A ênfase e a direção se tornarão aparentes depois de um exame fenomenológico do processo do sistema. O terapeuta pode depois organizar um tema comum, não a partir de sua própria sentimentalidade ou

276

de seu pesar (que estão presentes, pois ele é humano), mas a partir do material trocado pelos membros da família. O tema articulado dá significado à existência deles, um significado que eles podem experienciar como uma forma bem-vinda de suporte. Mais tarde, os temas podem assumir outra conotação e ser convertidos em experimentos que tenham o potencial para se transformar num ritual.

Os Harrisons, um a um, acenam que sim e começam a conversar. O terapeuta os observa por aproximadamente quinze minutos. Como a energia deles se mantém baixa, é difícil separar o que é importante do que não é.

TERAPEUTA: *Quero que vocês saibam que, enquanto estou sentado aqui, estou me sentindo triste e abatido.*
ALGER: *É claro que você está, mas eu tenho dificuldade em dizer a palavra* triste.
ELLEN: (com alguma raiva) *Nós não vamos desistir! Lembrem-se de que existe aquela terapia que estamos indo procurar em Minnesota.*
MAX: *É isso que eu estou dizendo, doutor. É isso que torna as coisas difíceis para mim. Eu tenho leucemia – desista!*
FRANK: (suavemente) *Mãe, é isso que estamos tentando lhe dizer. Já é hora de desistir.*
(Alger começa a chorar e Bella também. Ele se move e a abraça.)
BELLA: *Eu também quero chorar.*
ELLEN: *Não há nada a fazer a não ser chorar, há?*

É outono. Lá fora, a chuva cai levemente do céu cinzento, e, aqui, há quietude na sala.

MAX: (tranqüilamente) *Prefiro que você chore, mãe, em vez de ficar brava comigo.*

Como se tudo já estivesse combinado, todos se aproximaram. O terapeuta sentou-se em silêncio com a família, até o final da hora, e a sessão terminou deste modo.

Um ano depois, Ellen ligou para dizer que Max tinha morrido havia seis meses. Ela disse não ter certeza do que exatamente estavam precisando, mas sabia que precisavam de algo. Foi marcada uma sessão para a semana seguinte.

Depois do telefonema, o terapeuta sentiu-se profundamente triste. Uma vida jovem terminara. Uma família com um buraco dentro de si.

Sem se dar conta, ele andou até o aparelho de som e pegou o "réquiem" de Fauré. A música fluiu com sua beleza comovente. Enquanto ouvia a música, ele pensou: "Talvez eu possa tocar parte desta música ou de outra para dar suporte à família. Mas, é claro, nem sei do que precisam... Eu é que preciso disto agora. Isto é para mim".

Na semana seguinte, a família Harrison entrou na sala, e cada pessoa estava perdida em seus pensamentos.

TERAPEUTA: *Tenho pensado em vocês desde que soube da morte de Max. Vocês podem me dizer como vão indo?*
ELLEN: (um pouco irritadiça) *Todos querem saber como estou. O que devo dizer? Por que você perguntou isso?*
TERAPEUTA: *Porque quero falar com você e não tenho nada melhor para perguntar.*
(Ellen acena com a cabeça, demonstrando ter entendido.)
ALGER: *Acho que estamos bem. O que posso dizer? Não temos conversado muito. Eu fiquei tão feliz por Ellen ter ligado para você! Eu estava assustado demais para sugerir isso, pensando que Ellen não fosse gostar.*
TERAPEUTA: *Obrigado por me dizer isto.*
FRANK: *Sim, nós não podemos conversar sobre Max. Eu nem gosto mais de ficar em casa. A casa parece um velório.*
TERAPEUTA: *Obrigado por me contar isto, Frank.*
BELLA: *Eu queria que tudo pudesse ser como era.*
TERAPEUTA: *Eu posso sentir como você deseja isto, Bella.* (para todos) *Agora eu gostaria que vocês se voltassem uns para os outros e conversassem sobre as coisas que acabaram de me contar. Deixem que eu os observe e os ouça, e eu lhes direi assim que vir algo emergir que possa ser útil. Lembrem-se de me pedir ajuda se estiverem num impasse. Agora eu simplesmente vou me afastar um pouco e ver se posso observar o modo como vocês não estão indo tão bem.*

A família conversa por uns quinze minutos, com pouca energia, mudando de assunto com freqüência.

TERAPEUTA: *Deixem que eu os interrompa e lhes diga o que vejo. Vejo como uma ajuda poderia ser útil. Parece que está bem difícil dizer qualquer coisa, e que ninguém está ajudando mais ninguém a dizer as coisas de forma mais plena. Parece que cada um está agindo por conta própria.*

ALGER: *Sim, é exatamente assim que me sinto – totalmente sozinho. Eu não tinha percebido até agora que também estou deixando todos os outros sozinhos. Não costumava ser assim.*

ELLEN: *As coisas nunca mais serão as mesmas.*

ALGER: (voltando-se para Ellen) *É verdade, mas não quero mais estar sozinho, e não quero deixá-la sozinha.*

ELLEN: *Eu não sei como estar com você depois disso...*

ALGER: *"Isso" é que nosso filho morreu e eu não quero mais chorar sozinho.*

(Ellen olha em silêncio para seu marido, seu rosto parece endurecido e cansado.)

FRANK: *Eu quero poder falar sobre Max.*

BELLA: *Eu sinto saudades de Max.*

TERAPEUTA: *Estou percebendo como é difícil para todos vocês falarem uns com os outros e tocar uns aos outros porque isso faz com que vocês sintam ainda mais sua tristeza. Mas a verdade é que vocês estão muito tristes – cheios de lágrimas. Às vezes é bom ter um momento específico e uma forma de estarem tristes juntos, de modo a não se sentirem tristes o tempo todo. Isso faz sentido?* (Todos acenam que sim.) *Alguém tem alguma idéia?* (A família fica silenciosa.) *Vocês querem que eu lhes dê algumas idéias?*

BELLA: *Sim, diga algo.*

TERAPEUTA: *Bem, uma idéia que tenho é no aniversário de Max.*

BELLA: *O aniversário dele é na próxima semana!*

TERAPEUTA: *Obrigado, Bella. O aniversário de Max pode ser um bom momento para vocês ficarem tristes juntos. Todos poderiam dizer exatamente como sentem falta dele e o que gostariam de lhe dar como presente de aniversário se ele estivesse aqui. O que vocês acham?*

FRANK: *Eu gosto disso.*

(Os outros também parecem interessados.)

TERAPEUTA: *Vamos fazer isso agora, como se o aniversário dele fosse hoje. Vocês gostariam de tentar?*

(Há uma longa pausa. Depois eles movem suas cadeiras e olham em volta, mas não um para o outro nem para o terapeuta. E então o silêncio é quebrado...)

FRANK: *Eu quero tentar. "Feliz aniversário, Max!" É o seu aniversário, você sabe disso, não é? Você agora tem vinte anos. E eu sei quanto você gostava de basquete, e assim eu lhe trouxe um bola profissional. Eu posso imaginar o seu rosto sorridente e como você gosta de pular alto no ar para enterrar essa bola. Feliz a-a-a-...* (Ele não consegue pronun-

ciar a palavra.) *Sinto saudades. Até sinto saudades de você me empurrando a torto e a direito quando os seus amigos chegavam e vocês ficavam juntos.*
ELLEN: (com lágrimas nos·olhos) *Isso foi bonito, querido.*

Todos na sala estão chorando ou com os olhos marejados de lágrimas.

BELLA: (a voz dela ainda é de criança, doce e inocente) *Adivinha o que eu trouxe para seu aniversário, grande Max. Você realmente gostava de Jenny, da Rua Berkshire. Ela virá assistir TV conosco como ela fez no ano passado, lembra?*
ELLEN: *Pobre Max, você nunca irá se apaixonar realmente, e nunca conseguirá ir para a faculdade ou para a Europa. E você nunca irá zombar, abraçar ou brigar com seu irmão e sua irmã. O que posso lhe dar agora, meu pobre querido? Suponho poder prometer-lhe que sua doce alma ainda esteja vivendo dentro de mim, dentro de todos nós. Eu ainda me lembro de como eu o carreguei em minha barriga e como você era animado dentro de mim... como se fosse ontem. Eu espero que neste aniversário a sua alma esteja em paz...* (Alger senta-se perto de sua esposa, segurando fortemente suas mãos.)

Segue-se outro silêncio, mas a energia na sala está diferente. A indiferença e a dispersão se transformaram numa sentimentalidade focada e mantida suavemente, com um pouco de alegria. É como se Max estivesse sentado no meio da sala e houvesse reunido todos.

ALGER: *Eu estou lhe dando os esquis que você queria, e agora podemos esquiar juntos. Feliz aniversário, filho. Que o seu espírito possa voltar para nós em cada aniversário, para que possamos lembrar de você todos os anos e amá-lo mais ainda. E entre os aniversários poderemos deixá-lo ir em paz... sim, deixá-lo em paz.* (Ele tira os olhos do espírito imaginário no meio da sala e olha para o terapeuta, com os olhos suaves e úmidos.) *É isso o que você tinha em mente para que nós fizéssemos?*
TERAPEUTA: *Sim, exatamente isso. Foi maravilhoso! Sugiro que vocês façam isso de novo na próxima semana, no dia do aniversário de Max. Acho que vocês gostarão de estar tristes juntos como estiveram aqui, hoje.*
(Segue-se um longo silêncio e depois o terapeuta continua.)
TERAPEUTA: *Quando vocês se afastaram de Max, por causa da confusão e do senso de vazio, vocês também se afastaram uns dos outros.*

Vocês não perderam só Max, perderam uns aos outros, e o conforto e o calor que haviam criado como uma família.

ALGER: *Sim, Max vive em todos nós, e ele desejaria que fôssemos uma família de novo, não apenas celebrando o aniversário dele, mas comemorando uns com os outros.*

TERAPEUTA: *Exatamente. Que sentimentos poderiam ser compartilhados se vocês se voltarem uns para os outros agora e simplesmente se olharem nos olhos? Por favor, tentem olhar uns para os outros.*

BELLA: *Mamãe, papai, Frank, eu amo vocês.*

(Como se tivessem ensaiado, eles respondem com "eu amo você" para Bella e depois choram juntos suavemente.)

ALGER: (olhando afetuosamente para Ellen) *Eu senti sua falta, Ellen...*

ELLEN: *E eu senti sua falta, e a de Frank e a de Bella também.* (Ela estende seus braços abertos para Bella, que a abraça.)

ALGER: (ficando em pé e se aproximando de Frank) *Eu o negligenciei por muito tempo. Tenho estado muito preocupado e retraído, filho.*

FRANK: (abraçando seu pai) *Tudo bem, pai, eu também tenho estado mal.*

A família continua a conversar, compartilhando sentimentos e chorando intermitentemente. O terapeuta está sentado sozinho. Ele percebe que ao ajudá-los a expressar luto ele os ajudou a revitalizar a unidade familiar. Ele está silenciosamente satisfeito. Ele se lembra interiormente das perdas – e dos ganhos – que teve em sua própria vida.

CONCLUSÃO

Há muitas formas de trabalhar com um casal ou com uma família que estejam passando por luto e perda. As sessões com a família Harrison são apenas um exemplo do poder da presença do terapeuta com a família e como testemunha da luta da família para lidar com a dor compartilhada. Como em todos os trabalhos de Gestalt-terapia com casais e famílias, a base são os dados fenomenológicos apresentados pelo casal ou pela família como um sistema. A presença do terapeuta pode assumir diversas formas quando se trabalha com a perda e o luto.

Você pode se juntar à família no processo de luto ou pode ficar com a inexperiência deles, não sabendo como lamentar e procurar com *eles* a melhor forma de se expressar. É importante não ter um modelo prévio para o trabalho de luto, mas ajudar a família a encontrar um que lhes sirva.

Algumas vezes, você pode precisar reanimar a família para promover a coesão, a união, e combater o impulso de fugir.

Você pode ajudar a família a recriar-se de uma nova forma e pode ajudá-la a prestar atenção ao processo de luto em vez de apressar uma finalização prematura.

Finalmente, você pode auxiliar a família a criar um ritual ou rituais que sustentem suas repetidas necessidades de lamentar o luto e recordar. Esses rituais, encontrados na maioria das culturas desde tempos antigos, ajudam a família a não ficar paralisada na escuridão perpétua de sua perda, e fazem com que lhes seja mais fácil retornar à rotina normal do dia-a-dia.

Os rituais religiosos que dão à família oportunidade de processar a morte de um ente querido são acontecimentos poderosos tanto para a família quanto para a comunidade mais ampla. Deste modo, a comunidade tem oportunidade de dar-lhes suporte durante seu período de tristeza. A família é ajudada pelos amigos e parentes que comparecem às cerimônias fúnebres, enviam cartas de pêsames e, em alguns casos, trazem comida e fazem companhia durante o período formal de luto.

O trabalho que fazemos na terapia não tem um ritual fixo, mas permite que a família e o terapeuta criem um ritual que seja adequado para cada situação específica. Nosso trabalho leva em consideração as necessidades individuais, os temperamentos, e o conjunto particular de resistências ao contato em relação a uma perda prevista ou ocorrida. O momento da família também é considerado. Como vimos, os Harrisons precisaram lutar com a crise por si mesmos antes de ficarem receptivos a uma segunda intervenção por parte do terapeuta.

O ritual criado pelos Harrisons os uniu, tornou-os mais coesos como família, e continuou a consolá-los durante anos. À medida que cada membro da família oferecia um "presente de aniversário" a Max, cada um deles tocava aquela essência, aquele aspecto poderoso e doce de sua conexão especial com Max. Cada um deles agia ou falava segundo seu próprio relacionamento com Max.

Não existe um processo certo ou errado para o luto. Os estudiosos reconhecem alguns aspectos do luto como negação, aceitação, raiva e tristeza, mas estes são apenas conceitos flutuando no "caldo" das experiências reais de determinada família[2]. Eles podem ou não acontecer segundo uma ordem determinada. Quando acrescentamos os fatores adicionais da seqüência específica para o desenvolvimento de uma família, e as idades dos pais e filhos, esses conceitos podem ou não ser úteis.

A prece religiosa formal para os mortos expressa o respeito ao terrível acontecimento em sua relação a Deus e à comunidade. O ritual familiar estimula cada pessoa a fazer um tipo de elegia pessoal e consistentemente mutável para a pessoa desaparecida, irmão, filho ou pai. O efeito combinado desses rituais permite que a família fale em tom harmonioso, mesmo enquanto contribui com texturas, metáforas e significados diferentes em suas vozes individuais.

Mas, e a voz do próprio terapeuta? Como ela se encaixa aqui? Até o fim, ela evoca suavemente, relembra, reconhece, fortalece, conforta, testemunha. Raramente afirma sua própria sabedoria ou seu heroísmo numa performance solo. A voz do terapeuta não é solista, pois retrocede e é substituída pelo coro familiar.

Talvez seja adequado que nos aproximemos do fim deste livro com a experiência da morte, o mais poderoso e doloroso mistério da existência humana. Os místicos acreditam que a morte é apenas uma mudança de forma, uma passagem para algo além de nossa realidade conhecida. Existe uma verdade neste pensamento: há uma forma na morte do mesmo modo que na vida, e pode haver uma "boa forma" mesmo na morte, assim como existe na vida. Talvez seja necessário experienciar a morte, a própria ou a de outra pessoa, para revelar esta verdade. Começamos este livro "procurando pela boa forma" como se este estado ideal estivesse em "algum lugar externo", que pudesse ser encontrado magicamente se olhássemos por tempo suficiente, com esforço suficiente, e com os instrumentos corretos. Num nível, isto é verdadeiro, e usamos a imagem das gestalten flutuantes, surgindo e quebrando graciosamente como ondas na praia, como um instrumento possível com o qual encontrar esta boa forma.

Mas, num nível mais profundo, a estética da boa forma já existe e apenas precisa ser descoberta pelo terapeuta, sua vida e sua beleza só precisam ser reveladas pelo próprio ato da *awareness*. Concluímos nossa discussão meditando sobre o modo como a *awareness* do processo leva à revelação da boa forma.

NOTAS DO CAPÍTULO 11

1. J. Viorst (1986). *Necessary losses*. Nova York, Simon & Shuster.
2. E. Kübler-Ross (1969). *On death and dying*. Nova York, Macmillan. Veja também "Marie Creelman at 77"(1986, Primavera), *News* (Center for the Study of Intimate Systems, Gestalt Institute of Cleveland, *6*(1), 1-2; "Loss and growth: an interview with Eleanor Warner" (1981, Spring), *News* (Center for the Study of Intimate Systems, Gestalt Institute of Cleveland), *1*(2), 1-3; J. Zinker (1966). *Rosa Lee: motivation and the crisis of dying*. Painesville, OH, Lake Erie Press.

12 CONCLUSÃO: A ESTÉTICA DA ABORDAGEM GESTÁLTICA*

Embora viajemos pelo mundo para encontrar o belo, temos de carregá-lo conosco ou não o encontraremos.

RALPH WALDO EMERSON

A abordagem gestáltica, devida à sua herança psicológica única, se presta à exploração de um modelo estético mais do que qualquer outra escola de pensamento[1].

VALORES DA GESTALT: PARA UMA VISÃO ESTÉTICA

A psicologia da Gestalt cresceu da investigação experimental e fenomenológica da percepção visual, e devemos reconhecer esta influência específica. Os primeiros psicólogos da Gestalt focalizavam os princípios de *ver* – no modo como os humanos organizam seu campo visual, nos tipos de fatores que influenciam a percepção, e assim por diante. Por exemplo, eles estavam interessados em figura-fundo, linhas, formas, contornos, proximidade, profundidade, pontos, cores, planos, movimentos e espaços. A idéia de forma – especialmente a noção de *Gestaltqualitäten* ou as qualidades da forma – era central[2]. Resumindo, a psicologia da Gestalt era uma teoria psicológica e uma metodologia feita sob medida para o estudo da estética.

---

* Este capítulo foi escrito em co-autoria por Joseph Zinker e Paul Shane.

Embora os psicólogos da Gestalt voltassem sua atenção para a organização do espaço psicológico e geográfico, eles fizeram referências ocasionais ao problema da percepção estética[3]. Portanto, como foi observado anteriormente, um psicólogo da Gestalt não ficaria surpreso ao saber que a palavra *aesthetic* deriva de uma palavra grega que significa "perceber".

Desenvolver uma visão estética da interação humana e uma intervenção terapêuticas num contexto gestáltico não começa com uma abstração como bom ou beleza, mas com valores. A apreciação de valores, como a apreciação da percepção e a organização dos fenômenos visuais, era de grande interesse para os primeiros psicólogos da Gestalt, especialmente para Köhler[4].

Para esboçar uma teoria funcional da estética da interação humana na Gestalt-terapia, precisamos primeiro definir nossos valores, fazendo perguntas como: Por que escolhemos a abordagem gestáltica em vez de outras numerosas terapias? O que dentro de nós ressoa com a Gestalt-terapia? *O que esperamos que aconteça* na sessão de terapia? O que nos guia quando fazemos Gestalt-terapia? O que significa ser um Gestalt-terapeuta? Quando pensamos em valores na teoria e na prática da Gestalt-terapia, procuramos afirmações do que é mais importante para nós, do que é precioso para nós, daquilo a que damos valor, daquilo que é significativo para nós em nosso pensar, em nosso trabalho e em nossas relações com os outros. As respostas a essas perguntas nos levam ao sistema de valores enraizado em nossa estrutura pessoal mais profunda.

O desenvolvimento histórico dos valores da Gestalt é semelhante ao desabrochar de uma flor. No início, todas as idéias estavam condensadas no botão delicado dos primeiros escritos de Fritz Perls e de Paul Goodman. Com o tempo, à medida que o botão se transformou em flor, cada noção desenvolveu sua própria cor viva, seu detalhe e sua beleza – e esse desenvolvimento continua. Este desenvolvimento pode ser classificado em quatro conjuntos de valores que surgiram nas últimas décadas: valores popularizados, de conteúdo, de processo, e sistêmicos.

1. *Valores popularizados.* São os imperativos categóricos – os *slogans* introjetados que emergiram nas dramáticas demonstrações de Perls e em alguns de seus últimos artigos. Eles se transformaram nas "manchetes" do movimento do crescimento pessoal e da subcultura dos anos 1960 vinculada a este movimento. Esses valores geral-

mente são monolíticos e desconectados do fluxo da teoria gestáltica em sua forma mais substancial. Aqui estão alguns dos *slogans* que expressam conceitos da Gestalt:

"Fique no aqui-e-agora."
"Libere sua cabeça e chegue aos seus sentidos."
"Eu faço as minhas coisas e você faz as suas..."
"Viva *no* momento, não *para* o momento."
"Eu e tu, o *que* e *como*, aqui-e-agora."

Essas sentenças não são inverdades. Elas contêm referências elípticas a verdades profundas e tiveram um papel importante durante nosso processo de aprendizagem nos anos 1960 – uma época de rebelião contra os ensinamentos estabelecidos, excessivamente intelectuais e acadêmicos da psicanálise ortodoxa e de outras disciplinas. Mas seu poder condensado se dispersou gradualmente pelo uso excessivo (e equivocado) e as pessoas logo esqueceram que elas foram criadas em reação contra a fragmentação do pensamento, do sentimento e da ação humanos. Perls, Hefferline e Goodman enfatizaram a totalidade da experiência humana e rejeitaram essa fragmentação. Os "opostos" a seguir estão entre as categorias que eles caracterizaram como "falsas dicotomias" do experienciar[5]:

- Eu e mundo externo.
- Organismo e ambiente.
- Consciente e inconsciente.
- Corpo e mente.
- Infantil e maduro.
- Biológico e cultural.
- Poesia e prosa.
- Espontâneo e deliberado.
- Pessoal e social.
- Amor e agressão.
- Doença e saúde.

Perls, Hefferline e Goodman enfatizaram a idéia de contexto ou campo nos relacionamentos humanos. Eles descreveram seu método "contextual" do seguinte modo: "O único método útil de discussão é trazer para o quadro o contexto total do problema, incluindo as condições para experienciá-lo, o meio social, e as defesas pessoais do observador"[6]. Eles conheciam a teoria de campo de Lewin e escolheram uma citação-chave para substanciar sua visão do encontro terapêutico:

"É especialmente necessário que a pessoa que se proponha a estudar fenômenos inteiros se previna contra a tendência de tornar os todos tão abrangentes quanto possível. A tarefa real é investigar as propriedades estruturais de determinado todo, determinar as relações dos todos subsidiários, e determinar os limites do sistema com o qual se está lidando. É tão verdadeiro na psicologia quanto na física que 'tudo depende de tudo o mais'"[7].

Perls, Hefferline e Goodman usam esta passagem de um modo especial. Eles insistem para que não consideremos todos os valores sociais, todas as implicações e todos os sistemas relacionados a determinada situação de terapia, mas que focalizemos o encontro entre paciente e terapeuta em relação ao mundo do paciente e seu potencial de *auto-regulação organísmica*. Eles alertam os terapeutas para não impor sua teoria de doença e saúde ao paciente, mas a prestar atenção ao próprio processo de experienciar da pessoa, desta forma "estabelecendo limites" ao redor desses fenômenos: "É obviamente desejável ter uma terapia que estabeleça normas tão pouco quanto possível, e tente extrair o máximo possível da estrutura da situação atual, aqui-e-agora"[8]. O campo de Perls, Hefferline e Goodman na terapia consistia em delinear fronteiras ao redor da fenomenologia do paciente e também ao redor do encontro entre terapeuta e paciente. Este era o campo dentro do qual o trabalho de psicoterapia existia: como tal, este era o padrão de beleza estética para a terapia individual. A ampliação deste campo para incluir casais, famílias ou grupos sociais – e aplicar os princípios de formação e destruição de gestalten a esses sistemas – nem estava no horizonte nos anos 1950, quando a teoria da Gestalt foi elaborada formalmente pela primeira vez. Afinal de contas, o próprio Perls estava apenas a uma curta distância de seu próprio trabalho anterior como psicanalista[9].

2. *Valores de conteúdo*. O conteúdo, conforme é normalmente definido em psicoterapia, é o material da vida da pessoa: a "queixa apresentada", a "questão", o "problema". Nós distinguimos este conteúdo regular – o "o quê" da vida da pessoa – do conteúdo significativo – aquilo que a pessoa experiencia e escolhe com *awareness* fazer na vida e na terapia.

Enquanto você observa um pequeno sistema – um casal ou uma família –, você vê e ouve uma incrível quantidade de material complexo. Você pode ser atraído por aquilo que eles estão falando; isto é, o que normalmente é conhecido como conteúdo. O conteúdo é sedutor – ele o atrai porque muitas vezes surge do conflito e da discordância; é polarizado e polêmico; é magnetizado pelas nossas questões contratransferenciais. Na discordância polêmica, os lados opostos estão envolvidos em vencer. Se eles estão apenas polarizados (mas não polemizados), ainda existe desacordo, mas estão dispostos a fazer algum esforço para resolver o problema. À medida que continua observando o sistema, você pode notar que, independentemente do conteúdo, existe um processo. Por exemplo, você pode notar que a fala deles tem uma característica circular: eles dão voltas, entram num impasse e se repetem. Os dados podem ser verdadeiramente impressionantes. Se você mantiver uma mente aberta a respeito do modo como eles falam, onde eles se sentam, quem é o "criador de problemas", quem é o "bonzinho", e assim por diante. Mas se focalizar o conteúdo – o material que os divide –, você poderá cair nos seguintes erros comuns:

1. Você pode achar um lado mais atraente do que o outro (um efeito da contratransferência).
2. Você pode querer resolver o problema, incentivando-os a chegar a um acordo, encontrando um meio-termo. A fraqueza desta intervenção é que eles não aprendem realmente nada a respeito de *onde* eles entram num impasse em seu processo, e assim irão surgir conflitos similares no futuro, em outras situações carregadas de conteúdo.
3. Você pode querer ensiná-los a falar de um modo diferente e pode fazer uma intervenção como: "Diga eu quero... em vez de você deve...".

As interrupções no processo do sistema tendem a acontecer repetidamente, independentemente do problema que estiver em pauta. Nós estamos muito menos interessados na logística de uma decisão de vida, por exemplo, do que no modo em que a pessoa chega à decisão e o que ela experiencia nesse processo. Estamos interessados no modo que as escolhas são feitas, mas isto é mais um valor de processo do que de conteúdo.

O conteúdo cotidiano é sedutor porque é envolvente, mas esta é uma armadilha: a *awareness* parece ser gerada – questões são exploradas, opiniões são expressas, desejos e necessidades são articulados – mas não existe energia para ir além de uma discussão infindável. Existe muito movimento verbal, mas nenhum movimento em direção a uma figura clara. Como não existe contato, não existe a sensação de algo completo, e apenas se alcança uma frustração inevitável. Enquanto o sistema não investir sua energia em fazer algo acontecer, o esforço – por mínimo que seja – será desperdiçado. Conteúdo significativo, em nossa definição, é o aspecto intencional e relevante do processo – o que a pessoa está fazendo no momento, e como ela o faz.

3. *Valores de processo.* O processo é a ação que continua e se desenvolve. O processo implica um movimento vivo, orgânico, espontâneo. O processo é curvilíneo, tem um padrão, está em fluxo constante, é irrestrito, não planejado e puro – impelido pela energia criada por duas ou mais pessoas. O processo de pensamento é desprovido de obsessão ou de preocupação com o conteúdo e com a pressão de criar resultados específicos. *Ser um com o próprio processo é estar plenamente vivo.*

Atenção ao processo da sessão de terapia quase sempre se sobrepõe ao conteúdo daquilo que o paciente está falando. Aqui estão algumas afirmações de Perls, Hefferline e Goodman que implicam a valorização do processo na abordagem gestáltica:

O paciente... encontra e faz a si mesmo.
O *self* é a fronteira de contato em funcionamento.
O eu é a unidade sintética... é o artista da vida.
Trabalhar com a *awareness* da resistência significa trabalhar com a energia criativa da pessoa.
Todo contato é um ajustamento criativo do organismo e do ambiente.[10]

Na visão da Gestalt, a natureza humana é um *processo* – em oposição a concepções categóricas como "os seres humanos são animais racionais". Este é um valor desenvolvimental – nós estamos num estado constante de *vir a ser*, nossa natureza é *potencialidade*. Nossa essência não é predeterminada. A essência é processo. Nós somos um processo em movimento constante; nossas fronteiras nunca são as mesmas. O que Perls, Hefferline e Goodman valorizavam mais em relação a este modelo processual era a *awareness* direta dele, a concen-

290

tração que acontece entre terapeuta e cliente. Este era o lugar empolgante, o campo de batalha, o encontro onde podia-se ver e ouvir plenamente o outro, fazer perguntas e compartilhar observações daquilo que é óbvio para o terapeuta, mas não é sentido nem visto pelo paciente.

Vamos ver um exemplo. Você está observando um casal discutindo sobre o modo como dirigem seus negócios. Ela quer planos com antecedência – no mínimo de trinta dias. Ele, por outro lado, gosta de esperar e obter mais informações antes de tomar uma decisão. Este é o conteúdo deles.

Agora, vamos para o processo deles. A discussão – a polêmica – começa a esquentar e você observa a fenomenologia da interação deles. Ela aumenta o tom de voz e ele fica cada vez mais tenso e até mais resistente em sua posição. É evidente que, no Ciclo Interativo de Experiência, eles estão em algum lugar da parte energia/movimento e num impasse entre energia e contato. Você poderia fazer a seguinte intervenção inicial:

TERAPEUTA: *Eu estou observando vocês falando por dez minutos. Vocês falam bem e ficam com a questão, mas existe algo mais acontecendo. Bárbara, à medida que sua voz fica mais alta, você fica mais frustrada; e você, Bill, fica mais duro e mais rígido física e intelectualmente. Vocês já tinham reparado nisso?*

Agora você encontrou um padrão quase desprovido de conteúdo muito mais real e facilmente visto em diversas ocasiões. Você extrai um padrão do caos – um padrão com validade e confiabilidade fenomenológica. O casal pode questionar a utilidade de sua observação com relação a seu impasse e responder: "Não, mas em que isto nos ajuda?". Aqui está uma resposta:

TERAPEUTA: *Veja bem. Se ficarmos curiosos sobre o modo como vocês repetidamente chegam a um impasse no processo de suas discussões, vocês conseguirão sair do impasse independentemente de discordarem dos negócios ou dos planos para as férias ou da hora em que devem jantar. Se um de vocês aprender a mudar seu comportamento – por exemplo, ou relaxando sua voz, Bárbara, ou sentando-se na cadeira sem tensionar-se, Bill –, vocês se sairão muito melhor independentemente do assunto em que estiverem envolvidos.*

Então, eles "querem experimentar", mas como isto é completamente novo para eles, você precisa incentivá-los um pouco.

TERAPEUTA: *Bill, desta vez você estaria disposto a sentar-se e tentar não ficar tenso independentemente de quanto Bárbara ficar brava? E você, Bárbara, tentaria brincar com a sua voz quando Bill começasse a ficar realmente tenso e imóvel na posição dele?*

Então, eles tentam e – milagre dos milagres! – o *conteúdo* muda e eles começam a soar mais conciliatórios um com o outro. Pode-se usar uma metáfora para descrever a intervenção em termos estéticos:

TERAPEUTA: *É como se vocês estivessem dançando juntos, mas ambos quisessem conduzir o parceiro. Eu digo: esqueçam quem está guiando e apenas sigam o ritmo, a batida. Vocês nem sabem qual é a dança – se é um fox-trot, um tango ou o quê.*

Mas a questão não é tanto se a intervenção é artística, mas sim a arte deles como casal. A voz raivosa dela e a tensão dele são uma expressão estética daquilo que "não é suficientemente bom". O terapeuta tenta torná-lo graciosamente funcional.

4. *Valores sistêmicos.* A abordagem gestáltica valoriza as noções de sistemas e campos porque elas criam o quadro de referência para uma compreensão holística, dinâmica e abrangente dos acontecimentos e das interações humanas. Um dos fundamentos de nossa visão é a idéia de que a maioria das características dos sistemas psicológicos é virtualmente idêntica àquelas dos campos psicológicos e das gestalten psicológicas. Perls, embora usasse a linguagem da teoria de campo e freqüentemente falasse da "relação organismo-meio", era na verdade impaciente com qualquer teoria se esta não implicasse uma luta humana, uma ação. Se Perls estivesse vivo hoje, ele criticaria a teoria de sistemas por ser abstrata demais. Sua ênfase era consistentemente na natureza ativa do ser* e do tornar-se[11]. Para citar apenas um exemplo, aqui está um comentário típico que Perls, Hefferline e Goodman fizeram uma vez sobre a orientação de campo dos psicólogos da Gestalt: "Muitas vezes eles parecem estar dizendo [...] que tudo é relevante no campo total exceto os fatores humanamente interessantes"[12].

---

* Em inglês, *being and becoming*. (N. R. T.)

O fato é que Perls, Hefferline e Goodman, por causa de seu próprio viés intelectual, não perceberam que tudo é relevante no campo das experiências humanas e que tudo no campo é potencialmente belo. Embora tivessem consciência do trabalho de Lewin e de outros teóricos, seu foco era basicamente o indivíduo e não o ambiente. Eles sentiam que o indivíduo estava submergindo o seu eu pessoal sob as expectativas da sociedade e que a sociedade não trazia nenhum bem. E talvez eles estivessem certos porque, no final dos anos 1930, o mundo explodiu na Guerra Mundial, e uma das nações mais cultas da Terra usou sua tecnologia altamente desenvolvida para massacrar milhões de pessoas. A sociedade *não* trazia nenhum bem, pois a conformidade aos ditames do Estado importavam mais do que o bem-estar dos seres humanos individuais. Durante a Segunda Guerra Mundial, os filósofos existencialistas, os teólogos e os psicólogos começaram a formular considerações ontológicas – sobre o significado do desenvolvimento individual. A fenomenologia de Husserl tornou-se popular porque ela oferecia um sistema para estudar os fenômenos experienciados subjetivamente por pessoas isoladas.

Em alguns aspectos, a atmosfera intelectual do fim dos anos 1940 até o fim dos anos 1960 apoiou a liberação do indivíduo. Dentro deste contexto, Perls, Hefferline e Goodman focalizaram os indivíduos e suas fronteiras. Só depois do fim dessa onda de individualismo, nós, clínicos, nos conscientizamos novamente das unidades sociais como sistemas de sustentação para o crescimento pessoal e interacional. Afinal de contas, os sistemas sociais ocidentais não exigiam a total submissão das necessidades individuais às necessidades do grupo, como vimos no Oriente. No Ocidente, tornou-se possível para as pessoas se autorealizar no casamento ou na família, no círculo de amigos ou no trabalho. Dentro deste contexto, a teoria de sistema alcançou um novo significado e um novo *status*. Os fenômenos de fronteiras foram estendidos do intrapsíquico para o interpessoal, para o grupo, para o mundo mais amplo das organizações, nações e para o cosmos. Nos planos familiar e interpessoal, por exemplo, incentivar um paciente a expressar raiva a um dos pais pode resultar na separação do pai e na rigidez da postura adaptativa do paciente. Convidar o pai ou a mãe e lhe permitir responder à raiva do paciente oferece a possibilidade de chegar a uma solução criativa que melhore o impasse interacional mais amplo das duas pessoas.

Os valores sistêmicos são profundamente compatíveis com a teoria da Gestalt, aplicando princípios do todo e de suas partes a unidades maiores.

Assim, precisamos olhar para as cidades como um todo para entender sua deterioração, pois elas são diferentes da soma de suas partes. É pura tolice corrigir as condições das favelas construindo novas casas, porque as soluções deixam de lado o tecido social total de uma metrópole: seus casais e famílias, sua educação, sua estratificação social, os parques e museus da cidade, seus sistemas de bem-estar social, sua economia, e assim por diante. Entretanto, como Lewin indicou, existe um perigo ao considerarmos tudo, relevando determinado campo. Isso torna a investigação de um dado fenômeno humano complexa demais e metodologicamente difícil demais para que a investigação aconteça. Lewin sabia bem desse problema, pois, de fato, ele pesquisou vários fenômenos sociais por muitos anos.

Com relação a valores, o problema de ver as interações humanas por intermédio de uma perspectiva sistêmica é mais séria. Quando olhamos para todos os fatores de uma situação, corremos o risco de ficarmos complacentemente relativistas em nossa avaliação. Se nós nos livrarmos das causas e efeitos, a quem poderemos responsabilizar por uma tragédia? O que fazemos com a noção legal de culpabilidade num crime? Para um terapeuta, este dilema é enorme. Seremos complacentes quando um estuprador ou um homem que espanca a esposa nos contar sobre suas explosões porque "entendemos a complexidade" de tais situações? E o que dizer do membro de gangue que mata outra pessoa – ele é apenas uma "vítima da sociedade"? Como terapeutas, precisamos lutar com questões ligadas à manutenção da ordem social. Não podemos nos esconder nas torres de marfim de nossos consultórios e nos comportar como confessores religiosos. E assim, com todo o senso de compaixão e enorme pesar, temos de relatar às autoridades assassinato, estupro, espancamentos e outras violações dos direitos humanos. Por que com pesar? Porque sabemos que sentenças de prisão não resolvem doenças psicológicas nem problemas sociais. Medidas punitivas são, na melhor das hipóteses, um meio para proteger vítimas potenciais da ocorrência de outros crimes.

Assim, o relativismo potencial do pensamento de sistemas não nos protege da dolorosa responsabilidade de decidir o que não iremos tolerar numa família em nossa comunidade, em nossas vidas, ou numa sessão de terapia. Uma orientação sistêmica oferece um conjunto de valores para a compreensão da estrutura dos grupos primários, das diversas instituições sociais, dos acontecimentos políticos, dos desastres naturais, dos problemas ecológicos e das relações internacionais. O pensamento sistêmico pode nos ajudar a compreender problemas complexos e a deixar de lado soluções polêmicas ou simplistas. Quando vemos o mundo de modo abrangente, podemos usar estratégias efetivas para ajudar a influenciá-lo. Assim, se denunciamos um estuprador à polícia, nós não abrimos mão de nossa opção de falar com a família dele, de influenciar o pensamento do oficial de condicional, de fazer contato com a vítima, de ir ao tribunal – em resumo, de ajudar a influenciar um programa abrangente no modo como a sociedade lida com nosso paciente. Todas as vezes que agimos deste modo, fazemos uma pequena diferença não apenas na vida de uma única família, mas num setor da estrutura social em que vivemos. Esta atitude reflete a reativação por parte do clínico de orientação gestáltica da preocupação com a *comunidade* e também com a liberdade existencial e com a responsabilidade de agir por opção. É claro que não podemos presumir que todos os terapeutas, inclusive os Gestalt-terapeutas tenham esta preocupação, mas acreditamos que a maioria tem, especialmente aqueles que trabalham em contextos institucionais que são vetores de muitas dessas forças sociais.

Apesar de seu interesse pela fronteira, Perls focalizou principalmente a capacidade de o indivíduo funcionar na fronteira com um mundo abstrato, em vez de descrever a característica interativa de um relacionamento. O que freqüentemente falta é a característica ativa do mundo à medida que ele responde à pessoa, ao casal ou à família. Perls, pelo menos, deixa essa atitude implícita quando fala que um bom analista é mais do que uma tábula rasa ou um interpretador de fenômenos transferenciais – e que em vez disso ele é uma pessoa diferente, que permite ao paciente sair-se melhor desta vez, *neste* relacionamento.

Depois do surgimento da teoria de sistemas, muitos de nós na Gestalt-terapia, que estávamos interessados neste processo interativo, começamos a repensar o conceito de resistências como experiências *individuais*. Por exemplo, em relação à retroflexão, Perls, Hefferline e Goodman disseram que "quando uma pessoa retroflete o comportamento, ela faz a si mesma aquilo que fez originalmente ou que tentou fazer a outras pessoas ou objetos"[13]. A questão se torna então: "Por que a pessoa parou de tentar conseguir o que precisava do ambiente? O que aconteceu no ambiente?". Depois de alguma reflexão, ficou evidente que as *resistências são criadas e continuamente mantidas por duas ou mais pessoas.* Por exemplo, no caso dos casais e famílias retroflexivos, "as pessoas não buscam um ao outro nem por calor nem por raiva, nem por curiosidade nem na tentativa de influenciar um ao outro. Essa resistência é mantida quando ninguém protesta ou insiste em checar o outro"[14]. Os "retrofletores" não pedem para ser confortados e os "retrofletidos" não oferecem ajuda ao ver o desconforto dos outros; "todos aceitam a suposição de que as fronteiras precisam ser exageradamente respeitadas, de que a intrusão é proibida"[15]. Lentamente, muitos Gestalt-terapeutas perceberam que nem sempre é bom cuidar apenas das próprias questões – que o popularizado valor de "Eu faço as minhas coisas e você faz as suas" era apenas um valor introjetado. Existe um ponto em que a autonomia pessoal como um valor deixa de ser uma auto-responsabilidade saudável e se transforma em mera insensibilidade ou licenciosidade.

No decorrer dos anos, conforme começamos a trabalhar mais com casais, grupos, famílias e organizações, fomos forçados a ampliar a arena dos significados implícitos e explícitos das interações na fronteira. Primeiro, começamos a desenvolver um modelo de processo mais coerente a partir dos conceitos individuais de Perls de sensação, *awareness*, excitação, movimento e contato. Criamos um ciclo no qual um fenômeno se segue ao outro num tipo de cadeia, movendo-se da experiência sensorial vaga para a formação de uma Gestalt, para a excitação que requer satisfação, e depois para o movimento que se estende em busca e finalmente para o contato que satisfaz. À medida que nosso trabalho progrediu, adaptamos uma série de valores e princípios da teoria de sistemas e os incorporamos a nossa abordagem gestáltica. Esta noção de mover-se da sensação para a *awareness*, para a completitude e para a satisfação tornou-se nosso primeiro e fundamental valor estético.

Valores e Princípios Fundamentais da Gestalt-terapia

Esses valores "fundamentais", "pontos cardeais", como gostamos de chamá-los, se desenvolveram com o tempo; pela experiência de tentativa-e-erro, eles cresceram até chegar a 22 valores, com princípios de intervenção correspondentes. Esses valores e princípios tendem a se superpor em função, e assim nós os classificamos em seis subgrupos. As categorias de nosso sistema de valor gestáltico são: Equilíbrio, Mudança, Desenvolvimento, Auto-*awareness*, Holismo e Forma.

Valores de Equilíbrio

1. Valor: *Relacionamentos equilibrados.*
   Princípio: *O trabalho de nossa vida como seres humanos é nos tornarmos tanto dependentes quanto autônomos. Ensinamos auto-suporte e também modelamos apoio mútuo – o ritmo equilibrado de fusão no casal ou na família e a diferenciação individual.*

A vida acontece na área intermediária de ser, fazer e ter[16]. Nós nos desenvolvemos a partir da fusão com nossos pais até sermos adultos diferenciados que, por sua vez, buscam a fusão com o outro, e depois buscam a diferenciação no relacionamento. Este é o ritmo de ser e de se tornar no relacionamento com os outros. É infantil permanecer na fusão; é esquizóide ficar isolado na autonomia. Na abordagem gestáltica, somos extremamente sensíveis ao ritmo natural da interação humana. Quando trabalhamos com famílias, damos muita atenção ao grau de proteção que os adultos dão aos filhos. Por exemplo, no caso da família Madiar, os pais estavam em perigo por proteger demais os seus dois filhos, dificultando o necessário desenvolvimento de independência.

2. VALOR: *A importância de compartilhar o poder no casal ou na família.*
PRINCÍPIO: *Compreenda e observe as diferenças de poder nos pequenos sistemas. Discrepâncias muito grandes de poder podem resultar em comportamento abusivo.*

O poder no sistema familiar deve estar claramente nas mãos dos adultos, até os filhos atingirem os estágios de desenvolvimento que pedem maior diferenciação. As famílias não são "democráticas", mas deveriam ser "ditaduras benignas" até as crianças crescerem. Nós procuramos a complementaridade no uso do poder nos casais e nos subsistemas adultos das famílias. O poder traz obrigações e responsabilidades e não pode ser usado como uma desculpa para comportamentos irresponsáveis ou abusivos. Isto também é verdadeiro em sistemas mais amplos como a "vitória majoritária" dos políticos, que levam à tentação de justificar ações abusivas como um "mandado do povo".

3. VALOR: *Fronteiras claras no casal ou na família e entre estes e o terapeuta.*
PRINCÍPIO: *Nunca assuma partido nem perca suas fronteiras. Equilibre uma intervenção com outra; modele e trabalhe pela boa definição e manejo das fronteiras.*

Onde "eu" termino e "você" começa quando somos um casal? O que é meu, o que é seu, e o que é nosso? Uma fronteira inclui e exclui ao mesmo tempo, e assim cria significado. Fronteiras tornam a vida clara e consciente. Falta de *awareness*, problemas de fusão e de diferenciação, resistências como introjeção, retroflexão e projeção podem obscurecer as fronteiras, confundir significados e atrapalhar os relacionamentos interpessoais.

Um critério de bom funcionamento de um casal ou de uma família é a capacidade de formar, destruir e reconfirmar papéis e subgrupos claramente bem delineados. Em casais e famílias saudáveis e funcionais, este é um processo gracioso. Ele é a "boa forma".

O terapeuta vive sua própria fronteira como uma testemunha presente para o casal ou família. Não há espaço para jogar conversa fora nem para distrações depois que a sessão de terapia começa, pois a principal tarefa é ajudar o sistema a obter *awareness* de seu processo, através de intervenções e retraimentos corajosos, criativos e bem-articulados para permitir que o processo deles continue.

Valores de Mudança

4. VALOR: *Auto-realização por meio de auto-regulação organísmica.*
   PRINCÍPIO: *Uma visão do casal ou da família com a perspectiva de buscar totalidade, integração, fluidez e espontaneidade de funcionamento. O sistema procura o equilíbrio entre a estase e o movimento para adiante.*

A auto-regulação organísmica tem sido a pedra fundamental da abordagem gestáltica desde que Perls escreveu seu primeiro trabalho, *Ego, hunger, and aggression,* [*Ego, fome e agressão*] nos anos 1940. Como um valor, ele guia nossa maneira de ver as interações do casal ou da família. Tendemos menos a pensar em termos do organismo *individual* (exceto quando o consideramos um subsistema) e mais em termos do organismo *relacional*. Considere, por exemplo, o curto estudo de caso de John e Nelly Mathienson. A díade organísmica deles está ansiando por auto-regulação em termos de satisfação das necessidades sexuais. Como indivíduos separados, ambos são adultos saudáveis e orgásmicos, mas quando se juntam têm ritmos diferentes de auto-regulação. Ajudar John e Nelly a se adaptar um ao outro – ao ajudá-lo a dar voz a suas fantasias e necessidades e ao ajudá-la a estimular mais cedo sua *awareness* – trouxe uma maior sincronia a seu ritmo sexual combinado.

5. VALOR: *Aprender fazendo.*
   PRINCÍPIO: *Aprender fazendo tarefas em vez de apenas por meio de discussões racionais. Nós ensinamos, incentivamos e apoiamos a experimentação de comportamentos novos, movendo o casal ou a família para além de seu funcionamento presente, limitado e estagnante.*

A ação experiencial é altamente valorizada no trabalho gestáltico com casais e com famílias (e também o é na terapia individual). Em nossa abordagem, o experimento é usado como um instrumento básico para elevar a *awareness* não só do que é, mas *do que pode ser*. Falar é bom, como no uso de exercícios de fantasia, mas o fazer real é muito melhor porque mobiliza energia, leva ao contato com os outros e permite a prática de novos comportamentos – a chamada "emergência segura" do contexto terapêutico – que abre a nova aprendizagem. O experimento é um ato criativo da parte do terapeuta, da família ou do casal – o terapeuta o cria e a família o executa. Desenvolver e se envolver num experimento é parte do processo estético da Gestalt-terapia, pois, além de propiciar suporte, o experimento unifica aquilo que é a figura ao contrastá-la experiencialmente com comportamentos opostos. É nesse sentido que a Gestalt-terapia tem sido chamada de "behaviorismo fenomenológico".

6. VALOR: *Mudança por intermédio da* awareness.
PRINCÍPIO: *A mudança acontece por meio da* awareness *e da escolha ativa e é integrada de modo mais completo e mais duradouro do que a que ocorre sem* awareness *e escolha.*

A Gestalt-terapia difere de todas as outras escolas de terapia por possuir uma teoria formal e um modelo de *awareness*. O uso da *awareness* como um instrumento fundamental para a mudança é de extremo valor. Isto acontece porque nós, provavelmente, mais do que os seguidores das outras abordagens, consideramos a mudança significativa como dependente apenas da ampliação da *awareness* experiencial; o grau de mudança realizado é igual ao grau de aumento de *awareness*. Ensinamos por intermédio do enriquecimento ativo da *awareness* do sistema do casal ou da família, e não ignorando-a ou buscando contorná-la. Nós somos professores, não mágicos ou gurus. Incentivamos a participação ativa do casal ou da família no processo de aprendizagem (fazendo perguntas, argumentando, discutindo, e assim por diante) engajando as intervenções, as idéias e as imagens do terapeuta e desencorajamos a introjeção das intervenções.

7. VALOR: *Mudança paradoxal.*
PRINCÍPIO: *Apoiar a resistência enquanto nos unimos ao casal ou à família. Quanto mais você apóia o que é, mais a mudança irá ocorrer.*

A mudança também pode ser alcançada, paradoxalmente, ao dar apoio ao jeito de ser* do sistema casal ou família. Como cada sistema possui estilos de resistência inerentes, nós respeitamos esta resistência como uma expressão saudável do casal ou da família, tentando se proteger e alcançar um funcionamento harmonioso como unidade coletiva. Criar a *awareness* sobre o modo como o casal ou a família é competente naquilo que faz os valida como indivíduos e como grupo. Esta afirmação naturalmente leva a *awareness* do sistema ao lado negativo de seus comportamentos – como eles ficam "empacados" em sua posição – e também a seu caminho de saída. Por estas razões, criticamos as outras psicoterapias que desviam ou confrontam as resistências para alcançar mudança funcional de curto prazo. É também por isso que conceituamos o papel do terapeuta mais como testemunha do que como agente de mudança.

8. VALOR: *Processo em vez de conteúdo.*
PRINCÍPIO: *O modo como o casal ou a família se expressa é quase sempre mais importante para o diagnóstico dos pontos de impasse do que o que está sendo discutido.*

Na visão da Gestalt, o conteúdo é literalmente uma questão "morta", oposta ao processo, que se refere a uma energia viva, ao drama e à dinâmica da interação. Não importa se um problema de conteúdo pudesse ser magicamente resolvido durante a hora de terapia, porque outra questão iria aparecer magicamente. Os problemas são como a Hidra mítica: resolva um e outros dois irão tomar o lugar dele; a vida é assim. E quando você olha bem de perto, o conteúdo da vida é todo cheio de material bem tedioso: caronas até a escola, compra de comida, pagamento de contas, quando ter sexo, como conseguir uma promoção, aparar a grama, consertar um cano, e assim por diante. Não existe nada estético com relação a se o casal deve ou não assumir mais uma hipoteca, ou para onde ir nas férias da família.

A beleza ou a "feiúra" do sistema está no *como* realiza suas negociações quanto a esses assuntos. Se voltarmos ao exemplo do casal de negócios – Barbara e Bill – nós nos lembraremos que o processo

---

* Em inglês, *isness*. (N. R. T.)

deles foi muito mais intrigante do que a quantidade de tempo que precisaram para tomar decisões conjuntas. Não importa se serão trinta ou quinze dias. O importante para o terapeuta e para o casal era como quando Barbara falava mais alto, e Bill se tensionava fisicamente e ficava mais rígido em sua posição. Esta mudança na *awareness* permitiu que eles começassem a experimentar formas distintas de processar seu conteúdo e lhes deu oportunidades infinitas para mudanças criativas no futuro.

Valores de Desenvolvimento

9. Valor: *A regra de que existem exceções em todas as regras.*
   Princípio: *Você precisa entender e apreciar o desenvolvimento, e o que é apropriado para o desenvolvimento ao fazer suas intervenções. Embora elas possam ser muito úteis, todas as regras são potencialmente estúpidas e perigosas (inclusive esta).*

É dito que "não existe nada menos comum do que o senso comum". E não existe substituto para o julgamento sensato. As intervenções devem ser apropriadas ao estágio do casal ou da família, e isto envolve a consideração da história de seu desenvolvimento assim como do desenvolvimento de seu processo no aqui-e-agora. Quando em dúvida, fique no aqui-e-agora do processo presente.

10. Valor: *Igualdade no desenvolvimento experiencial (ou "O que é bom para a gansa é bom para o ganso").*
    Princípio: *Acreditamos que os terapeutas, como os clientes, estão num estado de constante mudança e desenvolvimento, e que eles precisam da nutrição da exposição a sua própria terapia e também de uma vida plena num mundo muito maior do que sua própria arte.*

Afinal, acreditamos que não existe essa coisa de "terapeuta", só um paciente mais experiente. Muitos de nossos colegas podem argumentar que não é necessário ter passado por uma grande catástrofe pessoal para ajudar alguém com uma perda profunda ou com uma doença terminal. Entretanto, existe uma diferença entre ajudar alguém numa jornada e estar preparado para participar plenamente dela de modo inspirador para todas as pessoas envolvidas. Uma coisa é ajudar alguém a se ajustar a uma situação e outra é ser uma presença inspiradora, que estimule a transcendência espiritual mais do que a mera sobrevivência.

A habilidade inata do terapeuta para ser uma presença evocativa vem da profundidade horizontal e vertical de sua "massa aperceptiva", o poço de vida da experiência pessoal. É por isso que a amplitude de nossas próprias experiências pessoais – nossa terapia pessoal, nossos amores e tristezas, viagens, educação, paixões e lembranças – é tão importante para nós como indivíduos e como profissionais.

Valores de Auto-Awareness

11. VALOR: *A tendência de o terapeuta "colorir" o casal ou a família.*
PRINCÍPIO: *Como terapeuta, você precisa constantemente seguir seus próprios estados de espírito, desejos, conflitos, necessidades e ideologias em mudança, porque o casal ou a família em sua presença serão afetados por eles de um modo ou de outro, consciente ou inconscientemente.*

É difícil administrar e modelar fronteiras pessoais. O terapeuta é apenas humano, e estar presente significa estar lá com suas próprias forças e com as próprias fraquezas. Na teoria da Gestalt, acreditamos, tendemos a afetar o casal ou a família por meio do encontro pessoal no momento, e mais por quem somos do que pelo que fazemos. De fato, quem somos e os valores que temos guiam aquilo que fazemos. E como fazemos aquilo que fazemos é guiado pelo processo imediato que se desdobra a nossa frente.

12. VALOR: *Humildade profissional.*
PRINCÍPIO: *Respeito pela integridade sistêmica do casal ou da família. Por mais disfuncionais que pareçam, eles têm a capacidade de mudar por si mesmos.*

Finalmente, um casal ou uma família passa a maior parte de sua vida e de seu processo fora de nosso consultório. Nossa influência, por mais poderosa que possa parecer em alguns momentos, é realmente bem limitada. Como terapeutas, nós somos, na melhor das hipóteses, como pedras num rio: a corrente de água passa por nós e nós só podemos afetá-la um pouquinho, aqui e ali.

A ação de uma testemunha é testemunhar; estar presente é estar lá. O que mais podemos esperar de nós mesmos? O que mais os outros podem esperar de nós?

Valores de Holismo

13. VALOR: *Teoria de sistemas – o todo influencia todas as partes individuais e é maior que a soma delas.*
PRINCÍPIO: *Concebemos o casal e a família como relacionados a um contexto sistêmico da família extensa, da comunidade e do mundo mais amplo. Fazemos um esforço para responder à pessoa ou ao sistema a partir de um entendimento ou da experiência desse contexto mais amplo.*

O fato de que ninguém nunca está verdadeira e absolutamente sozinho liga-se a este valor. Um eremita no cume de uma montanha está em relação com alguém, em algum lugar, mesmo que apenas na memória. Um esquizofrênico na rua tem contato com outros – as pessoas a quem ele pede esmola, a polícia, a assistente social, voluntários num abrigo. Os seres humanos são criaturas gregárias e estão sempre ligados a outras pessoas – se não a um único Outro ou uma família, então pelo menos a "estranhos" na comunidade maior e no sistema social. O relacionamento humano é uma questão de grau.

14. VALOR: *"Nenhum homem ou mulher é uma ilha."*
PRINCÍPIO: *Toda intervenção precisa ter como base o padrão do mundo exterior ao casal ou à família. Você precisa buscar entender a "sopa" na qual flutuam em sua vida cotidiana. (Imagine que todos os personagens na vida do paciente estão em pé, atrás dele, como um onipresente "coro grego".)*

Além de considerar o contexto social maior, pensamos na "família" como todos os parentes, estendendo-se no tempo passado pelo menos por duas gerações, inclusive qualquer membro "transitório" que possa ter se relacionado mesmo que superficialmente, em qualquer momento específico. Também tendemos a incluir a influência das relações que estão fisicamente distantes ou mortas. Exemplos disto incluem o trabalho com a viúva ou o relacionamento entre um membro da família e um pai ou avô já falecido ou, como vimos no "Sonho de Samuel", até mesmo um bisavô. Relacionamentos passados inacabados são como fantasmas sombrios, indistintos, mas ainda assim perturbadores, e nós os exorcizamos ao trabalhar com o casal ou com a família no aqui-e-agora.

15.VALOR: *A entidade "terceira pessoa" do relacionamento.*
PRINCÍPIO: *As intervenções na terapia de casal precisam ser sistêmicas e complementares. As intervenções dirigidas à pessoa e não à outra – positivas ou negativas – não serão benéficas para o sistema.*

Este valor e esse princípio reconhecem que todos os casais são compostos por três indivíduos – um "você", um "eu", e um "nós". A Gestalt-terapia de casais, de orientação sistêmica e processual, tende a estudar o espaço relacional que acontece entre as duas pessoas. No trabalho com casais, nós damos uma atenção especial às interações dos dois parceiros como uma unidade e equilibramos todas as observações e intervenções em termos do "nós" do casal. Isto acontece até no trabalho individual com um parceiro sozinho, como vimos no exemplo de Gabriel e de sua esposa ausente, Sue.

16.VALOR: *A voz coletiva do casal ou família.*
PRINCÍPIO: *Dar atenção à voz única (na psique e no sistema) e também ao padrão de vozes.*

Você pode ouvir a qualidade estética de um casal ou dos membros de uma família conforme eles interagem um com o outro, do mesmo modo que poderia fazer isto ao ouvir uma apresentação musical. Eu muitas vezes me lembro da ópera. A harmonia e a cacofonia, o crescendo e o diminuindo, as marés e o fluxo, o tom, o volume, o ritmo de dar-e-receber da conversa nos dizem muito sobre os indivíduos juntos e como um sistema. A energia, as fronteiras, a dominância, as resistências e muitas outras características são transmitidas pelos padrões vocais do casal ou da família.

Valores de Forma

17.VALOR: *Gestalten completas.*
PRINCÍPIO: *Focalizamos como a própria força da família ou do casal cria partes desintegradas que precisam ser reveladas e reintegradas em sua vida interior. Nós sempre começamos com suas competências, não com suas fraquezas.*

O ponto forte da família Harrison era que eles se reuniam ao redor de seu filho Max que estava em seu processo de morte. Mas depois de ter morrido, eles se encontraram perdidos em seu luto pessoal e separados uns dos outros. O que estava faltando era o compartilhar do luto em família. Como resultado, a Gestalt da ausência de Max permaneceu incompleta, e a perda de sua presença foi adiada. Ao observar os Harrisons, a imagem de uma tragédia grega vem à mente: um belo filho levado pelos deuses e a casa da família desaba sob o peso de seu próprio luto. A única diferença aqui é que Max não era o herói trágico... o herói era o próprio sistema familiar. Qual era a sua falha trágica? Era sua incapacidade de se unirem e lamentarem juntos. Mesmo algo tão simples quanto o experimento de um pequeno ritual de aniversário foi suficiente para começar a unir a família na direção de "completar o ciclo" da Gestalt inacabada.

A força de uma família muitas vezes é paradoxalmente sua própria fraqueza e vice-versa. É por isso que começamos com uma apreciação de sua competência – do que fazem de bom – seguida por uma observação do lado negativo ou da desvantagem desta competência. No pensamento platônico, é necessária uma Forma para que haja um diálogo, uma discussão, em busca da verdade. Na terapia de casais e de famílias, a mudança acontece quando se amplia a *awareness* por meio do contato, e embora o contato possa assumir muitas formas, ele é alcançado principalmente com o diálogo – o encontro eu-você. Nossa estratégia de intervenção em três passos é um processo dialético que culmina com a síntese de um experimento. Nossas intervenções têm o objetivo de ampliar a consciência e o aprendizado: primeiro ao apoiar o que é e, depois, contrastá-lo com aquilo que não é, e finalmente integrar os dois lados numa nova Gestalt, num novo o que é.

18. VALOR: *Boa forma.*
PRINCÍPIO: *Deixamos que o casal ou a família sejam, e nós os deixamos ir. (E independentemente de como eles estão sendo, e de onde estão indo, damos suporte à boa forma que é "apenas suficientemente boa".)*

Todos os casais ou famílias, do mesmo modo que uma pintura individual, têm uma forma que pode ser experienciada, avaliada, apreciada e criticada. O julgamento estético de uma pintura – neste caso, digamos que seja uma pintura de que o observador não goste – é apenas isso: um julgamento baseado num sistema específico de valor. Um sistema de valor é meramente uma posição única no mundo, um lugar do qual se enxerga. Uma pintura não está certa nem errada por si mesma; todo trabalho de arte é "apenas diferente". Por outro lado, o crítico também não está errado ao seguir um conjunto específico de valores prediletos. Considerando o caso da família Houghton, vemos que a forma deles como um sistema estava num impasse formado pelos comportamentos de culpabilização. Seu padrão interativo estava baseado em suposições e interpretações. Isto pode ser considerado um tipo de boa forma – eles têm sentimentos intensos um em relação ao outro e buscam o contato –, mas será que ela é suficientemente boa? O que estava faltando no sistema era a curiosidade básica sobre o outro que leva a mais informação, mais compreensão, maior tolerância e satisfação mútua. Eles se transformaram na família perfeita? Não, mas a forma deles foi aprimorada e no momento é "apenas suficientemente boa". O terapeuta aliviou a pressão e a ansiedade, permitindo assim que a família aproveitasse seu pequeno progresso e se preparasse para mais trabalho no futuro.

19. VALOR: *A importância do relacionamento terapêutico total como uma entidade integrada e um acontecimento estético.*
PRINCÍPIO: *Enfatizamos o processo da terapia (e intervenção) e sua característica de movimento. Damos valor a enxergar a beleza e também a feiúra, e a validade estética da luta do sistema-cliente com seus sintomas e patologias.*

20. VALOR: *A integridade de desenvolvimento da Gestalt-terapia.*
PRINCÍPIO: *Buscamos a beleza simples encontrada nas intervenções terapêuticas que contêm temas, desenvolvimentos e resoluções. Todo encontro terapêutico é potencialmente um trabalho de arte.*

21. VALOR: *A integridade do casal ou da família do modo como estão exatamente agora.*
PRINCÍPIO: *Aceitamos a pessoa ou o sistema em que estão, nos juntamos a eles, e os encontramos com um senso de apreciação por sua competência.*

Enxergamos não apenas o processo do casal ou da família, mas todo o sistema da terapia, incluindo a forma estética da presença e das intervenções do terapeuta como um acontecimento estético. O sistema-cliente, como indivíduos e como um todo, luta com seus problemas, enquanto o terapeuta está ali trabalhando em suas fronteiras como testemunha benevolente, envolvida e suportiva. Como nos primeiros tempos de nossa experiência pessoal com Gestalt-terapia, ajudamos nossos clientes a sair do consultório sentindo-se "mais amigos" da própria fonte de suas experiências perturbadoras e dolorosas. Nós os ajudamos a reconhecer que seus sintomas e comportamentos, e até mesmo suas resistências são esforços criativos que têm qualidades positivas, validade estética e propósito. Nós nos esforçamos para ajudá-los a sair de cada sessão de terapia com o senso de que como pessoas se sintam confirmados "boas" pessoas.

Muito do que fazemos como "artistas" baseia-se em contextualizar os dados fenomenológicos do processo do sistema em termos de uma metáfora ou de um tema. Isto dá ao casal ou à família uma perspectiva mais ampla de como estão um com o outro e com seus problemas.

22.VALOR: *A fenomenologia do aqui-e-agora.*
PRINCÍPIO: *Procuramos padrões tanto na psique como no sistema mais amplo. As observações mais úteis baseiam-se nas observações fenomenológico-processuais atuais.*

A Gestalt-terapia de casal e de família valoriza *aquilo que é* – o atual, o imediato e o tangível. Nós não estamos interessados em especulação, interpretação ou categorização por si mesmas. Por outro lado, isso não significa, necessariamente, que evitamos todos os instrumentos básicos de nosso trabalho como testes de personalidade, genogramas, o DSM-IV, e outros instrumentos diagnósticos. Na abordagem gestáltica, por exemplo, tendemos a "diagnosticar e classificar" os fenômenos do sistema em termos de contato-resistência e padrões de fronteira. Esses instrumentos são importantes para determinações clínicas e trazem boa informação de *background*, mas permanecem sendo apenas isso: *background*, e apenas secundários quanto ao propósito. Por exemplo, identificar a família Madiar como um "sistema retroflexivo" é um passo lógico baseado na história deles e em seu comportamento presente, e é bastante útil. Mas como eles estarão na próxima sessão? Ou daqui há um mês? Toda terapia é um novo encontro e, assim, o que continua sendo figura para nós em todos os momentos são os aspectos fenomenológicos do encontro interativo imediato com e entre os membros do casal ou da família. Esses aspectos incluem dimensões de tempo, espaço, mudança, *awareness*, sensação, especialização polarizada,

307

energia, coreografia do movimento e da localização, beleza, equilíbrio, harmonia, complementaridade, ritmo, contraste, qualidade de contato, natureza do afastamento, capacidade de soltar e recomeçar, humor e um senso filosófico.

De nosso ponto de vista, cada sessão com um casal ou com uma família é um novo encontro com "aquilo que é", muito parecido com fazer uma nova visita ao museu de arte para ver um trabalho diferente do mesmo artista.

CONCLUSÃO

Estes são os valores centrais de nossa abordagem gestáltica à terapia de casal e de família. Observe como cada valor sustenta e guia uma habilidade técnica ou uma intervenção. Talvez a inclusão de cada um dos princípios tenha sido supérflua, porque quando os valores estão claros, você pode agir com clareza no mundo. Em outras palavras, quando nós nos apoiamos apenas nas técnicas, estas acabam por se transformar em vendas, limitando nossa visão e nosso crescimento. Quando você buscou e assimilou valores integrais, você tem naturalmente um "estilo": uma postura distintiva de ser-no-mundo. A técnica não é mais necessária, pois você possui algo muito mais profundo e poderoso – uma abordagem filosófica – que faz com que sua criatividade pessoal se torne infinita.

Os valores gestálticos nos dão um modo particular de intervir nos sistemas de casal e de família, mas não devem ser tomados como imperativos categóricos. Neste ponto, precisamos ter o cuidado de "mastigar" lenta e conscientemente nosso valores porque, se os "engolirmos inteiros", então depois de poucos anos nossas afirmações de princípios e de valores degeneram meramente num novo conjunto de *slogans*. A Gestalt-terapia, como outras terapias, já teve *slogans* suficientes em sua história. Finalmente, uma última vantagem de possuir valores é que pode-se fazer *opções de ações* baseadas em regras de conduta, sabendo que essas regras não são monolíticas, mas são coisas vivas, que respiram, que mudam em nossos tempos.

Expressamos nossos valores ao agir no mundo[17]. Nós precisamos agir. Mesmo quando optamos por não agir, nossa própria inatividade expressa um valor (tédio, indiferença, concordância tácita, desapego, protesto passivo e assim por diante). Além disso, quando contemos a ação temos de retrofletir, muitas vezes, ferindo-nos ao voltar esta energia expressiva contra nós. A questão é: Como podemos "agir bem" no mundo?

Quando os filhos de Israel estavam fugindo do Egito durante os dias bíblicos do Êxodo, Deus ficou tentando ajudá-los por intermédio de Moisés. Ao reler o Livro do Êxodo, descobrimos que muitas vezes os israelitas não ouviram a Deus e fizeram irrefletidamente o que lhes agradava. Finalmente, quando Moisés apresentou o Livro dos Mandamentos ao povo, eles responderam: "Nós prestaremos atenção e faremos tudo o que o Senhor disse"[18]. O comando era para agir de acordo com a ordem de Deus e *só depois entender*. Deus comportou-se do modo como nós nos comportamos com crianças pequenas, carregando por elas a função da *awareness*. Eles eram os seus "filhos". Nós dizemos "Não bata no Johnny" para uma criança de dois anos porque a criança pequena não tem a consciência adequada e o controle interior para fazer pessoalmente essa escolha. Quando a pessoa se torna adulta, ela deixa de lado as coisas infantis e começa a carregar a consciência por si mesma e, nesse sentido, se transforma em seu próprio "deus" – ou seja, eu me transformo numa pessoa quando me torno plenamente consciente. À medida que isso acontece, substituo os imperativos categóricos de Deus por meus próprios comandos ontológicos. Eu digo: "Eu farei isto porque me parece certo". Nas palavras de Sonia Nevis,

> Nosso destino é destruir. É necessário desestruturar para que algo novo aconteça, para que o crescimento aconteça. Portanto, muitas vezes nós nos sentimos bem quando tomamos parte na desestruturação. Entretanto, "sentir-se bem" não é uma condição suficiente para as ações. "Sentir-se bem" é um critério infantil – nós somos adultos quando nossas ações fluem da consciência complexa. Por exemplo, uma pessoa pode sentir-se bem ao pensar em terminar um relacionamento, mas nesse caso específico esse ato poderia ser considerado "imoral" quando tudo fosse levado em consideração [...] Alguém pode sentir-se bem ao apunhalar outra pessoa numa ataque de ciúmes, mas isso não é moral.[19]

O conforto de agir de acordo com os imperativos categóricos de uma autoridade mais elevada é que, no momento da escolha, não precisamos lutar tanto. Entretanto, quando consideramos todos os resultados possíveis, num certo sentido, todas as ações finais são arbitrárias. É impossível agir corretamente sem negar uma parte da realidade. *Não existem atos morais puros*. Se uma pessoa escolhe ser "livre" e deixa seu marido, esta é também uma escolha de abandonar outra pessoa, e uma escolha de ver os filhos com menor freqüência. Se uma mulher escolhe fazer um aborto por causa de sua saúde, ela também escolhe destruir uma vida potencial; se ela escolhe ter a criança, ela também pode estar escolhendo ter uma saúde fraca e talvez colocar o filho no mundo sem uma perspectiva justa de apoio adequado para o crescimento. Se um grupo escolhe libertar todos os animais de um laboratório, ele também escolhe destruir o estudo científico e o trabalho devotado de outras pessoas.

Nossa teoria nos incentiva a completar a Gestalt e assim resolver algo dentro de nós para que nos sintamos completos. Mas, mais uma vez, a voz de Sonia Nevis diz:

> A fraqueza em nossa teoria gestáltica é que ela apresenta um quadro ideal de ausência de perturbações no campo. Mas as perturbações no campo – lá – são profundas. [e algumas vezes] o melhor que podemos fazer é reduzir as perturbações interiores porque não existe um modo de reduzir as perturbações exteriores.[20]

Não podemos controlar o ambiente o tempo todo. Precisamos usar nossa *awareness* mais rica do melhor modo que pudermos, porque todo comportamento humano tem sua possibilidade polar dentro de si. Nós ouvimos às duas ou a todas as vozes em nossas cabeças, e então agimos. Quanto mais complexa for nossa *awareness*, mais complexas serão nossas ações potenciais. Ações informadas nos permitem conhecer muitos lados de determinada questão. Esse tipo de resultado singular tem sido chamado de "agir com pesar". Agir com pesar significa escolher fazer algo e, ao mesmo tempo, reconhecer que isso terá amplas conseqüências, algumas das quais podem ser ruins para si mesmo, para outra pessoa, para a própria família, ou para o mundo. *Devido à natureza das polaridades, você nunca pode deixar de causar algum dano. Portanto, nossa decisão é sempre tomada com algum pesar, na melhor das hipóteses; a escolha é o melhor ato possível.* E, assim, não podemos evitar magoar os outros, e precisamos aprender a levar a desaprovação e a dor dos outros conosco. Isto torna imperativo que façamos nossas escolhas com os mais elevados padrões de responsabilidade. E podemos aprender a fazer isso com alguma aparência de humildade, coragem e compaixão.

Talvez nossa responsabilidade, coragem e compaixão nunca tenham sido mais necessárias do que hoje, pois cada vez mais cabe aos terapeutas ajudar a curar as famílias perturbadas, rompidas, e em mudança. Nesta era de famílias em desintegração, com um crescente índice de divórcios, e com a reestruturação dinâmica das entidades familiares recém-formadas, precisamos respeitar e cuidar das noções belas e antigas de *cuidar de nossos filhos* e de *apoiar o respeito do casal*. Precisamos nos lembrar repetidamente que esta é uma era de incrível estresse sobre nossos filhos que, no jardim-de-infância, são pressionados por seus pais sobrecarregados e com excesso de trabalho a mostrarem níveis enormes de auto-suporte e de desempenho. Esta é a era em que nossos filhos não podem se dar ao luxo de não entender computadores e alta tecnologia. Isso significa que os adultos precisam praticar a disciplina e a compaixão para nutrir as gerações mais jovens na preparação para a vida no século XXI. Este livro mostra, repetidamente, preocupação e atenção quanto ao modo de um casal e de uma família poder nutrir os valores básicos de cuidados mútuos e respeito em suas lutas, de um estágio da vida para outro. O terapeuta não é apenas um curador, mas uma figura de avô que dá bênçãos a uma geração de jovens pais, cujos próprios pais não tiveram habilidades ou tempo para prepará-los para as complexidades da vida moderna.

Notas do Capítulo 12

1. Eu sou grato a minha amiga e colega Donna Rumenik pelas muitas conversas sobre a centralidade dos valores, tanto gestálticos como pessoais, na terapia. Nossas conversas levaram aos *workshops* de "Desenvolvimento do Terapeuta" que conduzimos por muitos anos, e que tinham como foco a *awareness* dos terapeutas em relação a seus próprios valores subjacentes a seu trabalho. Rumenik me incentivou a apresentar a importância dos valores gestálticos a uma audiência mais ampla, e isso por sua vez me levou à palestra de abertura na conferência do *Gestalt Journal* de 1986. Ela leu, releu, desafiou e apoiou meus escritos nesta área durante muitos anos. Este capítulo foi adaptado de J. Zinker (1986), "Gestalt Values: Maturing of Gestalt Therapy," palestra de abertura da 8ª Conferência Anual sobre Teoria e Prática de Gestalt-Terapia, maio de 1986, Provincetown, Mass.

2. A idéia de uma apreciação estética dos fenômenos visuais é inerente à Psicologia Gestalt. De acordo com W. Köhler (1947). *Gestalt psychology: an introduction to new concepts in modern psychology*. Nova York, Liveright, pp. 176-177, ênfase original.
   "Simples", "complicado", "regular", "harmonioso" são palavras que invariavelmente se referem a produtos de organização. Quando nós dizemos que algo é "simétrico", este algo é certamente um objeto separado. Do mesmo modo, "delgado", "redondo", "angular", "desajeitado", "gra-

cioso" são propriedades específicas de coisas ou de acontecimentos extensos. A partir desses exemplos, existe apenas um passo para as qualidades de forma mais específicas como as que são determinadas na aparência característica de um círculo, um triângulo, uma pêra, um carvalho, e assim por diante. Essas características também ocorrem apenas como atributos de entidades específicas... Ehrenfels, usando o caso da forma como a característica mais importante e óbvia entre as qualidades, usou a palavra *"Gestaltqualitäten"* para todas elas. A definição geral deste termo se aplica às propriedades específicas de uma melodia, por exemplo, a seu caráter "maior" ou "menor", do mesmo modo como o faz com relação à "angularidade" de uma figura. Os movimentos como os fatos visuais têm *Gestaltqualitäten* que são temporais e espaciais ao mesmo tempo. Podem servir como exemplos as formas de dança e os movimentos característicos dos animais como "pular" ou "rastejar".

3. Veja K. Koffka (1935). *Principles of Gestalt psychology.* Nova York, Harcourt Brace.

4. Köhler era um homem culto que tinha uma grande apreciação pela arte, especialmente pela música, e um de seus primeiros livros foi dedicado aos valores na vida. Veja W. Köhler (1966). *The place of value in a world of fact.* Nova York, Liveright, publicado originalmente em 1938.

5. F. S. Perls, R. Hefferline e P. Goodman (1951). *Gestalt therapy: Excitement and growth in the human personality.* Nova York, Julian Press.

6. Perls, Hefferline e Goodman (1951, pp. 2-287).

7. Perls, Hefferline e Goodman (1951, p. 32).

8. Perls, Hefferline e Goodman (1951, p. 329).

9. Segundo Isadore From, que começou a terapia com Perls em 1946, Perls ainda estava na época usando o toque psicanalítico. Veja E. Rosenfeld (1981). "An oral history of gestalt therapy, part two: A conversation with Isadore From", *in:* J. Wysong & E. Rosenfeld (eds.). *An oral history of Gestalt therapy.* Highland, NY, *Gestalt Journal*, p. 27.

10. A primeira citação se aplica ao contexto da psicoterapia. Essas citações foram extraídas de Perls, Hefferline e Goodman (1951, pp. 275-276, 294).

11. Perls estava irritado intelectualmente (e pessoalmente) com Abraham Maslow porque sentia que esta característica *ativa* do vir a ser faltava nas teorias de Maslow. Os ideais platônicos de Maslow não eram suficientemente dinâmicos para satisfazer a Perls.

12. Perls, Hefferline e Goodman (1951, p. 271).

13. Perls, Hefferline e Goodman (1951, p. 171).

14. S. Nevis & E. Warner (1983). "Conversing about Gestalt couple and family therapy". *Gestalt Journal,* 6(2), 9.

15. Nevis & Warner (1983, p. 9).
16. A seção a seguir foi adaptada de J. Zinker (1993), "Polemics, systems, and the nature of interventions", palestra realizada na 7ª Conferência Britânica de Gestalt, Universidade Cambridge, Inglaterra.
17. O conceito de pesar ético foi desenvolvido por Sonia Nevis e Edwin Nevis. Para uma discussão mais detalhada, veja E. Nevis (1987). *Organizational consulting: a Gestalt approach.* Nova York, Gestalt Institute of Cleveland Press.
18. Aqui está a passagem inteira: "Tomando do Livro da Aliança, ele [Moisés] o leu em voz alta para o povo, que respondeu: 'Obedeceremos e colocaremos em prática tudo o que o Senhor ordenou'. Depois ele tomou do sangue e o espargiu sobre o povo, dizendo: 'Este é o sangue da aliança que o Senhor fez convosco segundo as Suas palavras'" (Êxodo 2:7-8).
19. Comunicação pessoal.
20. Comunicação pessoal.

APÊNDICE
PERFIS DAS PRINCIPAIS ESCOLAS DE TERAPIA FAMILIAR*

	TERAPIA FAMILIAR COMPORTAMENTAL[1]
Pioneiros	Watson, Skinner, Bandura, Grindler.
Filosofia	Empirismo.
Modelo	Comportamental; orientado para o conteúdo.
Principais influências	Modificação de comportamento, teoria de aprendizagem, condicionamento operante, administração de contingências.
Visão de função	Atingir os objetivos; todos os membros têm influência igual.

---

* Nota: Desenvolvi este quadro reunindo e interpretando informação de A. S. Gurman e D. P. Kniskern (1991). *Handbook of family therapy* (vols. 1 e 2) (Nova York, Brunner/Mazel). Não afirmo ter um conhecimento amplo de todas estas escolas de pensamento e, assim, no caso de qualquer interpretação equivocada, espero a compreensão e o perdão do leitor.

Visão de disfunção	Os membros têm dificuldade em reconhecer os comportamentos desviantes; falta de regras familiares claramente definidas; deficiência na comunicação emocional.
Visão da awareness	Sem teoria formal da *awareness*.
Visão de mudança	Definida pelo comportamento e sustentada pela educação e pelo reforço condicionado.

TERAPIA DE BOWEN[2]

Pioneiros	Medicina, física.
Filosofia	Filosofia natural, empirismo, evolucionismo.
Modelo	Médico, sistemas naturais, orientada para o processo.
Principais influências	Biologia, evolucionismo, teoria de sistemas.
Visão de função	"A vida se move em direção à vida" num processo natural que leva ao amadurecimento e à auto-regulação.
Visão de disfunção	Falta de auto-regulação provocada por "imaturidade".
Visão da awareness	Sem teoria formal da consciência.
Visão de mudança	Auto-regeneração por meio de diferenciação, auto-regulação e auto-responsabilidade; a presença do terapeuta como agente de mudança.

TERAPIA BREVE (MRI)[3]

Pioneiros	Bateson, Erickson, Foerster.
Filosofia	Construtivismo.
Modelo	Cibernético, não-normativo, orientado para o processo e para o conteúdo.
Principais influências	Cibernética, teoria da comunicação.
Visão de função	Manejo eficiente das dificuldades.
Visão de disfunção	Os problemas ocorrem *ao se lidar erroneamente* com as dificuldades.
Visão da awareness	Secundária; sem teoria formal da *awareness*.

Visão de mudança	Induzida pela intervenção nas "soluções" criadoras de problemas usadas pelos clientes para resolver o problema apresentado.

TERAPIA CONTEXTUAL[4]

Pioneiros	Freud, Ferenczi, Klein, Fairbairn, Winnicott, Guntrip, Sullivan, Buber, Weiner, Bateson, Boszormenyi-Nagy.
Filosofia	Dialética, dialógica, antropologia filosófica.
Modelo	Relacional, orientado para o processo.
Principais influências	Cibernética, relações objetais, psiquiatria interpessoal, teoria das comunicações.
Visão de função	Distribuição equilibrada dos recursos da família e das opções de relacionamento.
Visão de disfunção	Distribuição desequilibrada dos recursos, estagnação pela "denominação destrutiva", configurações prejudiciais de relacionamento, cisão e/ou lealdades invisíveis, colusão, exploração, parentificação.
Visão da awareness	A responsabilidade da relação é básica; sem teoria formal da *awareness*.
Visão de mudança	O *insight* é um componente do processo de cura; a mudança depende do aprofundamento da "realidade relacional" do grupo.

TERAPIA FAMILIAR ERICKSONIANA[5]

Pioneiros	Freud, hipnose.
Filosofia	Ecletismo e pragmatismo.
Modelo	Ecossistêmico.
Principais influências	Hipnoterapia, orientada para o conteúdo.
Visão de função	Crescimento e desenvolvimento por meio da resolução criativa de problemas que permite a estimulação flexível dos recursos individuais.
Visão de disfunção	Inconsciência quanto aos recursos pessoais, falta de comunicação, sintomas como comunicações.

Visão da awareness	Secundária; o *insight* é visto como menos importante do que a aprendizagem por meio da ação; sem teoria formal da *awareness*.
Visão de mudança	Atingir objetivos que aumentem a flexibilidade e a auto-expressão para ampliar a evolução da família.

TERAPIA FAMILIAR FOCAL[6]

Pioneiros	Freud, Klein, Bion, Winnicott.
Filosofia	Empirismo.
Modelo	Sistêmico; orientado para o processo e para o conteúdo.
Principais influências	Psicanálise, psiquiatria hospitalar, relações objetais, terapia familiar e de grupo.
Visão de função	Uma hierarquia de funcionamento em sete níveis, baseada em interação, significado, afeto, comunicação, limites, alianças, estabilidade e competência.
Visão de disfunção	Trauma passado indicado pelas interações marcadas por repetição, irrelevância, círculos viciosos, compulsão, urgência e problemas presentes (sintomas).
Visão da awareness	Tem a mesma importância que a mudança dos padrões de comportamento; sem teoria formal da *awareness*.
Visão de mudança	Resolução do trauma familiar e reconstrução da cultura familiar.

TERAPIA FAMILIAR FUNCIONAL[7]

Pioneiros	(?)
Filosofia	Empirismo e (aparentemente) relativismo.
Modelo	Teoria de sistemas e *behaviorismo*; relacional; orientado para o processo e para o conteúdo.
Principais influências	Grupo de Palo Alto.
Visão de função	Processos relacionais eficientes levam diretamente a resultados relacionais consistentes e com propósito; mediação

	entre distância e intimidade nos relacionamentos.
Visão de disfunção	"Problemas" e "sintomas" (rotulados deste modo por consenso cultural) são indicadores de uma funcionalidade relacional.
Visão de awareness	Mista; sem teoria formal da *awareness*.
Visão de mudança	Acontece depois de uma mudança no modo como os membros da família vêem a si mesmos e aos outros.

TERAPIA FAMILIAR INTEGRATIVA[8]

Pioneiros	Auerswald, Bateson, Erickson, Minuchin, Piaget, Satir.
Filosofia	Ecletismo.
Modelo	Sistêmico; organísmico; orientado para o processo e para o conteúdo.
Influência principais	Teoria de sistemas.
Visão de função	A capacidade consciente de exercer diversos comportamentos em vez de respostas automáticas repetitivas; forte senso de competência, bem-estar e auto-estima.
Visão de disfunção	Sistema marcado por comportamentos automáticos, rituais, sem novidade, bloqueio diante de novas informações, fronteiras fechadas; o fluxo relacional se caracteriza pelo bloqueio, pela falta de disponibilidade, inacessibilidade.
Visão da awareness	Essencial e com níveis múltiplos para manter uma abordagem sistêmica integrada; sem teoria formal da *awareness*.
Visão de mudança	A mudança ocorre depois que os comportamentos automáticos e costumeiros se tornam estranhos.

ABORDAGEM SISTÊMICA MILAN[9]

Pioneiros	Freud, Jackson, Haley, Watzlawick, Bateson.
Filosofia	Epistemologia ecossistêmica.

Modelo	Sistêmico; contextual; orientado para o processo e para o conteúdo.
Principais influências	Cibernética de segunda ordem ("a cibernética da cibernética"); construtivismo.
Visão de função	O que funciona para os indivíduos envolvidos.
Visão de disfunção	O problema é a unidade de significado criada pela perturbação, e todos os membros envolvidos na sustentação desse significado formam a unidade de tratamento.
Visão da awareness	Mista: a mudança depende de novas conexões relacionais e de novos significados, não de *insights*; sem teoria formal da *awareness*.
Visão de mudança	Muda os níveis de significado para um contexto de ordem mais elevado, para mudar a visão de mundo e o comportamento.

TERAPIA FAMILIAR ESTRATÉGICA[10]

Pioneiros	Erickson.
Filosofia	Pragmatismo (?)
Modelo	Intervenção direta e planejada; orientada para o conteúdo.
Principais influências	Laing, Haley, Madanes.
Visão de função	Controlar o negativo, incentivar o positivo e resolver os problemas compartilhados.
Visão de disfunção	Todos os problemas provêm de um dilema entre amor e violência.
Visão da awareness	A resolução de problemas é mais importante que o *insight* ou que a *awareness*; sem teoria formal da *awareness*.
Visão de mudança	A mudança acontece quando a família aprende a superar sua crise e passa para o próximo estágio de seu desenvolvimento.

TERAPIA FAMILIAR ESTRUTURAL[11]

Pioneiros	Freud, Sullivan.

Filosofia	Construtivismo.
Modelo	Biossociocultural sistêmico; orientado para o processo e para o conteúdo.
Principais influências	Montalvo, Haley, Minuchin, Koestler, Prigogine.
Visão de função	A família lida efetivamente com os fatores de estresse ao realizar sua função de nutrir o crescimento de seus membros.
Visão de disfunção	A família não consegue realizar a função de nutrir o crescimento de seus membros.
Visão da awareness	Mista: abordada implicitamente por técnicas como "representação" e mudanças estruturais; por outro lado, a resistência é circundada ou confrontada. Sem teoria formal da *awareness*.
Visão de mudança	"Fazer com que ela aconteça" é de responsabilidade quase que total do terapeuta.

TERAPIA FAMILIAR SIMBÓLICO-EXPERIENCIAL[12]

Pioneiros	Freud, Rank, Klein, Aichorn.
Filosofia	(?)
Modelo	Orientado para o processo.
Principais influências	Psiquiatria infantil, ludoterapia.
Visão de função	Integridade estrutural; fronteiras claramente definidas; subsistemas flexíveis; o processo emocional apóia a expressão e o amor.
Visão de disfunção	Fronteiras desorganizadas; subsistemas não funcionais; o processo emocional apóia a inautenticidade e o conflito.
Visão da awareness	A experiência imediata e o afeto são valorizados; o *insight* é visto como um efeito colateral; a percepção cognitiva da mudança é secundária; sem teoria formal da *awareness*.
Visão de mudança	Novos relacionamentos e novos comportamentos precipitam a mudança.

Notas do Apêndice

1. I. R. H. Fallon (1991). "Behavioral family therapy", *in*: A. S. Gruman & D. P. Kniskern (eds.). *Handbook of family therapy*. vol. 2. Nova York, Brunner/Mazel, pp. 65-85.

2. E. H. Friedman (1991). "Bowen theory and therapy", *in*: A. S. Gurman & D. P. Kniskern (eds.). *Handbook of family therapy*. vol. 2. Nova York, Brunner/Mazel, pp. 134-70.

3. L. Segal (1991). "Brief therapy: The MRI approach", *in*: A. S. Gurman & D. P. Kniskern (eds.). *Handbook of family therapy*. vol. 2. Nova York, Brunner/Mazel, pp. 171-99.

4. I. Boszormenyi-Nagy, J. Grunebaum e D. Ulrich (1991). "Contextual therapy", *in*: A. S. Gurman & D. P. Kniskern (eds.). *Handbook of family therapy*. vol. 2. Nova York, Brunner/Mazel, pp. 200-38.

5. S. R. Lankton, C. H. Lankton e W. J. Matthews (1991). "Ericksonian family therapy", *in*: A. S. Gurman & D. P. Kniskern (eds.). *Handbook of family therapy*. vol. 2. Nova York, Brunner/Mazel, pp. 239-83.

6. A. Bentovin & W. Kinston (1991). "Focal family therapy: Joining systems theory with psychodynamic understanding", *in*: A. S. Gurman & D. P. Kniskern (eds.). *Handbook of family therapy*. vol. 2. Nova York, Brunner/Mazel, pp. 284-324.

7. C. Barton & J. F. Alexander (1991). "Functional family therapy", *in*: A. S. Gurman & D. P. Kniskern (eds.). *Handbook of family therapy*. vol. 1. Nova York, Brunner/Mazel, pp. 403-43.

8. B. S. Duhl & F. J. Duhl (1991). "Integrative family therapy", *in*: A. S. Gurman & D. P. Kniskern (eds.). *Handbook of family therapy*. vol. 1. Nova York, Brunner/Mazel, pp. 483-513.

9. D. Campbell, R. Draoer e E. Crutchley (1991). "The Milan systemic approach to family therapy", *in*: A. S. Gurman & D. P. Kniskern (eds.). *Handbook of family therapy*. vol. 2. Nova York, Brunner/Mazel, pp. 325-62.

10. C. Madanes (1991). "Strategic family therapy", *in*: A. S. Gurman & D. P. Kniskern (eds.). *Handbook of family therapy*. vol. 2. Nova York, Brunner/Mazel, pp. 396-416.

11. J. Colapinto (1991). "Structural family therapy", *in*: A. S. Gurman & D. P. Kniskern (eds.). *Handbook of family therapy*. vol. 2. Nova York, Brunner/Mazel, pp. 417-43.

12. L. G. Roberto (1991). "Symbolic-experiential family therapy", *in*: A. S. Gurman & D. P. Kniskern (eds.). *Handbook of family therapy*. vol. 2. Nova York, Brunner/Mazel, pp. 444-76.

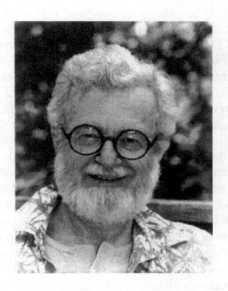

Joseph C. Zinker nasceu em Luck, Polônia, em 1934. Perdeu toda sua extensa família para os nazistas durante a Segunda Guerra Mundial; enquanto isso, ele, os pais e o irmão, refugiados, eram mandados de um lugar para outro, finalmente encontrando abrigo no Usbequistão. Depois da guerra, ele e sua família passaram quatro anos em vários campos para pessoas desabrigadas na Polônia e na Alemanha.

Zinker emigrou para a cidade de Nova York em 1949. Embora falasse vários idiomas, só aprendeu inglês depois de ter chegado aos Estados Unidos. Zinker demonstrou talento artístico durante toda sua infância e adolescência. Estudou arte em Nova York e mais tarde graduou-se na Universidade de Nova York em 1957, em psicologia e em literatura. Passou a se interessar pelo existencialismo e pela fenomenologia e freqüentou um curso de pós-graduação na Western Reserve University em Cleveland, concentrando-se em teoria da aprendizagem e em psicologia clínica. Doutorou-se então, em 1963, nessa mesma universidade, depois de pesquisar o desenvolvimento da personalidade na doença terminal. Sua tese de doutorado levou-o, mais tarde, à sua primeira publicação: *Rosa Lee: motivation and the crisis of dying* (1966).

Em 1958, enquanto estava na escola de graduação, Zinker começou a participar do círculo dos primeiros Gestalt-terapeutas em

Cleveland, e começou a estudar com Fritz e Laura Perls, Paul Goodman e Isidore From. Desse grupo surgiu o Instituto Gestalt de Cleveland, onde Zinker trabalhou como membro da equipe e também como diretor da faculdade de pós-graduação.

Combinando seus interesses em arte, experimentos criativos e movimento humano, Zinker publicou *Creative Process in Gestalt Therapy*, em 1976, que continua sendo até hoje um trabalho clássico a respeito de psicoterapia como forma de arte. Foi considerado "O Livro do Ano" pela revista *Psychology Today*, em 1977, e foi traduzido para três idiomas.

Na comunidade profissional gestáltica, Zinker é conhecido por refinar os conceitos clínicos de complementaridade e de "terreno comum"[*] no trabalho com casais, e pela aplicação criativa de experimentos gestálticos em contextos individuais, de casais, famílias e grupos. Desde 1980 ele tem atuado ativamente no estudo de casais e de famílias no Centro para Sistemas Íntimos no Instituto Gestalt de Cleveland.

Como Gestalt-terapeuta, Zinker atende em consultório particular desde 1962, além de ser artista, autor e poeta. Ele é palestrante e líder de *workshops* bastante popular, e passa boa parte de seu tempo viajando pelos Estados Unidos, Canadá, América do Sul, Europa e Oriente Médio. Seus interesses clínicos atuais estão na estética e na polêmica da interação humana. É pai de duas filhas, e ambas são artistas. Atualmente, ele reside em Wellpleet, Massachusetts.

---

[*] Em inglês, *middle ground*. (N.R.T.)

leia também

PROCESSO CRIATIVO EM GESTALT-TERAPIA
Joseph Zinker

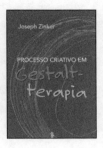

Tornou-se tradicional psicólogos clínicos produzirem trabalhos acerca da criação de grandes artistas, sem considerar a si mesmos artistas envolvidos em um processo criativo. A fim de abordar esse outro aspecto, Joseph Zinker apresenta diversas nuanças do trabalho experiencial em Gestalt-terapia, visando auxiliar o terapeuta a criar situações que favoreçam o desenvolvimento do cliente.

REF. 10853   ISBN 978-85-323-0853-5

O SELF DESDOBRADO
PERSPECTIVA DE CAMPO EM GESTALT-TERAPIA
Jean-Marie Robine

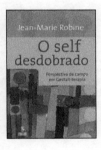

O autor convida-nos a aprofundar a teoria da Gestalt-terapia e a repensar nossas práticas clínicas. Seus estudos sobre a abordagem de Perls e Goodman lhe permitiram abrir novas perspectivas: ele se propõe radicalizar a perspectiva de campo e desenvolver as mudanças epistemológicas sugeridas por esses fundadores. Introduz um pensamento inovador na abordagem gestáltica, esmiuçado à luz da filosofia, da psicologia e da clínica contemporânea.

REF. 10845   ISBN 85-323-0845-7

DICIONÁRIO DE GESTALT-TERAPIA
GESTALTÉS
Edição revista e ampliada
Gladys D'Acri, Patrícia Lima e Sheila Orgler (orgs.)

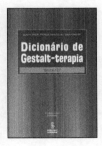

Nesta obra de referência, autores de várias tendências e com diversos olhares apresentam os principais conceitos da Gestalt-terapia, mantendo-se fiéis à conceituação dos fundadores dessa abordagem e oferecendo ao leitor informações relativas à evolução de cada termo na contemporaneidade. Para estudantes e profissionais.

REF. 10821   ISBN 978-85-323-0821-4

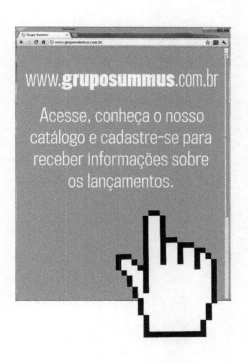

www.gruposummus.com.br